DU

MASSAGE PRÉCOCE

DANS LES TRAUMATISMES

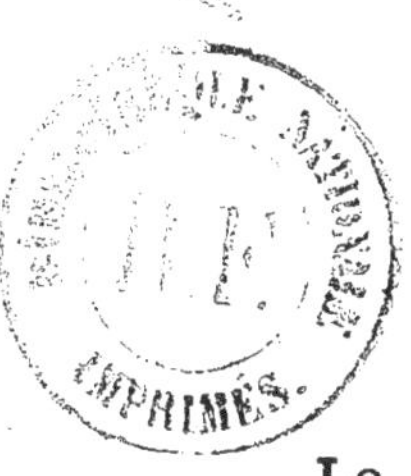

PAR

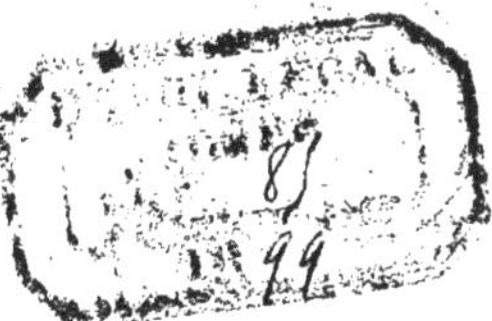

Le Docteur J. FÈGE

PARIS

ASSELIN ET HOUZEAU

LIBRAIRES DE LA FACULTÉ DE MÉDECINE

PLACE DE L'ÉCOLE-DE-MÉDECINE

1899

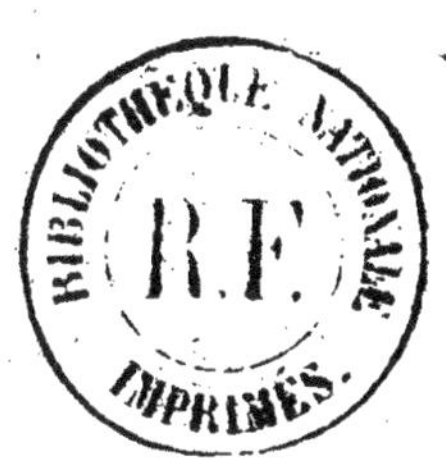

DU

MASSAGE PRÉCOCE

DANS LES TRAUMATISMES

Chateauroux. — Imprimerie et Stéréotypie A. Majesté et L. Bouchardeau. A. Mellottée, suc^r

DU

MASSAGE PRÉCOCE

DANS LES TRAUMATISMES

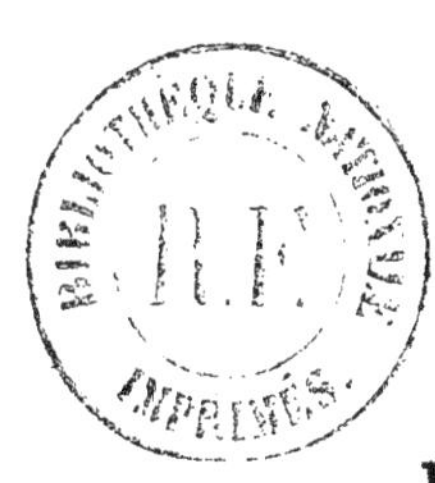

PAR

Le Docteur J. FÈGE

PARIS
ASSELIN ET HOUZEAU
LIBRAIRES DE LA FACULTÉ DE MÉDECINE
PLACE DE L'ÉCOLE-DE-MÉDECINE

1899

TABLE DES MATIÈRES

ERRATA

Page 36, ligne 2, au lieu : de *Vallot*, lire : *Valtat*.
— 82, — 21, lire : *Arthrite sèche des deux genoux*.
— 99, — 28, au lieu de : *radio-cubital*, lire : *radio cubito-carpien*.
— 146, — 6, lire : l'*articulation radio-humérale*.
— 240, — 16, lire : *ininterrompu*.
— 278, — 28, lire : *Murrell*.

PRINCIPIIS OBSTA SERO MEDICINA PARATUR
QUUM MALA PER LONGAS INVALUERE MORAS.

OVIDE, *de Remedio amoris.*

DU MASSAGE PRÉCOCE
DANS LES TRAUMATISMES

INTRODUCTION

Dans ce travail, auquel nous nous sommes efforcé de donner un caractère très pratique, nous avons eu pour but principal, d'assigner au massage la place prépondérante qu'il doit occuper, selon nous, dans la thérapeutique chirurgicale appliquée à une série déterminée de traumatismes.

Devant la nécessité d'adopter un titre aussi court que possible pour le rendre précis, nous sommes obligé de nous expliquer à ce sujet, avant toute entrée en matière, Nous entendons nous occuper ici de l'intervention précoce le plus souvent, et immédiate quelquefois, dans les traumatismes non sanglants, intéressant les membres à l'exclusion de ceux portant sur l'abdomen, le tronc et la tête : il n'y a donc pas lieu d'attribuer à notre titre, l'idée de généralité éveillée par le terme, *traumatismes.* Quant à l'épithète précoce, (attribuée au massage) elle nous a semblé plus appropriée à la réalité. Nous n'intervenons immédiatement que d'une manière relative, la plupart du temps, dans un petit nombre de circonstances, nous avons pu faire notre intervention immédiate, au sens strict du terme. Ce n'est vraiment qu'à partir du 2e, 3e, 4e, ou 5e jour que nous sommes appelé le plus souvent à donner des soins spéciaux, et il y a quelques années, on considérait comme très précoce l'application du massage à partir du 8e, 10e, 12e jour même. Dans certains cas, l'intervention qui paraît tardive à partir de ces limites, peut être encore considérée comme précoce, même reculée bien au-delà. Enfin dans une catégorie de faits tendant heureusement de plus en plus à disparaître, je veux parler des affections consécutives aux traumatismes non traités ou traités dans des conditions défectueuses, l'intervention par le massage doit être décidée dès qu'on est appelé à les observer, avant tout autre traitement ; il y a ici intervention précoce et même immédiate, bien que l'affection puisse être déjà ancienne ; nous le verrons dans notre 2e partie, c'est encore le massage négligé au début du traumatisme, cause de l'affection secondaire, qui est le vrai facteur de la guérison des suites de cette non-intervention primitive. Il est encore un certain nombre d'affections auxquelles il semblait téméraire de toucher avant la disparition de phénomènes réputés incompatibles avec le massage, et où l'intervention après un certain temps paraissait hâtive et qui à l'heure actuelle doivent être immédiatement traitées ; je veux parler des arthrites traumatiques ou non aiguës ou d'autres affections accompagnées de phénomènes d'acuité intense. Donc nous justifions notre appellation de précoce dans une série de faits en apparence contradictoires. Le corps de ce travail se compose de deux grandes parties, une première partie méthodique traite du massage précoce proprement dit ; nous y exposons, après un historique consacré surtout à la période la plus rapprochée de nous, quelques notions de physiologie du massage tirées de deux ordres de faits, les unes, de l'observation clinique ; les autres, de l'expérimentation permettant de constater les lésions anatomo-pathologiques, notions utiles à rappeler et rendant compte d'une action que l'on serait volontiers disposé à qualifier de merveilleuse ! Avant d'exposer la méthode telle que nous la comprenons, nous passons en revue les principaux traitements préconisés dans les traumatismes dont nous nous occupons, cherchant ainsi à établir la supériorité thérapeutique du massage. Cette première partie se termine par l'exposé de notre méthode, rendu aussi simple que possible. Nous ne nous attardons pas à la description minutieuse des diverses manipulations, plus à sa place dans un ouvrage vraiment didactique, voulant éviter le reproche fait à certains auteurs, d'avoir embrouillé à plaisir les descriptions au point de les rendre incompréhensibles et inacessibles à ceux qui auraient l'intention de s'y intéresser. Tout au contraire nous pouvons dire que tous nos efforts se sont tournés vers ce but : donner au massage le plus d'extension possible, en développer le goût parmi les nombreux élèves des services, où nous avons eu et où nous avons encore l'honneur de soigner les malades, sous la direction de nos éminents maîtres. Il y a encore une dizaine d'années, à peine, le massage, à peu près inconnu dans les services hospitaliers, était considéré comme peu digne d'occuper non pas seulement le médecin, mais même l'étudiant en médecine ; abandonné entre les mains ignorantes et inexpérimentées, il ne donnait que des résultats peu satisfaisants et non constants. Il n'en est plus de même actuellement. Un revirement auquel nous avons assisté s'est opéré. Les Maîtres s'inquiètent de cette pratique et leurs encouragements ne lui font plus défaut. De la part des élèves c'est, nous pouvons le dire sans exagération, à qui rivalisera de zèle pour s'initier à la pratique du massage ! Et ce spectacle nous console de bien des déceptions que les années de lutte, d'efforts, de persévérance n'ont pas manqué de nous fournir ! Nous avons la ferme conviction, en ce qui nous concerne, d'avoir contribué pour une part appréciable à cette généralisation du massage, n'ayant jamais abandonné l'hôpital depuis nos premiers essais, voilà déjà plus de dix années, ayant toujours cherché à intéresser nos jeunes condisciples, et ayant, nous l'avons éprouvé bien des fois, conquis le suffrage et l'appui bienveillant de nos Maîtres.

Dans notre deuxième partie, toute clinique, nous présentons un certain nombre d'observations personnelles provenant des malades soignés par nous dans une période de temps écoulée de 1889 à ces temps derniers, dans le service de clinique chirurgicale de Necker où se sont succédés MM. les professeurs Le Fort, Duplay et Le Dentu, et dans le service de chirurgie de l'hopital Laënnec de M. le professeur agrégé P. Reclus. Ces observations sont groupées dans l'ordre suivant : Contusions et entorses, Luxations, Arthrites traumatiques.

Cette dernière série ne comprend que les affections consécutives à des traumatismes non traités ou traités tardivement, ou encore ayant été soignés dans des conditions défectueuses, telles qu'arthrites, péri-arthrites, atrophies musculaires, ankyloses plus ou moins complètes, etc. Pour les arthrites traumatiques aiguës d'emblée nous les retrouvons avec les entorses, contusions, luxations, s'accompagnant d'épanchements intra-articulaires soit sanguins, soit séreux, faisant cortège aux autres symptômes. Nous n'avons pas jugé utile de parler ici des fractures au même titre que des autres traumatismes. Bien que très important dans le traitement de cette classe de traumatismes, le massage y joue un rôle plus effacé. Nous nous réservons néanmoins de donner notre opinion sur l'application qu'il convient d'en faire aux diverses fractures qu'on peut avoir à traiter.

Dans cette deuxième partie à chaque chapitre, sera donné le manuel opératoire spécial aux diverses régions, et nous signalerons au fur et à mesure les détails plus particulièrement intéressants fournis par l'application du traitement et plus propres à faciliter la tâche du praticien; nous nous efforcerons de tirer de cette étude l'enseignement utile et nouveau de la spécificité thérapeutique du massage dans la cure des traumatismes. Nous espérons que les conclusions que nous présentons seront accueillies favorablement; elles sont conformes, en tous cas, à la réalité et basées uniquement sur les faits observés.

DU MASSAGE PRÉCOCE

Ire PARTIE

I. Définition.
II. Histoire.
III. Physiologie clinique et expérimentale.
IV. Méthode technique.
V. Valeur comparée.

I

DÉFINITION

D'une manière générale le massage peut être ainsi défini : ensemble de manœuvres, comprenant manipulations et mouvements actifs et passifs, pratiquées sur une ou sur plusieurs parties du corps dans un but hygiénique ou thérapeutique pour entretenir ou rétablir le fonctionnement normal d'organes lésés ou non.

Le massage proprement dit est susceptible de remplir deux usages paraissant très distincts. Il s'adresserait dans le premier cas à des organes sains, mais gênés momentanément ou menacés dans leur fonctionnement habituel, et dans le second cas serait employé à la cure de certaines maladies. L'une des utilisations les plus importantes du massage dans cette dernière catégorie de faits, est assurément celle qui nous occupe ici ; nous avons nommé la masso-thérapie appliquée au groupe de traumatismes énumérés précédemment.

Envisagé à ce point de vue, le massage prend un tout autre caractère que s'il est appliqué à l'homme sain. Autre chose en effet est de faire du massage sur des organes non altérés, non modifiés par le traumatisme ou un processus pathologique quelconque, ou d'agir sur des organes affectés de lésions diverses.

En ce qui concerne cette application aux traumatismes récents ou déjà anciens, certaines conditions sont exigées pour la mener à bonne fin.

Tout d'abord le massage doit être mis en œuvre immédiatement, si possible, tout au moins à un moment qui doit être le plus rapproché de la production du trauma, c'est-à-dire précocement. C'est cette dernière condition qui est le plus souvent remplie, soit qu'elle dépende des indications de l'intervention, soit qu'elle se rapporte au malade lui-même.

C'est ce qui, dans l'espèce, nous fait qualifier le massage de « *précoce* », terme moyen plus convenable à notre sens ; néanmoins nous exprimons le vœu qu'il devra tendre à être toujours le plus « *immédiat* » possible, si aucune contre-indication ne s'y oppose.

Notre définition primitive se trouve dégagée d'une partie de sa proposition et augmentée d'une désignation plus précise : car pour nous, le massage précoce représente un massage thérapeutique spécialement affecté aux traumatismes récents que nous avons eu déjà l'occasion de citer. A cette place donc cette signification sera caractéristique.

C'est établir qu'à priori nous considérons le massage comme devant être appliqué précocement au traitement des traumatismes. Cette condition est nécessaire, en face des lésions que l'on a à combattre ou à prévenir :

« L'utilité du massage dans les cas de luxations ou de » fractures intra ou périarticulaires, venant d'être réduites » n'est plus à démontrer à titre préventif de l'ankylose, » si le massage est fait immédiatement ou aussitôt que » la poussée d'arthrite est passée. Il ne faut pas compter » sur la « mobilisation naturelle », comme le conseillait

» Verneuil. C'est pourquoi le conseil de Verneuil fut
» vivement combattu par Duplay, Trélat, Tillaux, Lucas-
» Championnière, Desprès, Le Fort, qui comme autrefois
» J.-L. Petit et Boyer recommandèrent la mobilisation
» précoce faite par le chirurgien. Néanmoins la plupart
» des chirurgiens admettent encore la nécessité de lais-
» ser s'éteindre les phénomènes inflammatoires [1].

A l'heure actuelle cette dernière opinion ne peut plus se soutenir ; car les progrès de l'anatomie et de la physiologie pathologique ont permis d'établir que l'intervention, dès le début en présence des phénomènes inflammatoires, était une condition très favorable pour combattre la production d'exsudats plastiques, c'est-à-dire l'organisation ultérieure des éléments séparés de leurs milieux habituels.

Est-il nécessaire également d'insister sur les différences qui existent entre le massage précoce et le massage hygiénique ? Ce dernier aura raison du défaut de souplesse des articulations, rendra de la vigueur aux muscles fatigués activera les fonctions diverses de nutrition générale et particulière des organes, chez les individus dont l'âge, les fatigues de toutes sortes, le surmenage physique et intellectuel auront ralenti l'exercice normal des fonctions physiologiques. Les manipulations, les mouvements seront exécutés dans un certain ordre à peu près le même et ne rencontreront jamais d'obstacle à leur emploi.

Dans le massage précoce, il en est tout autrement : l'application en est subordonnée aux indications tirées des diverses circonstances qui viennent la favoriser ou s'y opposer. Il n'est pas indifférent ici de donner plus ou moins d'importance à telle ou telle manœuvre ; il y a un

1. P. Mauclaire, *Traité de chirurgie Le Dentu et Delbet*, t. III, p. 522.

choix, un discernement à apporter dans la mise en pratique de ces moyens. On doit redouter l'apparition de certaines complications, si on néglige tel point où le traumatisme aura propagé ses effets secondaires et pourra créer un processus inflammatoire. Telle ecchymose envahira la gaîne d'un nerf important et si ce détail passe inaperçu, la persistance de l'épanchement déterminera à un moment donné des phénomènes de périnévrite, de névrite même, et arrêteront la marche progressive vers la guérison : si le nerf lésé est au voisinage d'une articulation comme le cubital au coude, il sera impossible d'imprimer des mouvements à l'articulation.

Soit que la présence du liquide épanché ait produit ce processus, soit que le traumatisme ait porté directement son action sur la gaîne de ce nerf, causes très suffisantes pour en déterminer l'irritation on voit très fréquemment des malades ayant eu un traumatisme grave du coude, venir nous trouver pour une ankylose du coude fausse, hâtons-nous de le dire ; l'arrêt du mouvement est dû à cette douleur très vive siégeant au niveau de la gaîne du cubital, produite par le tiraillement provoqué par le mouvement et due à l'adhérence complète des enveloppes du nerf aux parois de la gaîne. Il suffit de masser la région de la gouttière épitrochléo-olécranienne pour voir très rapidement ces phénomènes disparaître, et revenir très rapidement les mouvements, qu'aucun obstacle provenant des organes constituants de l'articulation n'empêche.

Comme en général ces faits s'observent dans des cas graves d'entorses du coude ou de luxations et qu'il n'y a pas de temps à perdre pour rétablir la fonction articulaire, on voit à quoi l'on est exposé par une si minime négligence en apparence ! Les exemples analogues peuvent être multipliés. Nous nous contentons de celui-là pour en arriver à formuler ici la proposition suivante concernant la pratique du massage thérapeutique. Tous ceux qui aiment le massage, qui y ont consacré leur vie, regrettent de le voir encore pratiqué par les empiriques, passe encore pour le massage hygiénique. Mais au point de vue thérapeutique n'est-il pas évident, après avoir signalé ces simples faits, que seuls ceux qui savent observer, tirer les conséquences de la constatation d'un symptôme, analyser les sensations que leur donnent le tact, la palpation, qui connaissent les dispositions anatomiques des organes devraient s'adonner à cette pratique. Le médecin en effet peut seul porter un diagnostic, raisonner ce qu'il fait, apprécier les indications, doser pour ainsi dire sa médication et éviter ainsi toutes les complications funestes que l'ignorance est incapable de prévenir.

II

HISTORIQUE

> « Il faut dans l'historique donner de l'im-
> » portance aux noms dignes de vivre dans
> » la mémoire des hommes et aux œuvres
> » dont l'influence a laissé des traces dura-
> » bles. En cela, nous serons resté fidèle à
> » l'esprit de l'histoire, dont le but n'est pas
> » de faire tout connaître, mais de conserver
> » ce qui mérite d'être connu. »
>
> (GÉRUSEZ).

Tout l'intérêt se rattachant à l'évolution scientifique du massage thérapeutique est entièrement concentré à notre époque. Il serait injuste cependant de ne pas accorder d'attention à l'influence exercée par les notions traditionnelles, qui se sont transmises à travers les âges, depuis les temps les plus reculés. Car il est curieux de constater que de tout temps le massage a été pratiqué, chez les peuples civilisés ou non, et il n'est pas douteux qu'en même temps qu'ils entretenaient la vigueur et la souplesse de leur corps par ces exercices ou ces manipulations, ils n'en fissent usage dans le but d'obtenir certaines guérisons.

On reconnaît généralement que le massage nous est venu par la voie orientale. Le plus ancien livre des Chinois, Cong-Fou, renferme des descriptions détaillées, ayant réellement les caractères d'une antique méthode scientifique. Nous trouvons dans Schreiber l'indication précise à ce sujet de l'application de ces procédés aux foulures, aux déviations et autres affections chirurgicales. D'après les missionnaires, Père Amiot (1779), père Dúhalde plus tard, les pratiques sont les mêmes actuellement qu'il y a trois mille ans, entre les mains des prêtres ou d'une caste spéciale d'individus. Il est permis de supposer que les migrations ont emporté avec elles ces usages et qne les connaissances relatives à ces pratiques curatives sont passées chez les Grecs, les Romains et les Egyptiens qui représentent les trois grandes civilisations antiques. Schreiber [1] nous apprend que le médecin Hérodikos, peut être considéré comme le père de la gymnastique médicale chez les Grecs. Il fut le maître d'Hippocrate, et vivait peu de temps avant la guerre du Péloponnèse. C'est de lui que le Père de la Médecine tient toutes ces notions qu'il nous a transmises ; il écrivit les premiers principes de ce qu'on a appelé le massage. Toujours est-il qu'Hippocrate, ce grand observateur de la nature, cet ennemi des hypothèses, recommandant l'expérience, observant les maladies, recherchant tous les moyens pour les modifier, initié par son maître à cette pratique, en ayant sans aucun doute contrôlé les effets, considérait le massage comme un moyen de traitement, et le recommandait aux médecins.

« Le médecin, dit-il, dans le livre des articulations, à propos du traitement consécutif à la luxation de l'épaule, doit posséder l'expérience du massage. Le massage resserrera une articulation trop lâche, et relâchera une articulation trop rigide : mais nous déterminerons les règles du massage dans un autre traité [2] ». A propos des

1. J. Schreiber. *Traité pratique du massage*, 1884. Paris, Oct. Doin.

2. Notre historique emprunte dans sa première partie ses précieux renseignements à l'ouvrage si remarquable d'Estradère.

entorses, des luxations, des diastasis, il recommande encore les frictions, les mouvements, l'emploi de bandages, etc. Ce livre que les premiers travaux de son maître lui avaient peut-être inspiré ne nous est malheureusement pas parvenu : cette première période dans la personne d'Hippocrate représente donc pour nous la tradition; car c'est lui qui le premier réunissant les notions existantes de son temps a cherché à établir les premières règles du massage thérapeutique.

Les limites de cette période où les efforts ignorés, mais constants, produisirent à travers les siècles leurs effets de plus en plus palpables, avec les progrès des autres branches de la science, aboutissent jusqu'à notre siècle actuel. Rien de saillant en dehors de cette illustre origine. S'il est une vérification éclatante de la conception si haute de la tradition exposée par notre éminent maître, le professeur Le Dentu [1], c'est bien celle que nous fournit cette ascension du massage à son apogée scientifique. Il semble que, confiné à une place modeste, ne présentant en apparence aucune garantie de la part de ceux qui dans ces âges intermédiaires s'en étaient arrogé l'apanage exclusif, et qui, niant toute espèce de savoir, faisaient étalage de leur ignorance, considérant leur pratique mystérieuse comme un don surnaturel, le massage ait dû sombrer et disparaître à tout jamais.

« Depuis une quarantaine d'années, s'exprime-t-il, » dans un langage des plus élevés et de la plus haute » éloquence, depuis vingt ans surtout la chirurgie a » étonné le monde par l'importance et la rapidité de ses » progrès ; mais ne vous y trompez pas. Ne croyez pas

1. Prof. A. Le Dentu, *Leçon d'ouverture du cours de clinique chirurgicale de l'hôpital Necker*. Imp. Lahure, 1890.

» qu'elle doive exclusivement ces progrès aux découvertes » récentes qui l'ont bouleversée de fond en comble, » comme la découverte de l'oxygène a fait de la chimie. » Soyez au contraire bien persuadés que son dévelop- » pement extraordinaire a ses racines dans l'ensemble » des notions léguées par nos devanciers, héritage » sacré des siècles passés, constituant ce que, de tout » temps, on a appelé la tradition. Il ne doute pas que » cette affirmation ne rencontre parmi vous quelques » incrédules.

» La tradition ! est-ce qu'on a encore le droit de l'invo- » quer, à une époque où l'on fait table rase de tant d'idées » fausses, ayant force de loi depuis plusieurs siècles ? La » tradition ! mais c'est la négation du progrès, c'est la » routine, c'est la force d'inertie. Ce n'est peut-être » qu'un mot, et un mot dangereux, car, tout vide de sens » qu'il est, il semble désigner un ensemble de vérités » éternelles, auxquelles il est défendu de toucher sous » peine de profanation !

» Eh bien non, messieurs, la tradition n'est pas un » simple mot, elle n'est pas la routine, elle n'est pas la » négation du progrès ; elle est un des aspects du progrès » lui-même. Cela est tellement vrai que nous ne pouvons » l'invoquer sans évoquer en même temps quelques-uns » de ces grands noms qui honorent l'espèce humaine et » projettent sur le passé de notre art leur puissant rayon- » nement de gloire. »

Nous ne pouvons reproduire ici les pages éloquentes qui font suite à cet exorde et c'est avec peine que nous y renonçons. On y trouve un tableau saisissant de toute l'histoire chirurgicale depuis Hippocrate jusqu'à nos jours ; nous ne connaissons pas de morceau dans notre littérature qui égale en style, en netteté, en élévation d'idées, ce passage remarquable.

Nous arrivons à travers les siècles aux époques où depuis longtemps le précepte hippocratique « le médecin doit posséder l'expérience du massage » est totalement méconnu. Car chose curieuse sous ce règne de l'empirisme sauf de rares exceptions, la pratique des cures par le massage était abandonnée aux rebouteurs, aux dames blanches, aux souffleurs d'entorses.

C'est sous la forme de gymnastique, d'exercices du corps réglementés que nous retrouvons le massage mais appliqué seulement à l'entretien de la santé. Il est bon de remarquer qu'à partir du XVIe siècle, c'est en France que se fait la reprise des exercices antiques, avec leur cortège de bains, de frictions, d'onctions, témoin le travail de Du Choul, conseiller du roi Henri II (1567), Ambroise Paré (1575), imbu des livres des anciens ne méconnaît pas le massage, puis Paracelse (1583) rapporte ce qui est en usage chez les Égyptiens. Mais en somme tous ces récits ne se rapportent qu'au massage hygiénique. La partie qui regarde seule le médecin est toujours dédaignée. Nous rencontrons au passage l'ouvrage de Paullini (1698, *Flagellum salutis*), qui rapporte l'emploi du massage dans un certain nombre de maladies. Il semble déjà qu'il y ait un commencement de concentration. Les auteurs à partir du XVIIe siècle, Paullini entre autres, vont commencer, tout en reprenant toujours la description des exercices divers des anciens (c'est la tradition), à insister sur les propriétés physiologiques et thérapeutiques de certaines manœuvres.

Dès le XVIIIe siècle, la progression s'accentue : déjà apparaît la gymnastique médicale. Hoffmann (1708, *Dis-*

sertationes physico-medicœ) dit que le mouvement est la meilleure médecine du corps. Il reprend tout ce qui est déjà dans les anciens écrits d'Hippocrate, d'Oribase ; il vulgarise en un mot : puis Andry en 1741, Sabatier en 1772 continuent dans cette voie. Andry parle du massage dans certaines affections du pied.

En 1780, Tissot publie sa *Gymnastique médicinale et chirurgicale*, qu'Estradère considère comme très important. On y trouve une description du traitement des entorses, « pour lesquelles on a proposé bien des gué-
» risons : il en est un auquel on n'a peut-être pas assez
» souvent recours. C'est une espèce de pétrissage que
» l'on ferait de la partie affectée. » Il donne même une explication sur l'action de ces manœuvres : « On donne à
» la circulation une activité qu'elle allait perdre ; on
» empêche que tous ces téguments ne fassent, pour
» ainsi dire, une masse obstruée dans laquelle le mou-
» vement se perdrait tout à fait. » A propos de certaines ankyloses, il s'exprime ainsi : « le mouvement de la partie
» est le seul moyen sur le succès duquel on puisse
» compter... Il faut mouvoir les parties sans rien forcer
» pour ne pas attirer une nouvelle fluxion... et dans ces
» tentatives de mouvement qui doivent être continuées
» tous les jours, en les augmentant par degrés, il ne faut
» donner que celui que la construction de l'articulation
» permet. » (fol. 338).

Il décrit ensuite les diverses sortes de frictions, leurs effets, les règles générales pour les pratiquer et leurs indications [1]. C'est un grand pas de fait ; voilà l'ébauche d'une méthode véritablement digne du nom. Mais comme

1. M. Estradère, *Du massage, son historique, ses manipulations*, 2e édition, 1884.

le fait remarquer Estradère « il est regrettable qu'il n'ait pas prononcé le mot massage », car il n'est pas douteux que cet auteur n'ait eu en vue autre chose que le massage. En tous cas on peut dire que Tissot était un praticien consommé et un observateur peu vulgaire. Arrivons à Estradère qui personnifie cette période moderne. C'est lui qui le premier a dressé un ouvrage vraiment scientifique, a constitué en réalité le massage actuel, c'est à lui que doivent être attribués tous les progrès réalisés depuis cette époque. Il a très nettement établi la part qui revient à chaque méthode hygiénique et thérapeutique.

Il a montré que la méthode suédoise n'est pas autre chose que la pratique en usage depuis bien des siècles en Chine. Ling n'a rien inventé : sa gymnastique est celle des anciens, rendue rationnelle. En tous cas, au point de vue du massage précoce elle n'offre rien d'intéressant. Il est certain que, de l'aveu même de ses partisans, cette méthode strictement suivie, ne comprend presque que des mouvements actifs et passifs. Les manipulations sont peu employées : on ne peut à la rigueur la faire rentrer dans le massage proprement dit. Nous ne nous arrêterions pas davantage sur ce sujet, si à notre époque nous n'avions à réagir contre un envahissement exagéré de ce qu'on désigne généralement sous le nom de méthode suédoise, qui semble devoir être appliqué à tout ce qui exige une intervention par le massage. Nous ne pouvons accepter comme étant véritablement du domaine du massage toute pratique qui exclut l'intervention des manipulations.

On conçoit aisément que dans les traumatismes récents on ne peut d'emblée pratiquer des mouvements actifs et passifs et qu'une telle pratique est impossible dans une intervention précoce. S'il faut restreindre l'application de ce traitement à une phase éloignée de l'affection primitive, il est bien inutile de compter sur un pareil moyen nécessitant que la guérison soit retardée pour pouvoir être employé. Nous n'insisterons pas davantage à cette place sur l'œuvre de Ling et sur l'école suédoise. Les critiques d'Estradère ont donc toujours leur même portée.

De la constatation même des étrangers, tels que Schreiber, Reibmayr, le massage, celui qui est représenté par cette série de manipulations, que nous décrirons plus loin, est une science *toute française* et c'est à Estradère que nous devons d'avoir conquis la première place à la tête de cette branche de la thérapeutique. Il semble cependant que le massage ne puisse réellement trouver grâce en France devant ceux qui y ont recours, qu'à la condition d'être orné d'une épithète autre que la vraie.

C'est ce que disent MM. Forgue et Reclus « cette pratique si française que les étrangers en ont copié tous les termes nous est revenue de l'étranger compliquée et inutilement surchargée par Metzger, par With, par Norstrom, par Reibmayr? »

Nous ajouterons que c'est notre indifférence si ordinaire pour tout ce qui vient de chez nous, qui a produit ce véritable déni de justice. Nous devons revendiquer hautement le massage thérapeutique comme étant Français.

C'est en effet en France que la réglementation méthodique des manipulations a été formulée par deux praticiens éminents qui ont le plus contribué à l'éclat de cette thérapeutique, je veux dire Estradère et Lucas-Championnière.

Nous avons en quelques lignes indiqué ce qu'Estradère avait exposé dans son ouvrage. Nous pouvons maintenant nous rendre compte de l'influence énorme exercée par ce livre.

Jusqu'en 1863, nous voyons à peine quelques mémoires signalant, les uns l'influence funeste d'une immobilisation trop prolongée des articulations, Teissier 1841, le traité des fractures et des luxations de Malgaigne où les mouvements sont conseillés de bonne heure, des publications sur l'entorse et son traitement, Lebatard, Girard, Tenier, Elleaume, Razin, Quesnay, Servier, Rizet, etc., etc., les recherches bibliographiques en ce qui concerne les traumatismes dont nous nous occupons ne nous ont pas permis de réunir plus d'une vingtaine de documents !

Dès que le livre d'Estradère paraît, le signal est donné : l'émulation est excitée, c'est à qui produira et, résultat des plus importants, c'est à qui cherchera à perfectionner. Cette impulsion partie de France se répand à l'étranger. Jusqu'en 1870, la direction du mouvement reste dans notre pays.

Après cette époque bien peu d'auteurs s'en occupent et il faut arriver jusque vers 1876 pour voir le progrès repartir de notre pays. Les recherches s'étendent à d'autres affections que les entorses, aux grandes articulations traumatisées. En 1877 nous trouvons une relation du Dr Starke au sujet du traitement des fractures par le massage combiné avec appareil amovible. Voilà un précurseur de Lucas-Championnière. Cette première tentative suscite d'autres essais : c'est Berglind, dans les annales médicales de Saint-Pétersbourg, qui propose un traitement des fractures de la rotule qui sera bientôt dépassé par la méthode de Tilanus. Voici une publication de Rossander, en 1879, sur le massage dans les fractures du bras, une observation de Metzger sur une fracture de la rotule guérie par le massage.

La question de l'entorse est tranchée maintenant : les fractures ont leur tour. Depuis 1877 les travaux se multiplient. Voici Davis en 1879 qui traite des fractures par le massage et le mouvement. C'est sur les fractures, pour lesquelles ce traitement est tout nouveau, que les travaux convergent. Nous avons à signaler également les recherches dans l'ordre physiologique et clinique : c'est Mosengeil qui, en 1878, fit la première expérience sur le massage ; nous verrons plus loin en quoi elle consiste, puis Zabladowsky, étudiant complètement l'action physiologique du massage. Enfin le dernier grand travail important de l'expérimentation sur les animaux est celui de Castex paru en 1891 et largement mis à contribution dans notre étude physiologique. La thèse de Speckhahn, en 1884, traite de la guérison rapide ou immédiate de l'entorse du pied et proclame la supériorité du massage sur tout autre traitement. Nous voyons déjà apparaître les premières interventions pour le traitement de l'entorse du genou après les recherches de Segond en 1879. Jusqu'à nos jours les publications, les travaux s'entassent et en réalité les progrès s'accomplissent. Mais toute cette phalange est entraînée à partir de 1886 par Lucas-Championnière, dont la première publication sur les fractures est de 1886.

Le grand mérite de Lucas-Championnière est d'avoir pris crânement l'étendard ; il n'a pas craint de déroger en s'occupant du massage, en le pratiquant même. Par la grande autorité scientifique de son nom, en prêtant un appui à cette branche de la thérapeutique, il a mis fin à la proscription qui pesait sur le massage : le vœu exprimé par Schreiber, qui s'étonnait qu'en France, foyer même de la propagation du massage à l'étranger, la massothérapie fût si peu considérée, se trouve réalisé. Nous ajouterons peu de choses à cet historique, sinon que nous constaterons que depuis cette époque, le massage a toujours évolué de plus en plus vers l'application précoce et qu'actuellement il est accepté par tous les chirurgiens, pratiqué par un plus grand nombre de médecins, parmi lesquels il tend à se répandre de plus en plus, et qu'enfin, honneur inespéré, peut-être même jamais entrevu par nos devanciers, il est considéré comme un traitement classique. Il nous appartient, dans la suite de ce travail, d'arriver à justifier cette grande conquête.

III

PHYSIOLOGIE CLINIQUE ET EXPÉRIMENTALE

> « On n'a pas plus le droit de récuser un fait clinique bien étudié qu'une expérience bien conduite. »
>
> (LEJARS).

Etudiant des faits d'ordre pathologique, la physiologie se bornera à l'examen de phénomènes de même ordre. Il nous a semblé néanmoins que l'épithète « clinique » adjointe à ce terme rappelait mieux l'idée pratique de cette étude; et comme en réalité les faits auxquels elle se rapporte sont, au point de vue anatomo-pathologique, en comparaison avec les lésions organiques, constitués d'après un processus morbide défini, plus rapprochés du domaine physiologique, nous avons préféré adopter le titre de physiologie clinique. De même l'exposé des lésions durables, observées après l'expérience sur les organes, qu'ils aient été soumis ou non au massage, constituant en réalité l'anatomie pathologique de ces traumatismes, mais non pas nécessairement — puisqu'elles dépendent de l'application ou de la non-application de ce traitement, cet exposé, disons-nous, ne nous a pas paru déplacé à la suite de cette physiologie expérimentale comme venant compléter les développements précédents. Nous avons également adjoint deux faits de MM. Apert et Achard, se rapportant à cette question, et dont l'étroite liaison existant entre les faits expérimentaux et les faits cliniques nous ont frappé. On verra plus loin que ces constatations à longue distance chez des malades non traités primitivement ou abandonnés à eux-mêmes, faites chez l'homme viennent encore donner une nouvelle force à la valeur de ces faits expérimentaux, et viennent réaliser une fois de plus cette alliance si intime de la clinique et du laboratoire. « Je proclame bien haut que la clinique sans le laboratoire est une science boiteuse, incapable d'avancer, incapable de progresser, condamnée à se mouvoir dans le cercle étroit de la routine, mais je ne la comprends pas s'affranchissant de l'observation, reléguant cette dernière au rang des vieilleries dont le temps est fini. » Telles sont les éloquentes paroles par lesquelles notre éminent maître, M. le professeur Le Dentu[1] proclame cette union intime. Nous ajouterons à cela que plus d'une fois la clinique, avec précisément l'appoint de la rigoureuse méthode d'observation, a pu conduire à la réalisation de faits expérimentaux qui lui ont permis d'avoir la vérification réelle de ce qu'elle voyait se produire sous ses yeux, et qu'elle n'interprétait jusqu'alors que par des hypothèses, toujours attaquables tant qu'elles ne sont pas justifiées. C'est ce qui s'est passé pour le massage, ainsi que nous allons le constater par ce qui suit.

Etudier la physiologie du massage, c'est passer en revue toute la physiologie même. Il n'est pas un système de l'organisme qui ne soit influencé par ces manipulations diverses et qui n'y subisse des modifications profondes et très variables. Ce vaste sujet, si intéressant, demanderait un développement trop considérable pour ce travail. Nous

1. Prof. A. Le Dentu, in loco cit.

tenant toujours dans le champ de la pratique, nous avons pensé envisager cette question au point de vue synthétique et présenter une physiologie en quelque sorte clinique et expérimentale. En d'autres termes, il nous semble que nous occupant du massage thérapeutique, employé d'une manière toute particulière, nous devons rechercher les effets qu'il présente à notre observation et les contrôler par l'expérimentation. Si ces deux ordres de faits concourent aux mêmes conclusions, nous aurons démontré la certitude de nos assertions, le laboratoire de la clinique complété par la vérification du laboratoire de l'expérimentation. Nous avons donc deux ordres de faits à soumettre à l'examen de la critique scientifique. Faits d'ordre clinique et faits d'ordre expérimental, Les premiers nous arrêteront tout d'abord ; ce sont eux qui, en effet, interprétés plus ou moins exactement, ont mis la valeur du massage en évidence. Malgré la pratique incertaine, empirique, des temps anciens, et même des temps actuels, il s'est dégagé néanmoins une série de faits se vérifiant immuablement et constituant ainsi la base inébranlable de l'édifice élevé avec tant de peine. On est forcé de reconnaître qu'il y a là quelque chose de réel, d'efficace, un modificateur puissant des systèmes nerveux, musculaire et circulatoire, en un mot des éléments constitutifs d'un organe, d'une région. Prenons un exemple tiré de la pathologie, puisque, ainsi que nous l'avons annoncé, et nous ne saurions trop le répéter, nous ne nous occupons ici que du massage précoce, thérapeutique. Un malade atteint d'entorse, se présente à nous avec un ensemble de symptômes que nous pouvons résumer : gonflement de la région traumatisée, rougeur, chaleur, ecchymose et douleur. L'organe lésé ne peut plus servir à ses usages : sa forme, sa sensibilité, son attitude, sa fonction, tout est troublé. Le massage est institué immédiatement. Tout d'abord, sous l'influence des premiers attouchements (effleurage superficiel) la sensibilité paraît s'exagérer, je ne dis pas *douleur*, car la manipulation en elle-même ne peut et ne doit provoquer aucune douleur. Mais à mesure que l'effleurement agit sur cette surface traumatisée, l'anesthésie se produit. On constate que peu à peu la main s'appesantit pour ainsi dire sur la région et qu'à partir d'un certain moment, c'est impunément qu'on peut l'explorer et la manier. En même temps que cette douleur si vive, existant spontanément, s'est atténuée d'abord, pour disparaître ensuite complètement, une détente s'est manifestée dans les tissus sous-jacents ; le tégument tendu plus ou moins se laisse déprimer sous les doigts. Un autre phénomène se passant du côté de la température de la région s'observe également. En général la sensation de brûlure intense que ressentent les malades disparaît ; au bout de quelques instants, une sorte de *fraîcheur* est ressentie par eux et leur procure un bien-être qui est constaté dans tous les cas : bientôt après, les phénomènes ci-dessus s'accentuant, et la manipulation enfin pouvant s'adresser au système musculaire jusqu'alors rendu impuissant, on constate que spontanément les mouvements reviennent, et il semble alors que l'organe a recouvré tout ce qu'il avait perdu. Si nous reprenons ce tableau nous voyons que le massage précoce a agi sur le système nerveux de la région en *l'anesthésiant*, sur la circulation en *l'activant* et *en hâtant la résorption de l'épanchement* quelconque, cause du gonflement, de la tuméfaction ; a régularisé la température locale probablement par cette action, ou réflexe sur l'activité circulatoire, ou mécanique en supprimant la stase des liquides et enfin, a réveillé la contractilité musculaire un moment enrayée par le traumatisme ou rendue impuissante par les obstacles mêmes qui s'opposaient à son action. Cet exemple résume toute la physiologie du massage thérapeutique et nous permet d'envisager cette action plus simplement.

Tels sont les effets immédiats du massage sur le traumatisme récent. Mais la force agissante est le plus souvent disproportionnée avec la résistance de la région atteinte ; cette première intervention de la défense interrompue, l'organe livré à ses propres moyens, subit bientôt un retour offensif, et la douleur, le gonflement, l'épuisement nerveux et musculaire se reproduisent, mais déjà avec une modification appréciable et un certain degré d'atténuation. Après un certain temps, on se retrouve en présence des phénomènes primitifs ; d'où nécessité d'une nouvelle intervention qui se poursuit jusqu'à la disparition des divers troubles observés. On conçoit que si le massage favorise d'une part la résorption des liquides épanchés en activant la circulation, d'autre part, la nutrition générale est en même temps entretenue dans de meilleures conditions et au grand avantage de tous les systèmes composant l'organe.

Est-il besoin de démontrer l'importance de l'entretien de cette nutrition? Particulièrement pour l'appareil musculaire, n'est-ce point capital? Est-ce qu'un muscle qui, pour une raison quelconque, ne fonctionne pas, ne s'atrophie pas? Cette inactivité n'arrête-t-elle pas la circulation qui s'est rétablie par le massage, l'atrophie ne peut-elle pas provenir de quelque action réflexe due au traumatisme?

Nous rappellerons ici la production rapide des amyotrophies, d'ordre réflexe, si fréquemment observées dans les traumatismes articulaires, étudiées par Vallot, sous l'inspiration de Le Fort et dont Deroche [1], après MM. P. Raymond et Onanoff, a bien déterminé la véritable cause. L'anesthésie produite par le massage, cette insensibilisation des nerfs cutanés a pour conséquence d'arrêter le transport à la moelle des irritations portées sur les zones atteintes par le traumatisme ; c'est la réalisation des expériences de Deroche et, de fait, on n'observe point de ces atrophies quand le massage est pratiqué dès le premier moment du traumatisme. On voit que cette action complexe présente cependant une certaine unité et qu'en portant son efficacité sur des symptômes répartis dans les différents systèmes, elle concourt par ces voies diverses à la restauration du fonctionnement, et de la vitalité de l'organe. Donc suppression de la transmission de l'irritation au centre médullaire, rétablissement du fonctionnement par l'entretien de la vie du muscle ainsi doublement sauvegardés, tels sont les effets constamment observés.

Ces interprétations que suggère l'observation clinique nous paraissent très satisfaisantes; mais combien ces explications prennent un caractère de clarté et de netteté si les faits expérimentaux viennent les confirmer !

Si le traumatisme auquel le massage est appliqué est récent, on se trouve en présence de tissus relativement peu modifiés, presque encore normaux en ce sens qu'aucune organisation n'a pu encore s'y faire et que la transformation apportée par le massage s'opère sans résistance de la part des éléments organiques. Tout autre est le premier effet de l'intervention lorsque l'on a affaire à des traumatismes anciens. Il est utile de rendre compte de ce

1. Deroche, *Amyotrophies réflexes d'origine articulaire*. Th, Paris, 1890.

qui se passe et de faire connaître les phases en apparence nouvelles de l'action du massage. Le processus ultime des lésions observées après un traumatisme non traité donne lieu à des modifications très complexes de l'organe se traduisant par une induration de la région atteinte, un certain degré d'empâtement plus ou moins étendu, souvent une réduction dans le volume, quelquefois aussi un développement plus fort dû à une œdème dur, persistant; il y a raideur de l'articulation voisine intéressée directement ou non, souvent ankylose fibreuse compromettant l'avenir de la fonction du membre, etc. En quelques lignes, voyons ce que le massage produira tout d'abord. Dans ces parties où toute la vie normale a été profondément troublée et partant toutes les fonctions diverses, innervation, sensibilité et motilité, circulation, l'action paraît tout autre. D'abord la sensibilité semblera exagérée sous l'influence du massage, il y aura même une certaine recrudescence de douleur ; la circulation rendue plus active au milieu de tissus condensés aura tout d'abord de la difficulté à reprendre, d'où encombrement: l'œdème, le gonflement, la rougeur, la chaleur, tout cela reparaît ; avant de reprendre, le travail de réparation semble être un travail processif pathologique. Il faut connaître ces faits qui, souvent déroutent les inexpérimentés et font prononcer hâtivement la condamnation de l'intervention. Après une période véritable d'ascension, d'augmentation souvent violente de ces phénomènes, une régularisation semble s'opérer et la régression suit un cours rapidement parcouru. Nous avons vu constamment pour des articulations arthrotomisées, puis massées lorsque, toutes suites de l'opération ayant disparu, l'indication reparaissait, que le simple massage des muscles situés au-dessus de l'articulation fait même à distance du cul-de-sac provoquait le retour de l'épanchement intra-articulaire et le gonflement péri-articulaire par action réflexe, sans aucun doute, sur les vaso-moteurs. Il est bon d'ajouter que ce phénomène s'accompagne de *chaleur*, quelquefois très intense, mais ne donnant jamais la sensation éprouvée jadis par les malades au temps de la période aiguë de leur arthrite. Ces symptômes ne tardent pas à disparaître et à être suivis d'une résorption complète. Vouloir interpréter ces faits d'une façon exacte nous paraît téméraire, nous tenions cependant à les signaler.

Il resterait cependant de la constatation pure et simple de ces phénomènes de physiologie clinique un certain regret de curiosité non satisfaite, si des faits expérimentaux ne venaient nous révéler le mécanisme intime de cette action.

Nous ne pouvons présenter d'expériences personnelles sur les animaux. Le temps ne nous a pas permis de contrôler les faits présentés par nos devanciers. La salle d'hôpital a été notre seul laboratoire : c'est là que s'est formée notre conviction, sur notre propre initiative et grâce à la bienveillance de nos maîtres. C'est sur la constatation toujours la même des résultats obtenus, sur la concordance absolue des effets du massage dans les diverses catégories de cas, que s'est étayée notre foi et que nous avons été encouragé à poursuivre sur ce terrain spécial le cours de nos recherches. Mais aussi n'est-ce pas une garantie plus grande de pouvoir à côté des faits expérimentaux, placer les faits cliniques, qui ont précédé ceux-là, et de voir sous ce contrôle rigoureux exercé de part et d'autre, s'affirmer les mêmes faits par la preuve expérimentale.

C'est de Mosengeil qui, en 1876, fit paraître le premier

travail physiologique sur l'action des manipulations du massage. Ses expériences très intéressantes ont porté sur la résorption des liquides épanchés dans les articulations. Mosengeil réalise ses expériences, faciles à vérifier, en injectant dans les différentes articulations d'un lapin une solution concentrée d'encre de Chine. Certaines articulations sont massées, les autres sont laissées sans manipulations. Après avoir sacrifié les animaux, on constata en ouvrant les articulations massées que celles-ci ne contenaient plus d'encre de Chine : au-dessus de l'articulation massée, le tissu cellulaire sous-cutané était envahi par le liquide coloré : les capillaires et les lymphatiques étaient également envahis ainsi que les espaces inter-musculaires et même les muscles cruraux (il s'agissait de l'articulation fémoro-tibiale). Les ganglions lymphatiques et vaisseaux lymphatiques renfermaient des granulations fines d'encre non seulement au voisinage de l'article, mais jusque dans le pli de l'aine. Rien de semblable ne s'observa du côté où le massage n'avait pas été pratiqué.

Les conclusions de Mosengeil sont : 1° que dans les synoviales articulaires, comme dans les autres tissus, le massage hâte la résorption des produits épanchés ; 2° que le système lymphatique est la principale voie par laquelle ces liquides sont évacués [1].

Zablodowsky, à l'Institut physiologique de Berlin, a étudié les effets du massage sur les muscles ; il constata chez l'homme l'augmentation de la force musculaire au dynamomètre, chez des grenouilles le réveil de la contractilité musculaire épuisée par des courants d'induction intenses.

1. M. Léon Petit, d'après Reibmayr, *Le massage par le médecin*. Paris, Alex. Coccoz, 1885, — et ce qui suit.

Chez l'homme, après un travail violent de 15 minutes, un repos est nécessaire ; une séance de massage permet de recommencer ce travail, et pendant plus longtemps. Autre expérience. Un patient le coude appuyé sur une table soulève 840 fois de suite un poids d'un kilogramme à intervalle d'une seconde. Après cette série de mouvements, courbature complète que cinq minutes de massage firent cesser complètement ; le bras ainsi remis put exécuter le même exercice 1.100 fois de suite.

D'autres expérimentateurs, tels que Kronecker et Stirling ont vérifié et confirmé ces effets du massage sur le muscle. Ces effets paraissent être purement mécaniques. On a pu également montrer que le massage peut agir par action réflexe. Sur des chiens cette démonstration a été donnée. En effet sur un chien ayant vingt-quatre pulsations par minute on pratique le massage ; les premiers effets sur les nerfs sensitifs se font sentir sur le cœur par l'intermédiaire du pneumogastrique et l'on enregistre tout d'abord soixante-quatre pulsations, puis peu à peu une sorte de régularisation s'établit et le pouls s'installe à trente-six pulsations. Si on pratique le massage, le nerf pneumogastrique étant coupé, l'accélération des mouvements cardiaques qui en résulte n'est en rien modifiée, l'acte réflexe étant supprimé par la section du pneumogastrique. Enfin la tension artérielle est augmentée sous l'influence du massage.

Mais ce qui à nos yeux offre le plus d'intérêt dans cet ordre de travaux c'est sans contredit l'étude clinique et expérimentale du Dr Castex [1]. Ce travail publié en 1891, n'a malheureusement pas eu tout le retentissement auquel

1. Dr Castex, *Etude clinique et expérimentale sur le massage. Archives générales de médecine*, 1891.

il a droit. Nous considérons que ces recherches expérimentales sont capitales et que, mieux connues, elles eussent fait tomber bien des hésitations, et gagné bien des adeptes à l'intervention précoce dans les traumatismes. Nous acceptons toutes les conclusions en mettant moins de restriction que cet auteur au sujet de l'action du massage dans les amyotrophies soumises au massage tardif. Notre pratique nous permet de conclure à l'efficacité complète du massage dans ce cas, avec cette remarque que les résultats sont loin d'être aussi rapides que l'intervention immédiate, ou tout au moins précoce. Il ne faut donc pas, de parti pris, abandonner à elles-mêmes ces vieilles lésions.

Dans ses recherches expérimentales, M. Castex nous a fourni la démonstration mathématique de l'action physiologique du massage. Les faits cliniques nous donnent à observer une série de phénomènes, faits que l'on peut interpréter suivant des hypothèses plus ou moins discutables. La constatation de la réalité leur donne le caractère vraiment scientifique, en fait des certitudes. C'est ce qu'a obtenu le Dr Castex, et nous ne saurions trop rendre hommage à son ingéniosité et à la rigueur scientifique de ses investigations. Nous demandons la permission de nous étendre sur cette partie capitale qui ne permet plus aucun doute sur l'efficacité du massage immédiat. Nous exposons d'après l'auteur lui-même, le plan suivi par lui et réalisé dans le laboratoire de M. le professeur Ch. Richet [1].

« J'ai pratiqué des contusions simples, des contusions
» aux articulations — des entorses — des luxations et des
» fractures juxta-articulaires toujours doubles et symétri-

1. In Castex, p. 31 et suiv.

» ques, actionnant dans la même séance l'épaule gauche
» et l'épaule droite, ou la cuisse gauche et la cuisse
» droite. Un de ces côtés était massé par un spécialiste,
» l'autre abandonné sans massage à l'évolution naturelle
» des lésions. Les effets immédiats consécutifs et éloi-
» gnés ont été notés presque jour par jour. J'ai tenu ces
» chiens en observation pendant 6 mois au plus, et
» c'est à la fin ou dans le cours de cette période suivant
» les cas, que je les ai sacrifiés pour examiner au micros-
» cope, muscles, vaisseaux, nerfs, squelette des parties
» traumatisées, avec ou sans massage, ainsi que les par-
» ties correspondantes de la moelle épinière. J'ai de la
» sorte transporté le massage de la pratique profession-
» nelle courante au laboratoire de physiologie dans le
» but d'évaluer le degré de son action, en me dégageant
» des conditions de nervosisme, de suggestion qui peu-
» vent, chez l'homme, dénaturer ses résultats. On m'ac-
» cordera bien, en effet, que lorsqu'un chien traumatisé
» aux deux fesses, massé à droite et non à gauche, boîte
» de la jambe gauche exclusivement, il traduit sans erreur
» d'interprétation possible, le soulagement que le massage
» a procuré dans sa fesse droite ».

M. Castex continue en nous exposant avec quel scrupule il cherchait à éviter toute cause pouvant atténuer la rigueur de sa méthode : Massage indifféremment du côté gauche ou du côté droit, recherche de la région plus traumatisée pour être soumise au massage, suppression de l'anesthésie chloralique afin de bien se rendre compte par la manifestation des plaintes du degré du traumatisme :

« J'exerçais les contusions au moyen d'un gros maillet
» de bois ou avec une bouteille de grès. Mon bras s'abat-

» tait de toute sa hauteur, jusqu'à trente-cinq fois de » chaque côté, de manière à produire des effets intenses » et sensiblement égaux.

« Le massage, qui au début de nos expériences durait » un quart d'heure, a été réduit à dix minutes, cette durée » m'ayant paru mieux proportionnée à la vigueur du » chien. Un quart d'heure, c'était lassant pour lui, cinq » minutes suffisaient même quelquefois. Les manipula- » tions consistaient en frictions avec les pouces ou avec » le talon de la main, frictions avec toute la main, pétris- » sages.

» Avant de masser l'animal je le faisais marcher ou » courir pour apprécier ensuite l'effet immédiat de la » séance. »

Tel est l'exposé de la méthode expérimentale du Dr Castex. Nous laissons de côté la relation des expériences suivies avec la même rigueur, et dans lesquelles les mêmes constatations ont été invariablement enregistrées.

Les observations portent sur les traumatismes suivants : contusions simples, contusion des articulations de l'épaule et de la hanche, entorses, luxations. Nous n'entrons pas dans le détail des effets du massage qui n'ont pas différé de ce qui est observé en clinique ordinaire ; nous résumons ce que chaque expérience a fourni à cet égard comme remarque intéressante.

L'expérience n° 1, page 34 à 36 contusion de l'épaule, chien massé immédiatement montre :

1° Que l'effet immédiat du massage a sur le champ réduit les extravasations et diminué le gonflement traumatique ;

2° Que les fonctions musculaires sont sauvegardées si on intervient après l'accident ;

3° Comme conséquences tardives, que les manœuvres du massage ont encore pour effet de prévenir l'amyotrophie, qui survient à la longue dans la masse musculaire contusionnée.

Expérience II. — Contusion d'articulation (chien).

Remarques. — L'influence favorable du massage est encore ici évidente. Des deux épaules celle qui a subi les manipulations se trouve préservée des fâcheuses conséquences de la contusion. L'autre au contraire gonfle, devient douloureuse au toucher et le membre correspondant ne peut porter l'animal.

Expérience III. — Contusion de la hanche (chien).

Remarques. — 1° Malgré l'intensité particulière du traumatisme, le massage n'était pas douloureux et faisait disparaître l'élément douleur résultant des contusions fortes ;

2° Amélioration rapide, le membre gauche et plus atteint n'est pas moins valide que le droit peu traumatisé et laissé sans massage ;

3° La cuisse droite non massée est restée plus gonflée que la gauche.

Expérience IV. — Le chien n'a, paraît-il, pas souffert du traumatisme — négatif.

Expérience V. — Entorse des deux poignets sur un chien de chasse de forte taille.

Expérience VI. — Luxation de l'épaule droite et gauche, réduites immédiatement. — Massage à droite, — appareil immobilisateur à gauche.

Remarques. — Ici encore l'heureuse influence du massage se montre encore avec évidence dans cette expérience. Tandis que l'épaule massée ne conserve aucun souvenir du traumatisme celle qui ne l'a pas été, gonfle, devient douloureuse, a des craquements, l'animal évite de s'en servir, enfin l'épaule massée n'a point subi d'atrophie, grâce au massage hâtif.

Expériences VII, VIII. — Mêmes traumatismes. Mêmes remarques.

Nous avions en décembre 1890 et janvier 1891 publié dans la *Revue d'Hygiène thérapeutique*, une étude sur le massage précoce dans les luxations. Le Dr Castex, connaissant ce travail, constate l'accord entre la clinique et le laboratoire.

Je suis heureux de constater, dit en finissant M. Castex, qu'avec des éléments d'étude différents nous arrivons à des conclusions analogues.

« En récapitulant ces expériences je trouve que sur » les huit, six sont probantes. Deux restent sans conclu- » sion, l'une parce que le chien s'est montré réfractaire » aux effets du traumatisme, l'autre parce que le mas- » sage était inapplicable, aucune n'était contradictoire. »

Nous terminons l'exposé de ce travail en rapportant le résultat de l'examen microscopique des diverses parties ayant subi le massage et de celles qui n'y ont pas été soumises.

Fig. 1. Fig. 2.

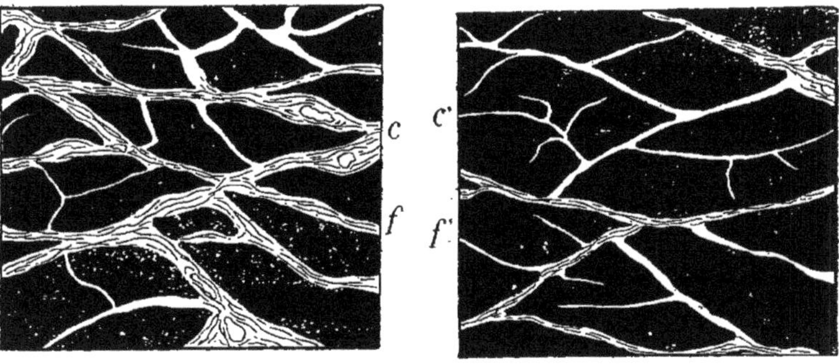

(Muscle traumatisé *sans* massage.)
f Faisceau musculaire.
c Cloison conjonctive.

(Muscle traumatisé *avec* massage.)
f' Faisceau musculaire.
c' Cloison conjonctive.

(On voit, en comparant les figures 1 et 2, que le muscle massé — deltoïde de chien (Fig. 2) a conservé le volume normal de ses faisceaux musculaires et cloisons conjonctives qui, au contraire, sont devenus, les uns plus grêles et les autres beaucoup plus épais dans le deltoïde non massé de l'autre épaule (Fig. 1).

Les muscles traumatisés massés recouvrent leur constitution normale, tandis que laissés sans massage ils offrent comme altérations :

a) Dissociation en fibrilles de la fibre musculaire marquée par des stries longitudinales très évidentes ;

b) Une hyperplasie, quelquefois un simple épaississement du tissu conjonctif annexe, dans ses diverses parties ;

c) Par places, augmentation du nombre des noyaux annexés au tissu conjonctif ;

d) Des hémorrhagies interstitielles ;

e) Un engorgement des vaisseaux sanguins avec hyperplasie conjonctive de leur paroi adventice ;

f) Le sarcolemme est intact en général. Sur une seule préparation on voyait une multiplication de ses noyaux, traduisant un peu de myosite interstitielle.

Les vaisseaux du côté non massé après les contusions, présentaient le tissu conjonctif hyperplasié autour des petits vaisseaux. C'est leur couche externe qui s'est hypertrophiée presque exclusivement. Autour de ces vaisseaux existent un certain nombre de cellules plates du tissu conjonctif à noyau très apparent, qui donnent à l'épaississement total une apparence concentrique.

Dans les régions massées rien de semblable. Les nerfs présentent le maximum des lésions. Sur une coupe transversale, le tissu conjonctif forme des enveloppes superposées autour du périnèvre. A l'intérieur du périnèvre se trouvent des amas de substance blanchâtre.

Sur une coupe longitudinale, on voit que ces amas sont des bandes qui divisent le nerf en faisceaux. Il semble que ce soit le tissu conjonctif qui est autour des vaisseaux du nerf qui se soit développé à l'intérieur du périnèvre. Celui-ci étant inextensible, les fibres nerveuses sont comprimées.

Les noyaux de la gaine de Schwann ne paraissent pas multipliés. L'altération des cylindres-axes est considérable puisque sur une coupe transversale, nous trouvons que la

Fig. 3. Fig. 4.

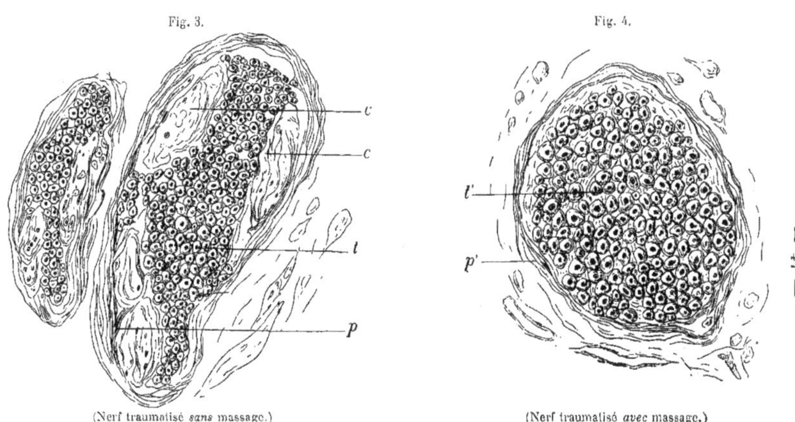

(Nerf traumatisé *sans* massage.)
p Périnèvre.
t Tubes nerveux.
c. c Néoformation conjonctive.

(Nerf traumatisé *avec* massage.)
p' Périnèvre.
t' Tubes nerveux.

(Par la comparaison des fig. 3 et 4, on voit que le nerf massé — rameaux d'un nerf fessier supérieur de chien (Fig. 4) — est resté normal dans tous ses éléments, tandis que le même nerf de l'autre fesse non massé (Fig. 3) a son périnèvre très épaissi, et présente au-dessous de cette gaine des dépôts de néoformation conjonctive qui ont refoulé et comprimé les tubes nerveux).

moitié de la surface circonscrite par le périnèvre est remplie par la néoplasie péri-vasculaire. Le tissu conjonctif. qui est autour du périnèvre et qui est épaissi, est riche en noyaux. Le périnèvre est du moins trois fois plus épais dans le côté non massé que dans le côté massé. Donc périnèvre épaissi. Les petits vaisseaux qui sont au milieu des éléments nerveux contenus dans ce périnèvre sont le siège d'une hyperplasie périphérique. C'est la lésion nerveuse qui est le plus évidente (périnévrite, névrite interstitielle et compression des tubes nerveux).

Côté massé. Tout est normal dans les vaisseaux et les nerfs.

En résumé, donc, le muscle traumatisé et non massé présente une sclérose diffuse avec hypertrophie du tissu conjonctif annexe dans ses diverses parties, hémorrhagies interstitielles, engorgement des vaisseaux sanguins et hypertrophie de leur tunique adventice. Le muscle traumatisé, mais massé, offre son histologie normale. C'est le *restitutio ad integrum*. Les vaisseaux sanguins sont normaux dans le muscle massé. Dans le muscle non massé, ils offrent une hyperplasie de leur tunique externe.

Les filets nerveux normaux dans le muscle massé présentent, dans le muscle non massé, de la périnévrite et de la névrite interstitielle. La lésion des nerfs est plus marquée que celle des vaisseaux [1].

Enfin avant de terminer cette physiologie, nous mettrons sous les yeux la relation de deux faits dus l'un à M. Apert, l'autre à M. Achard et qui permettent de constater sur l'homme les lésions produites dans les expériences de Castex.

1. Castex, *ibidem*. p. 50 à 87.

M. Apert[1] présenta des pièces provenant d'autopsie d'un homme atteint depuis l'enfance d'une impotence absolue du bras droit à la suite d'un écrasement du bras qui resta immobilisé en demi-flexion ; après guérison, la musculature du bras s'atrophia presque complètement. En 1885 M. Féréol présenta ce malade à la société médicale des hôpitaux ; il présentait alors comme lorsqu'il se représenta devant nous treize ans après l'atrophie absolue des muscles de la main et de l'avant-bras, à l'exception du long supinateur et des radiaux, atrophie du triceps huméral, du grand pectoral, du grand dorsal, conservation du deltoïde des muscles scapulaires et biceps : troubles oculaires, myosis, rétrécissement de la fente palpébrale, diminution du réflexe pupillaire, en un mot atrophie musculaire du type de M. Déjerine-Klumpke. Le malade mourut en mars de tuberculose pulmonaire.

Entre l'autopsie et le traumatisme, 33 ans s'étaient écoulés. Tous les muscles du bras, excepté ceux non atteints désignés plus haut sont complètement dégénérés et *transformés en tissu fibroïde*, où le microscope ne révèle plus de *trace de striation*. A l'examen macroscopique, les nerfs paraissent sains, mais sur des dissociations et des coupes, on note dans les deux branches inférieures du plexus brachial et dans les nerfs qui en partent, une dégénérescence complète des tubes nerveux ; on n'y voit plus guère que des gaînes vides.

Moelle, au-dessous de la 1re racine dorsale rien ; au niveau de la 1re racine dorsale et de la 8e cervicale saillie de la corne antérieure droite diminuée, cellules raréfiées

1. Apert, *Paralysie radiculaire inférieure du plexus brachial consécutive à traumatisme de l'enfance, autopsie. Société médicale des hôpitaux. In Médecine moderne*, n° 59, juillet 1898.

7e racine cervicale, disparition des grosses cellules étoilées de la corne antérieure.

Au-dessus, structure normale.

Nulle part trace de sclérose, ni de processus inflammatoire ; pas de lésion à la substance blanche, ni au bulbe, ni à la protubérance.

Dans l'hémisphère cérébral gauche, la circonvolution frontale ascendante est considérablement diminuée de largeur et de hauteur au niveau de l'union de ses 2/3 supérieurs avec son 1/3 inférieur. Elle mesure en largeur 7 mm. au lieu de 14 du côté opposé. Sa hauteur est moitié moindre en ce point que sur le reste du trajet, l'examen histologique ne révèle aucune lésion inflammatoire ou dégénérative, il s'agit d'atrophie simple.

En résumé, la lésion traumatique des racines inférieures du plexus brachial a entraîné :

1° Au-delà du trauma la dégénérescence wallérienne des branches inférieures du plexus et celle des nerfs et des muscles correspondants ;

2° En deça du trauma, une atrophie simple des centres correspondants de la moelle et du cerveau, sans lésions inflammatoires ni dégénérescence. On ne peut considérer cette atrophie comme une dégénérescence ascendante, c'est simplement une atrophie par manque de fonctionnement de l'organe.

M. Achard dans la même séance, rapporte un cas analogue. A la suite d'un traumatisme du genou survenu à l'âge de huit ans, il s'était produit une atrophie musculaire et osseuse du membre ; le malade étant mort à quarante ans de tuberculose pulmonaire, l'autopsie montra une atrophie des cellules cérébrales du centre correspondant.

Ces deux faits nous ont paru intéressants à rapporter ; ils fontconnaître ce que n'avaitpu nous apprendre Castex, ce qui se passe du côté de lamoëlle et des centres corticaux. Bien que vérifiés six mois après le début les résultats des expériences de cet auteur ont éténégatifs de ce côté; mais si on compare ce laps de temps avec les trente-deux et trente-trois ans des observations précédentes,on est autorisé à supposer que cette atrophie ne se produit qu'à la longue et n'entraîne pas en vérité de lésions sérieuses. Du côté de la périphérie la concordance est parfaite.

IV

MÉTHODE. — TECHNIQUE DES MANIPULATIONS. — LEUR ENSEIGNEMENT. — LEUR EMPLOI.

Jusqu'ici nous avons conservé à cette étude un caractère synthétique. Nous avons vu ce qu'est le massage précoce, son évolution, sa physiologie, nous ne savons pas encore quels en sont les principes, les procédés, l'ordre des moyens qu'il emploie ; nous sommes conduit naturellement à étudier la MÉTHODE qui en règle l'application.

Tout d'abord, il est permis de se demander si l'on ne se trouve pas en présence de quelque nouveau procédé venant augmenter le nombre déjà assez considérable des méthodes qui semblent le propre de tout masseur qui se respecte. Chacun veut faire de sa pratique, la seule, l'unique. Est-ce bien là le moyen de vulgariser une méthode? Telle n'est point notre opinion. Aussi est-ce en nous appuyant sur les principes, tracés avant nous, appropriés aux diverses exigences des cas qui se présentent à l'observation, que nous avons cherché ce qu'on pourrait appeler une formule unique. La démonstration de la nécessité de maintenir à la méthode son unité est, ce me semble, superflue. Le massage tel qu'il est pratiqué actuellement n'offre aucune garantie à ce point de vue, aucune direction précise ne vient en régler l'emploi ; on se trouve en présence de procédés violents, doux, compliqués, à technique confuse, embrouillée souvent à plaisir et parfois bien difficile à saisir pour un observateur même expérimenté et donnant dans les mêmes cas, les résultats les plus contradictoires. Y a-t-il lieu d'être surpris qu'un grand nombre de praticiens désireux de se mettre au courant de cette science si peu accueillante, soient rebutés dès les premiers instants de leurs essais, et n'y voient rien qui puisse les intéresser. Aussi n'est-ce pas sans une certaine appréhension que nous abordons ce chapitre.

Pour échapper aux dangers que nous signalons, nous devons nous affranchir de toute idée de personnalité. Beaucoup d'auteurs, nous pourrions dire, tous, ont voulu faire du massage leur monopole ; en dehors d'eux, il n'existe pas ! Les uns s'attachent à signaler les mouvements spéciaux d'un ou plusieurs doigts de la main ; c'est une position particulière du pouce ou de l'index droit, tandis que le gauche est ailleurs exécutant une autre évolution ; les uns vantent le massage fait avec une seule main, les autres, avec les deux ; telle manipulation leur convient mieux, c'est celle-là qui remplit toute la méthode et la rend originale !

Avons-nous évité ces écueils ? Nous le croyons, nous étant efforcé toujours de rester *simple*, et esclave des notions que nous a fournies l'observation des faits. Il est certain que vouloir analyser toutes les phases, tous les temps d'un mouvement, les diverses combinaisons qui s'enchaînent les unes aux autres et provenant d'organes comme les doigts et la main, pourrait être qualifié de folie. La plupart de ces mouvements sont exécutés instinctivement, sans qu'on en ait conscience et l'on se surprend, pour peu que l'on s'observe, à des combinaisons fort compliquées, impossibles à décomposer, si l'on veut s'en rendre compte. Veut-on fonder là-dessus sa méthode propre, qu'arrive-t-il? On ne peut lui donner une extension générale, ne pouvant en régler l'usage ; ceux qui essaient de la suivre, restent en route, se perdent dans le détail, négligent le principal et laissent, malgré leurs efforts répétés, l'ennemi s'installer dans la place. D'où insuccès, alors que le Maître réussit ! Ces considérations n'ont rien d'exagéré et nous pourrions citer maints de ces procédés, dont la description est une véritable énigme et torture le cerveau du lecteur. Il faut s'attacher avant tout à étudier les manipulations fondamentales, celles qui constituent les différents modes de contact possibles avec le tégument, exécutées suivant un ordre déterminé, dans des conditions d'intensité, de rythme, de durée réglées par l'observation.

Quelles sont ces manipulations ?

Technique. — On peut les grouper en trois catégories, pour lesquelles nous adoptons les dénominations classiques. Pour ne pas y revenir, nous dirons, comme le nom l'indique, qu'on doit les exécuter avec les mains. Il est plus avantageux de s'habituer à l'usage des deux mains pour pratiquer le massage. La direction à donner aux manœuvres de massage est celle de la voie centripète, de la circulation de retour.

A. *Effleurage.*

B. *Pressions.*

C. *Tapotement.*

D. *Le quatrième élément d'une séance de massage est constitué par le mouvement.*

A. L'effleurage consiste à exécuter avec les mains et les doigts des frôlements sur la peau, d'abord très légers ; peu à peu le contact s'établit jusqu'au frottement et constitue une manœuvre qui permet de la qualifier de profonde. On peut donc le diviser en *effleurage superficiel* et *effleurage profond.*

Il ne faut pas confondre ici le mot *friction* avec effleurage. Pour nous les frictions ne peuvent être considérées comme faisant partie du massage précoce. Les frictions consistent en mouvements de va-et-vient, plus ou moins rapides, agissant dans toutes les directions ; la peau se trouve toujours en contact avec les mains ; elles peuvent être pratiquées avec des gants de crin, des morceaux de flanelle, etc. ; jamais les manupulations du massage ne sont exécutées autrement qu'avec les mains. C'est un principe qui doit être regardé comme absolu. Ces frictions sont faites avec vigueur : elles produisent des effets tout opposés à ceux de l'effleurage. On ne peut donc les confondre, même si celui-ci est qualifié de profond.

Dans l'effleurage superficiel donc, les mains passent rapidement et alternativement au-dessus de la peau, bien étalées, s'il s'agit d'une surface plane, légèrement arrondies pour s'adapter à la région, si c'est une surface courbe, qui est massée recherchant à peine le contact ; parvenues au terme de leur course, elles se soulèvent et reviennent au point de départ, sans toucher au tégument. A mesure que les manœuvres se répètent, le rapprochement vers la surface cutanée se fait de plus en plus et le frôlement de léger et superficiel qu'il était devient plus adhérent, ne quitte plus pour ainsi dire la région massée qu'à sa limite extrême, du côté centripète. La rapidité de cette manœuvre en assure néanmoins la légèreté. Malgré le degré de contact, cette dernière doit être toujours exécutée tangentiellement à la surface de la peau ; on ne doit jamais exercer de forte compression avec la main ou de serrement avec les doigts, quand on pratique cet effleurage. Dès qu'à un certain moment on arrive à de véritables frottements, il faut veiller à ne pas prolonger au-delà de l'apparition de la rougeur de la peau. L'effleurage a pour but d'obtenir l'insensibilisation de la peau et des points douloureux profonds, en même temps qu'il suscite déjà un commencement de résorption dans les parties superficielles de la région soumise à son action. Mais sa grande efficacité se produit sur le phénomène *douleur*.

B. Pressions. — Ce terme générique renferme un assez grand nombre de manipulations. Elles diffèrent des précédentes en ce qu'elles se font perpendiculairement à la direction du membre ou de la portion de membre massé.

Pression manuelle simple. — Saisir à pleines mains la partie à masser, et exécuter tout d'abord des mouvements peu rapides, et très peu étendus de flexion et d'extension des doigts ; dans le même moment, les avant-bras se déplacent dans le sens centripète de l'organe massé qui se trouve pressé, serré d'une manière progressive dans toute son étendue. A la limite supérieure de la course, les mains abandonnent leur position et viennent se replacer au point de départ.

A mesure que ces *pressions*, dites *simples*, s'exécutent, on doit en augmenter la rapidité et en graduer la force.

Pression digitale simple. — Les mêmes manœuvres répétées avec la pulpe des doigts réunis agissant seuls limitent les points où la pression doit être exercée, les interstices musculaires par exemple. Le pouce est toujours en opposition, séparé des autres doigts par l'épaisseur des tissus saisis. C'est la *pression digitale simple.*

Pressions vibratoires. — Si les mêmes mouvements

sont exécutés avec une très grande rapidité, réalisant une véritable trépidation, ils constituent les *pressions vibratoires*.

Pétrissage. — Un deuxième mode de pression, c'est le *pétrissage*, qui est aussi *digital* et *manuel*. L'action de pétrir fait assez image, et point n'est besoin de la décrire.

Le *pétrissage* est *digital* ou *superficiel*. Les téguments sont seuls saisis entre les doigts, et pétris. Cette action très limitée est utile pour obtenir très rapidement la résorption de collections sanguines sous-cutanées, de l'œdème ayant envahi des zones plus ou moins étendues. L'emploi en est plutôt réservé au massage des articulations, de la surface dorsale du pied et de la main, en un mot des régions peu fournies en parties molles.

Le *pétrissage* est aussi *manuel* ou *profond* ; c'est à proprement parler le *vrai pétrissage* : il s'exécute avec une certaine force, mais qui est loin d'être brutale, en malaxant en tordant de sens divers, suivant la position, les masses musculaires soumises à cette action. C'est, on peut le dire, en général, une manœuvre de la dernière heure. En tous cas, on ne peut l'employer que lorsque la résorption presque complète est obtenue et que les tissus ont recouvré en partie leur souplesse, qu'il complète et achève, en même temps qu'il tonifie les muscles, où il excite une grande activité circulatoire.

Le *pincement*, autre forme de pression, consiste à soulever une masse musculaire saisie entre le pouce et les autres doigts réunis, et détachée ainsi de sa partie profonde. Après une légère et rapide traction exercée de bas en haut, pour l'attirer vers soi, on laisse retomber cette masse... Rien n'est mieux fait pour exciter et réveiller la contractilité du muscle ainsi traité. Encore faut-il ici que les parties profondes soient entièrement dégagées de tout ce qui les encombrait au début du traitement.

C. Tapotement. — L'action de donner de petits coups répétés à plusieurs reprises, est un tapotement. Cette expression paraît, à nos yeux, bien rendre compte de cette manœuvre consistant en mouvements, rappelant ceux de hacher, exécutés avec le bord cubital des mains, les doigts étendus ou fléchis à moitié, et même complètement (poings fermés), si on veut donner plus d'énergie à cette manipulation ; les chocs se répètent, donnés perpendiculairement ou parallèlement à la direction des fibres musculaires ; ils se succèdent avec rapidité, souplesse ; arrivées presque au terme de leur course, les mains sont comme retenues, avant d'arriver au contact ; ce temps donne plus de souplesse au mouvement et ne retire rien de sa vigueur, sans cependant faire éprouver au malade la sensation d'un coup violent, véritable coup d'assommoir, ainsi que nous le voyons pratiquer, hélas ! trop souvent. Ces hachures, comme on le dit encore, ne doivent point être douloureuses, et en fait elles ne le sont point, pratiquées avec les précautions ci-dessus. C'est cette manœuvre qui a fait la réputation de brutalité du massage. Peu de personnes n'ont une autre idée du massage que celle d'un traitement faisant horriblement souffrir, ayant pu justifier la définition de ce mot, donnée par un de nos écrivains les plus spirituels, Massage : « RACLÉE HYGIÉNIQUE ».

Le tapotement est usité seulement à la fin du traitement des traumatismes, dans les dernières séances de la cure, alors que les parties massées ont récupéré leur souplesse : l'ébranlement moléculaire profond provoqué par cette manipulation excite les filets nerveux, sensitifs, produit d'abord de la douleur, puis l'action continuant, celle-ci disparaît; les filets nerveux moteurs sont également excités, d'où des contractions musculaires. On déduit de cette double action que dans les cas de névralgies le tapotement fait disparaître la douleur en trois à cinq minutes, en insistant progressivement; et que si l'on veut obtenir un accroissement de la contractilité musculaire, il faut le pratiquer très rapidement et peu longtemps, une à deux minutes à peine.

Telles sont rapidement exposées et débarrassés de la profusion excessive des descriptions méticuleuses, les manipulations fondamentales, dont nous faisons usage.

D. Les mouvements, compléments indispensables de toute séance de massage, ne présentent rien de spécial dans le traitement du traumatisme. Au début, ils sont abolis totalement ou partiellement, et bien que le but du massage soit de rétablir le fonctionnement du membre lésé, dont le mouvement est le principal but, il est certain que dans les premiers temps les conditions nouvelles modifient singulièrement leur accomplissement. Sans entrer dans l'énumération de tous les mouvements, pouvant être exécutés dans le massage, nous nous arrêtons à la seule division des mouvements actifs et des mouvements passifs, c'est-à-dire ceux que le malade peut faire et ceux que le médecin lui communique.

Nous verrons plus loin comment tous ces éléments constituant une séance de massage doivent être employés pour combiner leur action merveilleuse.

Mais nous tenons avant d'exposer les principes de la méthode proprement dite, à traiter une question pratique du plus haut intérêt pour celui qui veut s'initier à l'exercice du massage. Notre plus cher vœu est de voir se vulgariser parmi les médecins l'emploi de la masso-thérapie et de voir nos jeunes étudiants s'intéresser à cette étude. Aussi ne croyons-nous pas inutile d'insérer ici quelques conseils profitables pour acquérir la connaissance de cet art.

La technique si simple que nous venons d'analyser, nous a demandé cependant, pour être exposée clairement (puissions-nous y avoir réussi !) un développement important.

Voici quelle manière nous avons adoptée, pour en rendre l'accès facile aux confrères et aux étudiants qui nous font l'honneur de s'adresser à nous, pour être dirigés dans cette étude spéciale.

Il faut débuter par le mouvement le plus simple, c'est-à-dire par l'effleurage que nous appelons *profond*. Il faut choisir des malades atteints de fractures anciennes, en voie de guérison, de préférence, ayant porté sur la jambe. Il est logique, tout en cherchant à être utile à celui qui veut s'instruire, de ne pas être nuisible à celui qui se prête à cette expérience. Les malades en question n'ont qu'à gagner même à un massage inexpérimenté, fait d'après nos principes et que nous surveillons nous-mêmes, aucun de leurs organes importants n'étant plus en péril.

Dès le début de cette étude, veiller à ce que le massage soit fait avec les deux mains, l'entraînement doit commencer par des mouvements lents. A mesure que les élèves pratiquent et se familiarisent avec cet exercice, l'exécution rapide vient naturellement. Suivant les aptitudes, l'assouplissement est obtenu, la légèreté de la main s'acquiert et l'on peut au bout d'une quinzaine de jours exécuter l'effleurage *le plus léger* et le plus efficace au niveau d'une région enflammée, douloureuse.

Les pressions présentent plus de difficulté. On les apprend d'après le même principe, on débute lentement par les pressions manuelles, — puis viennent les digitales. Ici la courbature se fait sentir dans les muscles de l'avant-bras ; l'entraînement est plus long. On doit pendant ce temps continuer les manœuvres précédentes qui alternent avec celles-ci et procurent un repos momentané. Nous ne conseillons pas d'autre mode de pressions pour le début, que celles-ci et le pétrissage sous ses différentes formes.

Les autres manipulations demandent déjà une pratique assez longue pour être exécutées convenablement. Avec ces manipulations simplifiées et étudiées à fond, on arrive à des résultats très satisfaisants.

Quant au tapotement, très facile à saisir, il vient en dernier lorsque déjà les mains sont exercées et possèdent une certaine habileté ; l'exécution alors n'est rien.

Il est une chose que personne ne peut prétendre posséder, dès le premier moment, c'est l'expérience acquise, notre meilleur guide dans cette pratique. L'habileté manuelle s'acquiert encore assez rapidement, l'expérience des faits ne s'acquiert qu'avec le temps. Combien elle est nécessaire pour arriver strictement au résultat proposé ! L'éducation du tact dont la finesse se développe peu à peu est à faire pour le débutant. Une foule de renseignements fournis par les sensations tactiles font varier la rapidité, l'intensité, la durée des manipulations — telle manœuvre fera les frais de toute une séance — telle autre viendra s'ajouter dans une certaine mesure et prendre, à un moment donné, la prépondérance que la première lui aura cédée. Tout cela ne peut s'enseigner ni par l'exemple ni par la démonstration ; il faut pratiquer, pratiquer toujours, donner toute son attention à ce que l'on fait, ne laisser échapper aucun indice provenant soit du malade lui-même, soit des sensations que l'on perçoit : il faut toujours chercher à se rendre compte des phénomènes qui se déroulent sous les yeux, mettre en action, enfin, tout ce que notre profession exige de nous en savoir, en énergie, en conscience pour l'accomplissement du devoir.

Nous arrivons maintenant à la *Méthode* proprement dite, c'est-à-dire à la manière, aux principes suivant lesquels la technique doit être appliquée : nous devons en outre rechercher si certaines conditions viennent s'opposer à son emploi, ou à la retarder, en un mot quelles en soit les indications, les contre-indications.

Usant de la liberté que ce travail nous donne d'exprimer toutes nos pensées, nous nous permettons de proposer de faire de cette méthode « *la Méthode française de massage* » nom bien mérité, par les droits acquis dans l'histoire et dans la science (Estradère, Lucas-Championnière et Castex sont là pour en témoigner), par les droits acquis dans la pratique toute spéciale, bien thérapeutique aussi, de nos prédécesseurs et de nos contemporains ! Dans le monde savant français, il existe une confusion regrettable faisant incarner tout le massage dans une seule méthode plutôt de gymnastique, raisonnée, il est vrai, mais n'ayant aucun rapport avec la thérapeutique des traumatismes récents ou d'autres affections du domaine pathologique. Pour être applicable cette méthode, nommons-la, dite suédoise, doit attendre que les phénomènes d'acuité primitive aient disparu. Pour que ce mode de traitement soit possible, il faut laisser se développer des lésions qui ne devraient pas exister et dont la production est enrayée par le massage précoce ! Nous avons vu dans un autre chapitre qu'Estradère a fait une juste critique de cette méthode et nous rappelons que Schreiber[1] lui-même tranche nettement cette question « Ling, dit-il, et ses élèves pratiquaient principalement » les mouvements actifs et passifs. Les manipulations » étaient peu employées. Vers 1850 ou 1860, c'est au con- » traire ce genre de manœuvres qui, sous le nom généri- » que de massage, furent principalement employées en » France. Rizet, Elleaume, Magne, Lebatard, Quesnois, » Servier et Millet donnent à la mécano-thérapie une » application pluôt chirurgicale que médicale. »

Cette méthode est donc bien française par la création de ses manipulations spéciales, par les travaux de celui qui les a rassemblées et décrites, œuvres des savants et des praticiens Français.

Les principes qui doivent toujours guider dans l'application du massage sont la *douceur*, la *légèreté*, la *rapidité* dans les mouvements. La méthode française est avant tout respectueuse de la douleur. Il faut se placer du côté que l'on veut masser, sauf dans certaines circonstances que nous indiquerons à chaque cas, dans notre partie clinique. Nous ne faisons jamais usage d'instruments tout à fait inutiles dans le massage des traumatismes. Pour faciliter le glissement des mains, nous faisons exclusivement usage de talc, très finement porphyrisé. Est-il besoin de vanter les avantages de cette poudre onctueuse, remplissant le but que nous cherchons, ne graissant pas comme l'huile, la graisse, la glycérine et autres pommades, encore usitées. Outre cette propreté, elle nous permet de conserver toute la netteté des sensations, si précieuse, et toute la sûreté dans la palpation, si nécessaire pour la parfaite exécution des manipulations.

1. Schreiber, page 17.

On commencera à masser au-dessus du point traumatisé, en dehors de la zone lésée. L'effleurage très léger doit être employé à obtenir tout d'abord l'insensibilisation et préparer les voies de résorption, tel est le premier but à atteindre. Petit à petit, à mesure que l'action s'accentue que l'anesthésie se produit et qu'une certaine activité circulatoire se développe dans la région saine, on se rapproche et bientôt on peut attaquer directement la lésion. Malgré les précautions on peut réveiller un peu de douleur qui disparaît bien vite ; une sensation de chaleur se développe, mais très bien supportée par le malade, qui la qualifie d'agréable. Ce n'est pas la brûlure qui existait il y a quelques instants. On reprend dans la région primitivement massée avec l'effleurage profond et déjà les pressions manuelles en pressant progressivement sur ces parties produisent une espèce d'aspiration centripète tendant à dégager les parties périphériques engorgées ; on voit le tégument traumatisé pâlir et la tuméfaction diminuer à vue d'œil. C'est à ce moment, 10 minutes environ après le début, qu'il faut revenir sur le point lésé et recommencer l'effleurage ; car la sensibilité a déjà reparu, mais elle est bien vite annihilée et l'on peut constater cette détente qui procure tant de soulagement au malade. Ne pas perdre de temps et employer les pressions auxquelles on accordera toute l'attention nécessaire pour en graduer les effets ; il faut à ce moment refouler les liquides épanchés à travers des tissus déchirés, très susceptibles de douleur, et les diriger vers la limite où les voies de la résorption sont toutes prêtes. On peut, si l'on ne le fait pas avec précaution, provoquer de vives douleurs. Mais, aussitôt averti, le praticien reprend l'effleurage léger et rétablit l'anesthésie et ainsi jusqu'à ce que la détente déjà manifestée une première se reproduise, mais cette fois plus marquée. Dans la plupart des traumatismes des membres, des articulations, si intenses qu'ils soient, on obtient par ces moyens un soulagement immédiat. Il faut savoir s'arrêter à temps et laisser le malade sous l'impression de ce bien-être. À ce moment, si le membre était impotent, on peut voir des mouvements spontanés de la part du malade. On peut alors les autoriser, mais si cette tendance dès le début ne se manifeste pas, nous ne conseillons pas fermement de provoquer des mouvements, qui dans cette circonstance seraient très réduits et nuls pour ainsi dire. Il est des cas cependant où il est nécessaire de les faire et on voit alors le malade les exécuter de lui-même après cet essai. Les plus grandes difficultés de la méthode résident dans les premiers jours du traitement ; car il faut prévenir l'organisation de l'épanchement et les inconvénients dus à l'immobilité forcée. Dans les séances suivantes, on constate la régression progressive des premiers phénomènes. Les mouvements sont alors faits, suivant la progression établie par l'acheminement vers la guérison. On doit surtout recommander aux malades de faire ces mouvements de lui-même. Marcher pour l'entorse du pied, du genou et de la hanche, et tout ce qui peut s'exécuter quand il s'agit de traumatismes du poignet, du coude, de l'épaule. Quant à la mobilisation dans les fractures, nous laissons cette question de côté puisque nous les avons éliminé de notre travail, et que nous ne devons donner notre opinion qu'à propos des indications dans notre deuxième partie.

Ce n'est que lorsque toute trace d'inflammation articulaire a cessé, que nous faisons des mouvements forcés : nous conseillons dans ces cas de ne jamais oublier le précepte de Malgaigne ; dans la flexion ou l'extension des articulations ne pas aller au-delà de la douleur tolérable. « Je saisis l'article malade, et je le fléchis jusqu'à ce que la » la douleur ne soit plus tolérable, si la douleur s'éteint, » on peut continuer la séance. »

Mais il vaut mieux s'en tenir à cette première douleur qui passe très vite. Le malade peut ensuite exécuter de lui-même ce mouvement plus facilement et il emploiera l'intervalle des séances à le continuer. Tant qu'un mouvement d'une articulation est douloureux, même s'il est parvenu à sa limite physiologique, on ne doit pas considérer le malade comme absolument guéri. Le traitement doit cesser, lorsque la sensibilité est devenue nulle. Nous n'insisterons pas davantage, espérant avoir donné une idée suffisante de notre manière de faire.

La durée des séances est très variable ; il faut tenir compte des difficultés rencontrées suivant la gravité des cas ; les malades eux-mêmes offrent des conditions plus ou moins favorables au point de vue de l'état des organes. Il est certain que chez les vieillards la résorption sera moins active et qu'il faudra insister davantage pour obtenir les résultats rapidement réalisés chez un homme jeune et chez les enfants. Mais en moyenne 20 minutes de ce massage suffisent pour obtenir cette détente bienfaisante. L'effet utile de la séance ne demande pas plus de temps à se produire. Nous verrons aux cas spéciaux s'il y a des des modifications à apporter à cette formule générale.

Indications. — Jusqu'ici nous pouvons croire que rien ne s'oppose dans les traumatismes à l'intervention précoce, immédiate du massage. Nous savons à quels traumatismes récents ou anciens il convient : contusions des membres et des articulations et leurs conséquences, toutes les entorses, les luxations après réduction, fractures, arthrites traumatiques, récentes, anciennes, et leurs suites, péri-arthrites, synovites de même origine, ecchymoses, bosses sanguines, atrophie musculaire, névrites périphériques consécutives aux traumatismes, opérations récentes, etc.

Contre-Indications. — Quelles sont les conditions accompagnant souvent les traumatismes qui s'opposent à cette intervention ? Elles peuvent résulter de la topographie des lésions. D'une manière générale, les traumatismes non sanglants graves portant sur le crâne, l'abdomen, la région antérieure du tronc, nécessitent l'abstention.

Les régions lombaire et dorsale n'excluent pas l'intervention dans les cas de contusions, de mouvements violents ayant déterminé des déchirures musculaires ou autres accidents (lombago traumatique). Les plaies, les phlyctènes étendues, la phlébite récente, la mortification des tissus accompagnant les contusions à partir du 3e degré, les foyers de suppuration ou d'autres en imminence sont des foyers de contre-indications. Contrairement à ce qu'on croit, l'état aigu des articulations ou des régions atteintes par un traumatisme ayant déterminé une violente réaction inflammatoire immédiate, tel qu'on l'observe dans les hémarthroses, ou dans le gonflement énorme accompagnant les fractures de la rotule ou *hématomes* plus ou moins profonds, etc., ne sont pas des contre-indications au massage précoce pratiqué selon la méthode française. Il va de soi que l'expérience apprend encore beaucoup à ce sujet et qu'on ne peut donner que des préceptes généraux plutôt en deçà qu'au delà de la vérité. Car au point de vue des plaies, le massage joue un rôle manifestement favorable et en assure la cicatrisation plus rapide. Est-ce à dire qu'on ne doit pas tenir compte de cette complication et passer outre ? Cela n'est pas notre opinion. Nous estimons qu'avant tout il faut assurer la parfaite asepsie de cette plaie et fermer la porte à l'infection qui pourrait se produire. Nous avons vu des plaies contuses cicatriser avec une très grande rapidité, quand pour éviter l'ankylose d'une articulation voisine nous avions pu pratiquer le massage.

On a signalé le bon effet du massage sur les plaies variqueuses que certains médecins traitent systématiquement de cette manière. Il en sera ainsi pour les cas où les circonstances particulières permettront de transgresser ces principes, sous l'égide des précautions les plus rigoureuses.

V

VALEUR COMPARÉE. — SPÉCIFICITÉ THÉRAPEUTIQUE DU MASSAGE PRÉCOCE.

Jusqu'à maintenant, les notions successives que nous venons d'acquérir sur le massage précoce, sont-elles suffisantes pour nous convaincre de l'importance du massage comme agent thérapeutique et pouvons-nous le considérer comme un traitement véritable, ayant sa spécificité thérapeutique, pour employer une expression médicale fin de siècle?

Le massage a ses détracteurs comme aussi ses fanatiques. Les uns et les autres peuvent être mis en défaut; l'excès dans lequel ils tombent provient soit de l'ignorance absolue et du parti pris pour les premiers, soit de la foi aveugle, s'affranchissant de tout contrôle, pour les seconds. Il faut pour les uns et les autres déterminer impartialement la valeur thérapeutique du massage mal appréciée, le plus souvent.

En face des traitements anciens, dont le règne n'est pas encore terminé, le massage a eu à soutenir une lutte que l'humble condition de ses soldats a rendue plus pénible, plus lente, mais dont le succès est maintenant plus solidement assuré. Et l'on comprend encore actuellement les incertitudes, les hésitations des médecins devant ce passé glorieux de méthodes si chères a nos anciens maîtres !

L'exemple d'Ambroise Paré, qui recommandait, dans les luxations, « d'agiter la jointure de çà, de là, non par » violence, seulement afin de résoudre l'humeur épan- » chée et de mieux étendre les fibres des muscles et des » ligaments, » le concours puissant de Velpeau, qui écrasait les bosses sanguines pour les répandre dans le tissu cellulaire et les faire se mieux résorber, de Malgaigne, de Nélaton, de Bonnet de Lyon, de Trélat, de Le Fort, et plus près de nous encore des maîtres contemporains de la chirurgie, des Duplay, Le Dentu, Berger, Lannelongue, Tillaux, Reclus, ont été de puissants renforts, et on peut dire avec notre maître le Prof. Le Dentu que le massage est devenu classique. Néanmoins, il a encore à compter avec des adversaires puissants et aussi avec des chirurgiens qui ont à son égard une certaine défiance et lui refusent volontiers le droit de cité dans le domaine cependant bien vaste de la thérapeutique.

Examinons donc rapidement si le massage est véritablement un traitement.

Si nous acceptons la définition de Littré et Robin, nous apprenons qu'un traitement, « *est l'ensemble des » précautions prises, des médicaments employés, des pra- » tiques auxquelles on a recours pour déterminer ou hâter » la guérison d'une maladie, diminuer le danger dont » elle menace, calmer les souffrances qu'elle occasionne, » atténuer ou dissiper les suites qu'elle peut entraîner.* »

Tout ce que nous savons maintenant du massage répond aux conditions exigées par cette définition. Sécurité dans son application, car jamais nous n'avons vu d'accidents imputables aux manipulations exécutées méthodiquement et dans les conditions que nous avons exposées, technique sûre ; effets toujours les mêmes, constants dans tous les cas auxquels le massage précoce est appliqué, tout concourt au même but. Nous ne croyons pas pouvoir trouver réunis dans une méthode de traitement un plus grand nombre de facteurs comme garantie de l'efficacité. Mais il nous faut encore prouver à nos contradicteurs que le massage est *une méthode de choix* à préférer aux autres modes de traitement encore à l'heure actuelle en honneur dans la cure des traumatismes récents ou anciens. Nous ne devons en retenir que deux dont l'action a besoin d'être bien mise en lumière, et bien examinée pour en démontrer l'inanité, sinon les dangers sérieux. Nous avons désigné l'*Immobilisation* et la *Compression*.

Ce que nous voulons combattre, c'est la systématisation de ces deux moyens qui ne peuvent constituer des entités thérapeutiques.

Immobilisation. — Il faut reconnaître que l'immobilisation fait naturellement partie du traitement que nous préconisons. Car, dans la plupart des traumatismes, les membres lésés, en certains cas définis, sont forcément tenus au repos : donc, malgré l'intervention précoce, l'ensemble des premiers soins comprend aussi l'immobilité. Dans les différentes parties concourant à former ce tout qui représente le traitement, par le massage précoce, nous voyons que la séance est parfois suivie du repos, et bien que des mouvements aient été essayés, il n'en faut pas moins le subir. D'où deux catégories d'affections traitées qui se présentent : celles qui sont immédiatement suivies de mouvements plus ou moins étendus des articulations lésées, telle que entorses du pied, du poignet, de l'épaule, et d'autres nécessitant une immobilisation temporaire plus ou moins longue, les contusions et entorses des grandes articulations, par exemple. Nous savons qu'une intervention est nécessaire pour éviter les conséquences du traumatisme. Cette immobilisation ne constitue qu'un moyen transitoire, que le massage précoce fait rapidement disparaître, et qu'il est nécessaire, pour la réussite finale, de supprimer. Tout doit tendre dans ce traitement à restituer le plus rapidement possible, dans le délai le plus court, les fonctions suspendues momentanément : et cela est tellement vrai qu'ainsi que nous l'avons vu le massage seul ne peut suffire sans s'adjoindre des mouvements. Mais si le massage seul sans les mouvements ou réciproquement constitue un moyen incomplet, l'immobilisation simple, le repos seul sont impuissants à accomplir cette restitution. Suivant l'expression de notre maître M. Reclus, on a trop abusé de l'immobilisation. Nous avons vu les effets qu'on doit en attendre. La physiologie normale nous apprend que l'arrêt de fonctionnement des muscles, des os, provoque l'atrophie. Les articulations sont faites pour se mouvoir au moyen des muscles ; si celles-la sont immobilisées, les muscles sont privés de leur nutrition normale même par l'absence simple de l'exercice, à plus forte raison par une inflammation traumatique ou autre, ou par une influence d'origine nerveuse (amyotrophie). L'organisme, si admirablement pourvu de défenses naturelles dans le domaine biologique propre, « susceptible de tant de variations, où le mal apparaît » comme conséquence d'un fonctionnement poussé à » l'excès, comme résultat soit d'une dérogation aux con- » ditions habituelles, soit de la suppression ou de la » diminution d'agents de protection », l'organisme, disons-nous, semble moins bien pourvu contre les processus insolites, complètement étrangers à son anatomie aussi bien qu'à sa physiologie. Cette idée, nous l'avons trouvée exprimée dans le beau livre de M. Charrin [1] auquel nous avons emprunté pour la traduire sa forme si scientifique. Qui n'a pas été frappé en effet de la faiblesse de résistance de notre machine en face des agents extérieurs, et de sa puissance défensive en face des attaques si variées et si nombreuses qu'elle subit dans l'exercice de sa vie économique ? « C'est ainsi que la foudre, qu'une chute, » etc., dit encore M. Charrin, en dehors de troubles ner- » veux dus à l'inhibition ou à la dynamogénie, provo- » quent des déchirures, des ruptures, des fractures, toute » une catégorie de dystrophies élémentaires autonomes, » de lésions localisées des tissus. Ces lésions au fond, » relèvent habituellement de la mise en jeu de causes dont » l'énergie est sans proportion avec la résistance ; ce » sont de vraies anomalies. »

Abandonnés à eux-mêmes les organes atteints ont bien vite épuisé leur force de résistance ; la seule défense paraît s'être bornée à la résorption, bien incomplète et bien lente, des liquides et des produits épanchés dans les tissus, à la réparation des déchirures, des ruptures, des fractures, mais il semble que les dystrophies, l'inhibition, etc., aient résisté et même conquis du terrain. Aussi ne peut-on laisser ces organes sans défense, aussi faut-il intervenir activement pour suppléer à l'absence de ces résistances intrinsèques.

Cette force extrinsèque intervient ; tout change. Dans l'espèce, le massage et le mouvement viendront combattre

1. A. Charrin, *Les Défenses naturelles de l'organisme*, Paris 1898, Masson et Cie, éditeurs.

l'énergie étrangère, organiser une résistance supérieure à l'attaque, prévenir les dangers pouvant résulter de la persistance de l'impotence primitive, de l'addition des produits épanchés qui vont constituer bientôt des exsudats, conséquences de la lenteur du travail de résorption, toutes conditions venant augmenter les obstacles au fonctionnement suspendu.

Cette simple immobilisation n'est donc pas un de ces moyens « d'adjuvance » selon l'expression du professeur Landouzy, et ne peut que favoriser la déséquilibration de la machine. La résorption incomplète et retardée des liquides épanchés, laisse toujours un exsudat plastique résultant de coagulation, d'organisation d'éléments sortis de leur milieu habituel. Le tissu conjonctif interposé entre les organes divers, vaisseaux, nerfs, muscles, os, est encombré, perd de son élasticité et obstrue le cours normal des liquides vasculaires. Les muscles subissent un ralentissement dans leur nutrition, leur innervation est troublée ; les raideurs, les impotences fonctionnelles, résultant même de l'atteinte des autres organes moteurs, en sont les conséquences fatales. Qui n'a pas en outre observé la lenteur interminable avec laquelle les ecchymoses sont résorbées, même celles du premier moment de l'accident ? Avec quelle rapidité toute trace en disparaît, lorsque le massage intervient immédiatement ! La douleur même persiste toujours et le moindre changement d'état la réveille : elle ne guérit donc pas par les moyens naturels. Elle est toujours là guettant dans l'ombre.

Immobilisation systématique. — A plus forte raison, si cette immobilisation adoptée comme principal agent de curation devient le système fondamental du traitement, les phénomènes signalés plus haut s'accentuent et n'aboutissent qu'à des résultats mauvais, quelquefois irrémédiables !

L'immobilisation systématique, pour être réalisée doit avoir recours à des appareils plâtrés ou silicatés, maintenus pendant un temps généralement très prolongé [1]. On conçoit que les effets de cette immobilisation, qui ne résultent plus des conditions intrinsèques dues aux troubles apportés par le traumatisme, amoindrissent encore la vitalité du membre, auquel le repos simple procurait plus de liberté ; de ce fait une aggravation se produit ; les produits épanchés dans les tissus par suite de ce ralentissement de l'activité circulatoire s'organisent plus facilement et ici pour les articulations la raideur devient de l'ankylose, la dystrophie devient une véritable amyotrophie, toutes complications qui ne devraient jamais exister.

En résumé, tous les préceptes qui paraissaient justifier l'emploi de l'immobilisation systématique ne sont qu'un leurre : elle doit donc être bannie du traitement méthodique des traumatismes dont il s'agit dans ce travail. Nous ajoutons que s'il est vrai, suivant le professeur Bouchard, « que toutes les fois que la vie est diminuée ou suspendue » dans une partie de l'organisme, les agents infectieux » qui s'y trouvent pullulent et triomphent des cellules », on voit combien il est important pour les entorses et pour les maladies articulaires, d'origine traumatique, d'intervenir rapidement pour éviter ces transformations si fré-

1. Il demeure bien entendu que nous restons toujours dans les limites de notre sujet ; nous ne saurions trop le répéter, nous n'avons nullement à nous occuper d'autres affections que celles dues au traumatisme et nous ne faisons ici allusion au traitement d'aucune autre.

quentes de lésions primitivement sans danger, en lésions tuberculeuses, sur des terrains, bien entendu, tout disposés : nous sommes convaincu par tout ce qui précède que si les arthrites fongueuses, séquelles des traumatismes, sont moins fréquentes, c'est grâce à l'emploi plus généralisé du massage, ayant combattu hâtivement les accidents primitifs.

Compression. — Un deuxième moyen proposé pour le traitement des entorses, contusions, arthrites, est la compression. Elle peut s'exercer de deux façons : 1° au moyen d'ouate enveloppant le membre et recouverte d'une bande plus ou moins serrée ; 2° au moyen de la bande élastique de caoutchouc. L'idée de la compression, utilisée comme moyen de traitement, paraît dès le premier abord tout à fait rationnelle. Elle met en cause la compressibilité, propriété qu'ont les corps de se réduire à un moindre volume par l'effet de la pression.

Les corps les plus compressibles sont les gaz, puis viennent les corps solides, étoffes, papier, liège, le bois : la limite de cette compressibilité pour ces corps solides est la désagrégation, la réduction en poudre impalpable.

Quant aux liquides, ce sont les corps les moins compressibles. N'oublions pas cependant que nous sommes en pleins tissus vivants. Dans les traumatismes, entorses, contusions articulaires, etc., la compression s'exercera sur des corps offrant une certaine résistance, puisqu'en grande partie elle agira sur des tissus baignés de liquides contenus dans des espaces limités et clos (articulations), ayant encore la propriété d'être élastiques à l'état parfait ; c'est-à-dire que ce membre composé de parties molles, d'articulations où s'est fait un épanchement considérable, s'il est soumis à une compression élastique, tendra à reprendre sa forme ou son volume primitif, suivant la résistance du corps comprimant, c'est-à-dire la bande de toile, matière plus compressible que celle qui est comprimée ; on peut en dire autant du caoutchouc, dont la bande exerçant la compression est très fortement distendue et qui éprouvera une résistance d'autant plus grande que les tissus soumis à son action sont moins compressibles.

Donc plus la pression sera prolongée, plus la résistance s'accentuera, en vertu de cette incompressibilité, à moins que le liquide contenu dans les tissus ne se fraie une voie d'échappement. Mais ce travail ne se fait pas instantanément : les organes, nerfs, vaisseaux, éléments cellulaires, subiront de ce fait des modifications perturbatrices considérables, venant s'ajouter aux effets produits par le traumatisme lui-même. On peut supposer que l'existence de ces deux forces antagonistes produise l'explosion de phénomènes graves, que nous pouvons prévoir, enlevant ainsi toute efficacité rapide et toute sécurité à ce traitement. C'est en premier lieu la douleur qui se manifestera. Voyons quels sont les effets généraux de la compression : « D'une manière générale, son effet immédiat est de gêner » le jeu des organes, de suspendre le cours des liquides » dans les vaisseaux quels qu'ils soient, diminuer la vita- » lité des tissus et de provoquer ainsi des lésions locales, » pouvant avoir un retentissement général. Si la com- » pression est suffisamment forte et soutenue, surtout si » elle est énergique et violente, ces lésions suivent une » marche fatalement régulière, depuis l'arrêt de la circula- » tion jusqu'à la mortification des parties sur lesquelles » elle s'exerce ; mais si elle est faible et interrompue, ses » effets se produisent plus lentement, et n'atteignent pas » toujours la limite extrême de la mortification. La com-

» pression agissant à la manière des excitants, provoque » des phénomènes différents, suivant le degré de son » intensité ; forte, son dernier terme est la gangrène; » faible et constante, elle peut déterminer la prolifération de certains tissus.

» ... D'après Chevreul, elle peut produire des effets très » variés, suivant la nature des agents qui compriment, de » la constitution des parties comprimées, de l'étendue, » de la durée et de la force de la compression[1]. »

Cependant il faut avouer que cette compression exercée soit au moyen de bandage ouaté ou de caoutchouc peut dans ces conditions constituer une application prudente. Quoiqu'il en soit nous constatons dès le début un certain nombre d'effets que nous ne pouvons laisser se produire pour la cure de nos traumatismes. Malgré les avantages présentés par Marc Sée sur l'emploi de la bande de caoutchouc, plus spécialement recommandée par lui, nous remarquons dans sa démonstration plusieurs faits qui nous confirment sur la défectuosité du massage pratiqué par ce chirurgien ; nous ne sommes pas renseigné sur l'emploi qu'il en fait, sur le temps consacré aux séances, sur le nombre des séances. Ce que nous constatons, c'est qu'il base la supériorité de la compression élastique sur un fait qui constitue un inconvénient de son action propre à savoir la continuité ; il est vrai qu'il a soin d'indiquer que la compression est faite doucement ; or, quel est son degré d'action ? Nous ne pouvons nous expliquer ce retour du gonflement et de la douleur, dont il est parlé au sujet de l'entorse, après le massage ou dans l'intervalle des séances, que si le repos ou l'immobilité absolue sont ici en cause.

1. Servier, Article *Compression dans Dictionnaire encyclopédique des sciences médicales*. Masson et André, éditeurs.

Or plus loin nous découvrons l'assertion suivante : « Mais » ce qui donne à la compression élastique une immense » supériorité sur le massage, c'est que son action s'exerce, » le membre étant maintenu dans une immobilité absolue » ce qui la rend applicable aux cas les plus graves comme » aux plus légers, à ceux qui s'accompagnent de fractures » et d'arrachements osseux, aussi bien qu'à ceux que » constitue une simple distension des ligaments [1]. »

Une telle méthode de traitement ne peut en effet que produire les résultats sus-énoncés en ce qui concerne ce retour offensif, que jamais nous n'avons constaté. Nous n'insisterons pas sur cette discussion, ayant démontré l'inutilité et les dangers d'une immobilisation absolue : donc la bande élastique ne peut rationnellement tirer de sa continuité dans l'application ou de ce fait qu'elle favorise l'immobilisation, une immense supériorité sur le massage. Nous ferons remarquer en plus que d'après le même auteur la compression élastique agirait exactement comme le massage, ce qui selon nous n'est pas exact. Le massage est une compression active, tandis que la bande de caoutchouc produit une compression passive. Il s'ensuit que le massage a une grande valeur comme traitement et que les deux avantages signalés pour la compression étant démontrés nuls, il ne reste plus que ce dernier comme moyen le plus efficace.

D'ailleurs les difficultés de l'application de la bande de caoutchouc sont exposées par l'auteur même de cette méthode : les précautions les plus grandes doivent être prises. « La bande sera placée légèrement, sans striction, » et ses tours, se recouvrant dans le tiers ou la moitié de

1. Marc Sée. *Revue de Chirurgie.* 1884. In Forgue et Reclus, page 561. Paris, Masson, 1892.

» leur largeur, ne laisseront entre aucun intervalle non » comprimé. Souvent le malade, interrogé immédiatement » après les applications de la bande affirme que celle-ci » ne le gêne en aucune façon. Si deux ou trois quarts » d'heure après, ou même plus tôt, il accuse des douleurs » intolérables, comme le recommande Marc Sée, il ne » faut pas hésiter alors à dérouler la bande, pour la remet- » tre moins serrée ; en l'absence du médecin, le patient » doit être autorisé à supprimer la compression élastique » si elle cause de trop intenses souffrances. » (Forgue et Reclus).

Les conditions de ce traitement sont loin d'offrir la sécurité, les bons effets, et l'exécution méthodique que nous avons reconnus nécessaires pour constituer un véritable moyen thérapeutique. Donc il ne peut être employé à ce titre, lorsque l'on se trouve en présence de ces traumatismes.

Que dirons-nous ensuite de la combinaison du traitement de la bande élastique, du massage et de l'eau chaude. Assurément ce dernier traitement est préférable au précédent ; mais si notre argumentation a la force que nous lui croyons, fatalement la bande de caoutchouc doit disparaître. En effet malgré la restriction de cette application dans cette dernière méthode, il arrive encore presque constamment que les malades ne peuvent supporter la compression — la bande est desserrée, enlevée ; la tolérance ne paraît s'établir qu'à la condition qu'aucune pression ne soit exercée, et puis nous faisons le reproche que cette application entrave les mouvements, condamne au repos quand le malade doit exécuter des mouvements méthodiques de marche ou d'autres ayant une autre appropriation, d'où retard préjudiciable dans le résultat.

Enfin quand même la douleur serait évitée, ou la compression réalisée dans sa perfection, il reste un inconvénient résultant de la macération du tégument provenant de l'obstacle apporté par le caoutchouc à l'évaporation cutanée : d'où tendance à l'érythème, à la production de dermatites. D'ailleurs nous pouvons dire que le massage seul suffit au traitement des entorses et autres traumatismes et qu'aucun des autres moyens indiqués ne remplissent à eux seuls les conditions requises.

Que de fois avons-nous constaté ces inconvénients à l'hôpital !

Nous ferons remarquer de plus, que si le massage peut agir comme une compression, c'est par ses pressions manuelles, provenant d'une force active, vivante elle aussi comme les tissus sur lesquelles elle agit : le refoulement des liquides, des matières épanchées se fait quand l'anesthésie a été produite par l'effleurage, et dans des conditions telles que les zones périphériques,où doit s'opérer la résorption facile à travers les régions les moins encombrées, sont perméables et toutes préparées à recevoir ce surcroît d'apport d'éléments. Tout autre est cette action de la précédente ; aussi les effets en sont-ils bien différents. On peut dire qu'en effet si une compression s'exerce et est nécessaire, c'est celle que produit le massage ; celui-ci étant le mode de compression passagère le mieux approprié aux traumatismes ainsi traités.

Les conditions d'application de la bande ouatée ou caoutchoutée font qu'elles ne sont utilisables, non à titre d'agents compresseurs, mais simplement d'agents de protection, lorsque dans les cas où l'immobilisation, que nous avons dénommée immobilisation de force majeure, est employée, on veut éviter au malade de faire de faux mouvements ou de souffrir d'une mauvaise position prise dans le lit. Et en fait il nous arrive de placer ces appareils, mais non compressifs, c'est-à-dire que la bande de caoutchouc est mise sans que nous exercions aucune traction, et que nous la laissons dans son état primitif : on peut ainsi tirer parti de ce moyen.

Nous acceptons volontiers l'usage de l'eau chaude en lotions et en bains locaux, en faisant remarquer que tous les malades n'en supportent pas également l'action. La température du bain, suivant l'indication de M. Reclus doit être poussée à 50° et 55° même: il faut s'attendre à voir quelques patients mal supporter ces applications répétées amenant de l'érythème, des sensations de cuisson désagréables ; on peut fort bien s'en passer : car le massage guérit fort bien sans l'eau chaude, la réciproque de cette proposition n'a pu jusqu'à présent être vérifiée par nous. Nous avons vu fréquemment des malades éprouver par le fait de bains de pieds très chauds des douleurs intolérables, et des phénomènes d'ordre réflexe curieux. Nous nous rappelons le fait d'une malade de M. Millard, atteinte d'arthrite sèche qui, chaque fois qu'elle prenait un bain de pieds chaud, avait une poussée d'hydarthrose double, limitée à quelques heures de durée.

Nous nous trouvons dans cette partie de notre travail en opposition avec les idées de notre maître respecté M. Paul Reclus. Nous le prions de ne voir dans cette discussion que le désir sincère de notre part de faire éclater la vérité ; qu'il ne croie pas que nous sommes entraîné à le contredire, par ce que d'aucuns appelleraient volontiers le parti pris, l'ardeur de prêcher « *pro domo suâ* ». Notre conviction s'est étayée sur une longue série de faits antérieurs, d'observations concordantes, mis au jour par ceux qui nous ont précédé; sur l'accord de tous ceux dont l'autorité est incontestable et dont les constatations sont identiques pour les mêmes faits. Notre foi s'est fortifiée de toute cette expérience, et aussi de notre pratique. Nous tenons en cette circonstance à affirmer à notre éminent maître tout notre profond respect et toute notre admiration pour son esprit si vaste, et si ouvert à tout ce qui est nouveau, mais qui ne se rend qu'à l'évidence scientifique, n'acceptant rien à la légère, rien qui ne se présente à lui qu'avec l'escorte des garanties de méthodes châtiées et rigoureuses.

Nous sommes arrivé de déduction en déduction à démontrer que le massage précoce est une véritable méthode de choix dans le traitement des traumatismes. Nous avons posé des conditions telles pour la réalisation d'un traitement qu'il est impossible, si elles sont remplies exactement, de ne pas en reconnaître la supériorité. Est-ce que la simplicité amoindrit ou fait reculer la thérapeutique? Est-il bien nécessaire pour faire valoir un moyen de traitement de l'entourer « de la tourbe inutile des courtisans. »

Le progrès ne consiste pas seulement à aller toujours de l'avant. Il faut aussi tenir compte des leçons de l'expérience : souvent on doit renoncer à rester au-delà du rempart et la sagesse consiste à reprendre position en deçà, à revenir y chercher un abri sûr, d'où l'on peut défendre sa conquête. Dans l'art de guérir le rempart inexpugnable, c'est la méthode scientifique; il faut savoir en retrancher ce qui est reconnu inutile, en ne perdant pas de vue également le précepte «*primum non nocere.* » Si l'on s'arrête à l'accessoire, l'indispensable est souvent méconnu. L'observation des règles de la prudence assure et sauvegarde le terrain conquis.

« Je ne sais rien de meilleur que cette devise : RIEN » D'INUTILE, s'exprime le professeur Le Dentu dans son » admirable et magistrale leçon d'ouverture[1]. Mais me » direz-vous où commence l'inutile en chirurgie ?... Vous » appliquerez cette devise en ne ramenant pas toute la » thérapeutique chirurgicale à l'opération, en donnant la » préférence au procédé le plus simple, quand vous aurez » le choix entre deux procédés opératoires, à condition » toutefois que le procédé le plus simple vous assure » l'efficacité autant que l'autre. »

Nous espérons avoir réussi à mener à bonne fin la lourde tâche que nous avons assumée. Nous avons exposé, peut-être un peu longuement, nos idées sur le massage précoce objet constant de nos recherches, de toute notre sollicitude pour les progrès à accomplir ; nous avons dirigé depuis dix années tous nos efforts vers ce double but, être utile aux malades, tout en servant la cause de la science.

Nous avons été constamment soutenu à travers toutes les difficultés rencontrées sur notre route, par la conviction bien acquise, « lentement et inébranlablement fortifiée par l'étude et l'observation, » suivant une expression de Villemain ; nous avons été surtout réconforté par « le sentiment de la vérité atteinte et toujours fidèlement servie. »

1. A. Le Dentu, *Leçon d'ouverture du cours de clinique chirurgicale de l'hôpital Necker*. Impr. Lahure, 1890.

IIe PARTIE

CLINIQUE ET OBSERVATIONS

I. Contusions et Entorses.
II. Luxations.
III. Arthrites traumatiques.
IV. Conclusions.
V. Bibliographie.

« La clinique, cet aboutissant de toutes les
» branches de la science médicale, est l'appli-
» cation immédiate, tangible, des leçons de la
» pathologie et de la thérapeutique. C'est l'étude
» méthodique du malade que le hasard vous li-
» vre, et il faut que cette étude tourne à son
» profit, au moins autant, sinon plus, qu'à celui
» de la science. »

Professeur LE DENTU, *Leçon d'ouverture du Cours de Clinique chirurgicale.*

IIe PARTIE

CLINIQUE ET OBSERVATIONS

La deuxième partie, à laquelle nous arrivons comprend la relation des observations *prises par nous* d'un certain nombre de malades que nous avons *tous personnellement traités*; les phases de la plupart de ces traitements suivies par nous ont été scrupuleusement notées. Chaque cas traité présente à nos yeux un intérêt toujours nouveau, une particularité utile à signaler éclairant l'action du traitement, expliquant la rapidité ou le retard suivant l'âge, le sexe, le siège, la diathèse, les interventions ou maladies intercurrentes, les influences de certaines maladies infectieuses, la gravité même des lésions. Les cas bénins ceux auxquels les exclamations de « miraculeux » s'appliquent ont été laissés de côté ; cependant parmi ceux que nous rapportons, il en est qui paraissent tels et auxquels nous nous sommes arrêté. Si le résultat de l'intervention a modifié à un point tel la marche de l'affection, on ne peut pas dire que les symptômes présentés par ces traumatismes fussent en apparence insignifiants : ces malades en effet ont été bien souvent reconnus assez gravement atteints pour que leur admission à l'hôpital fût légitimée !

Ces cas n'étaient donc point de ceux dont la banalité

n'attire pas l'attention. Il est nécessaire néanmoins que les difficultés inhérentes à certains faits, stimulent et éveillent le zèle, fassent appel aux connaissances générales, déterminent un travail de l'esprit qui le satisfasse, en y trouvant un attrait toujours nouveau. Ces observations présentées dans cette partie constituent à peine le tiers de celles qui pourraient être rassemblées; mais beaucoup malheureusement qui sur le moment ne nous ont frappé par aucun fait saillant, n'ont été que mentionnées dans nos notes; elles ne pouvaient figurer ici, d'autres seraient venues grossir inutilement le stock déjà respectable de celles-ci sans rien y ajouter de plus probant. Nous avons donc dû nous borner et malgré cela notre chiffre d'observations rapportées dépasse 140! représentant la dizième partie de la totalité de nos cas; en dehors des traumatismes, y compris les fractures récentes et anciennes, éliminées de ce travail, ces cas se rapportent aux affections aiguës ou chroniques d'ordre médical ou chirurgical, rétractions tendineuses, atrophies musculaires résultant de phlegmons, de brûlures après guérison; aux arthrites blennorrhagiques aiguës ou chroniques avec leurs conséquences; aux arthrites ou périarthrites rhumatismales, aux névralgies, aux affections de muscles, des gaînes, tendons, nerfs même, en un mot à toute une catégorie très variée de faits que les hasards de la clinique ont procurés. C'est sur cette pratique si variée et si fournie que nous avons pu nous appuyer pour formuler quelques règles dans la pratique du massage et donner aux indications plus de précision et d'à-propos. Conditions nécessaires pour constituer un progrès. Dans le domaine de l'intervention immédiate où réside la puissance d'action du massage nous avons pu constater et vérifier que la première observation d'intervention immédiate par le massage, dans le traitement des luxations a été publiée par nous dans la Revue d'Hygiène thérapeutique de décembre 1890. Nous avons constaté de plus que la précocité dans les interventions pour les hémarthroses du genou qui même encore sont soumises à l'immobilisation ou à d'autres traitements chirurgicaux autres que le massage, devrait être la règle ; cette remarque avait été déjà faite par Berghmann en 1875, vantant à cette époque l'action antiphlogistique du massage dans le traitement des affections articulaires aiguës. Nous sommes surpris dans la statistique de M. Berghmann des insuccès et de l'inconstance de la méthode. Nous ne croyons pas encore avoir encouru ce reproche, nous étant toujours efforcé d'unifier cette méthode qui, telle que nous l'avons exposée précédemment, doit donner des résultats toujours les mêmes pour tous les cas analogues. De ce côté encore nous croyons avoir apporté un fait nouveau, à savoir la constance du résultat. A notre très grand regret nous sommes dans la nécessité de renoncer à joindre à ce travail un chapitre sur les fractures, tenant à publier les observations que nous possédons, accompagnées de radiographies, faites dans le service de notre maître le Dr Paul Reclus, et dues à l'obligeance de l'habile radiographe de Laënnec, M. Billon-Daguerre. Malheureusement le délai demandé pour la réduction et la photogravure de ces épreuves nous aurait entrainé au-delà des limites qui nous sont assignées et déjà reculées si longtemps. Nos observations d'ailleurs ne font que confirmer tout ce qui est acquis et tout ce qui a été mis en lumière par Lucas-Championnière et son école. Nous nous permettrons cependant de formuler notre opinion et d'indiquer notre ligne de conduite à ce sujet.

Avec tout le monde nous estimons que la mobilisation précoce doit être recherchée et nous en avons reconnu les bons effets, associée au massage. Nous pensons néanmoins que le praticien doit être guidé dans le traitement des fractures par l'idée prépondérante d'arriver à une coaptation des fragments osseux aussi parfaite que possible. Nous admettons donc les appareils de contention destinés à remplir ce but. Que sont en effet quelques jours de plus ou de moins pour la libération du membre, huit à douze au plus, auprès de la persistance d'une déformation irrémédiable, pouvant elle-même créer un obstacle permanent au fonctionnement intégral, et pouvant amener des troubles tels que la rétraction de certains tendons peuvent en résulter. Cette remarque s'applique surtout à la fracture de l'extrémité inférieure du radius, dont la réduction si difficile à maintenir, il est vrai, malgré les appareils prolongés, doit toujours être tentée. Nous savons bien que lorsque la pénétration du fragment supérieur va jusqu'à produire un véritable éclatement de l'apophyse styloïde radiale de l'extrémité inférieure, cette réduction est impossible et malgré le plâtre on constate que la consolidation s'est faite in situ, et il semble qu'en pareil cas il y a tout autant d'avantages à ne pas immobiliser. Nous croyons que cette précaution est nécessaire, comme protection du membre lésé et nous conseillons avant de faire le massage de la fracture de maintenir l'appareil pendant huit à dix jours ; pour les autres fractures du radius presque sans déformation le massage est institué immédiatement. Nous nous servons dans l'intervalle des séances d'un appareil à deux attelles de bois, une postérieure et une antérieure, maintenant le poignet, et garnies de rouleaux d'ouate, le tout fixé par une bande modérément serrée, mais suffisamment pour empêcher tout mouvement préjudiciable au patient. Suivant les sujets nous conservons cet appareil pendant huit, dix et douze jours, ne pouvant surveiller les malades entre les séances. C'est un appareil de sécurité. La durée moyenne du traitement est de vingt à vingt-cinq jours; nous continuons le massage jusqu'au retour fonctionnel complet, plus difficile en certains cas en raison des difficultés de quelques professions manuelles. Nous n'avons jamais vu péricliter l'avenir d'un membre ainsi traité, quand bien même la guérison aurait été retardée de ces quelques jours de repos forcé.

Quant aux fractures de jambe, où le rôle du massage n'est que secondaire, un perfectionnement considérable a été apporté à leur traitement par l'emploi de l'appareil de marche, préconisé et mis en valeur par notre ami le Dr Cestan, professeur agrégé à Toulouse, sous les auspices de notre maître éminent M. Reclus. Nous n'avons pas à nous en occuper ici; mais toujours le massage, lorsqu'il en est temps, vient encore apporter sa contribution de bons effets.

Nous ne faisons d'intervention véritablement précoce par le massage que dans les fractures de l'extrémité inférieure du péroné, et dans l'arrachement encore assez fréquent des pointes des malléoles; nous signalons encore les fractures de l'extrémité supérieure de l'humérus qui ont une tendance très manifeste à la guérison rapide sans appareil, avec l'aide du massage.

Nous n'avons pas cru devoir supprimer les renseignements bibliographiques se rapportant aux fractures, recueillis aussi complets que possible.

I

CONTUSIONS ET ENTORSES

Manuel opératoire. — Dans les contusions et entorses qui sont souvent réunies dans un même traumatisme les principaux symptômes à combattre sont : la douleur, le gonflement, l'impotence. Le massage seul pare à tous ces inconvénients ; les autres moyens de traitement préconisés exclusivement et associés à celui que nous indiquons, n'ont qu'une efficacité partielle, l'un la compression nous l'avons vu, en admettant son application réalisée dans la perfection, ne peut combattre que l'œdème, mais l'arrêt de la nutrition, l'atrophie menaçante, la raideur articulaire sont favorisés plutôt qu'écartés. Le repos simple, à plus forte raison l'immobilisation prolongée, ne conviennent pas davantage.

Le premier phénomène à combattre et le plus sérieux est la douleur ; elle seule fait obstacle au mouvement. Puis le gonflement, l'œdème. Ces premiers résultats acquis, il faut penser à rétablir la fonction de l'organe, articulation ou muscle.

On débutera par un effleurage léger, très superficiel, qui anesthésiera le tégument : comme la tension est énorme le plus souvent au niveau des points lésés, on devra commencer les manipulations au-dessus, dans les parties restées indemnes : il n'y a en effet aucun inconvénient à donner une plus grande impulsion aux échanges intimes entre les éléments des tissus, à la circulation non encombrée, plutôt diminuée à cause de l'affluence insolite et de l'encombrement de matériaux de toute espèce vers la région traumatisée. Si on commençait en pleines lésions, l'on risquerait, malgré les précautions prises, d'augmenter l'embarras, loin de provoquer le travail de résorption : au contraire dans les parties sus-jacentes, la circulation en retour non obstruée étant activée, il y a tendance à un débit plus considérable au voisinage du gonflement et de l'œdème qu'on voit alors très rapidement diminuer en quelques instants. Ce travail de dégagement s'étend peu à peu jusqu'au siège maximum des lésions. Quand on observe la diminution de cette tension, qui correspond toujours à un sentiment de bien-être et de soulagement chez le malade, on peut alors aborder le foyer même du mal. L'anesthésie produite par cet effleurage, redevenu très léger au niveau de l'entorse, alors qu'au-dessus il doit être profond et accompagné de pressions manuelles continues, permet d'agir avec plus de force au milieu même des lésions ; mais il faut veiller à ne pas dépasser la limite de la douleur qui d'ailleurs ne doit jamais être atteinte. En agissant ainsi on sent la masse tuméfiée fondre sous les doigts. Suivant les régions massées on profite des parties où l'on peut refouler sans inconvénient les liquides épanchés de manière à dégager l'articulation elle-même, les ligaments, les gaînes tendineuses, etc. Dès que ce résultat est obtenu on revient aux régions primitivement massées, où l'on peut pratiquer des pressions énergiques, mais progressives, ne déterminant jamais de douleur quand elles sont faites avec méthode, toujours dans le sens centripète, et destinées à achever de dégager les régions situées au-dessous. Peu à peu les saillies normales réapparaissent, les méplats se dessinent; les plans profonds osseux sont accessibles, les diverses loges musculaires se distinguent et se séparent plus nettement. Les points douloureux à la recherche et à la disparition desquels il faut s'acharner, sont soumis à un effleurage très léger d'abord, puis à des pressions digitales progressives, les poursuivant profondément jusqu'à ce qu'on ne les décèle plus. Cette localisation des divers points douloureux ne s'observe généralement qu'après le dégonflement général ; jusque-là leur existence était masquée par la masse des matériaux interposés. Ce travail se poursuit quelquefois assez longtemps avant d'arriver à l'achever d'une manière satisfaisante. Il est bon alors de s'arrêter, dix, quinze minutes pendant lesquelles le malade exécutera des mouvements actifs : puis on reprend et en général on vient à bout de les faire disparaître. Un indice utile pour l'arrêt des manipulations, c'est la sensation de chaleur brûlante que le malade vous accuse ; il est toujours préférable de le laisser sous l'impression d'une sorte de fraîcheur qu'il vous signale souvent à un moment donné de la séance, coïncidant avec la pâleur des téguments. C'est alors qu'on peut faire exécuter les mouvements préparatoires de la marche, s'il s'agit du pied ou du genou, ou ceux qui appartiennent en propre aux autres articulations. Si le malade ne doit pas marcher immédiatement, comme c'est la règle commune pour les entorses ou contusions sérieuses du genou et de la hanche, on doit veiller à ce qu'il exécute de lui-même les premiers mouvements possibles. D'une manière générale (et cette règle est applicable pour tout ce qui regarde l'exécution des mouvements passifs dans les traumatismes qui nous occupent), on ne doit pas au début du massage faire de mouvements forcés, mais entretenir la fonction active des mouvements. A la fin, quand la réparation des désordres est complète, il y a bien peu de choses à faire pour arriver à obtenir l'intégrité complète des mouvements, qu'il suffit de forcer à fond jusqu'à ce que la douleur disparaisse entièrement. Criterium absolu de la guérison. Il est cependant nécessaire quelquefois de faire dès le début des mouvements passifs ; ils doivent être très peu poussés. Quant aux lésions consécutives aux traumatismes, datant déjà d'un certain temps, aux raideurs, aux ankyloses, il faut le plus tôt possible mettre en pratique les mouvements passifs, ceux-ci exécutés sans violence, ni brusquerie, ni brutalité. Nous n'excluons pas l'emploi de l'eau chaude en bains ou compresses, à une température de 50° à 55° qu'il ne faut pas dépasser, ainsi que le recommande notre maître M. P. Reclus. Ce sont des adjuvants utiles ; employés seuls, dans les cas sérieux bien entendu ils sont inefficaces, n'ayant qu'une action limitée. Le meilleur moment de leur emploi est à notre avis deux heures avant ou après la séance de massage ; on peut encore dans le même jour, si une deuxieme séance n'est pas faite, avoir recours, le soir, à l'eau chaude : nous n'utilisons ce moyen que dans les deux ou trois premiers jours du traitement de l'entorse : si le malade en éprouve quelque inconvénient nous le supprimons, et il ne s'en est jamais porté plus mal.

Dans aucun cas nous ne faisons de compressions du membre ou de l'articulation lésée. Nous nous sommes expliqué au sujet de la compression. Nous n'y reviendrons pas. Ce que nous admettons c'est l'emploi d'un rouleau d'ouate maintenu, appliqué au moyen d'une bande peu serrée et n'exerçant aucune striction dans sa partie supérieure, ne gênant nullement la circulation, destiné à protéger l'articulation du genou gravement entorsé et qui doit être maintenu immobile pendant quelques jours et le malade sera à l'abri de faux mouvements, de mauvaises positions prises. Mais nous préférons de beaucoup la mise en gouttière du membre lésé qui peut être massé sans être dérangé. Nous avons à cet effet imaginé une gouttière permettant le massage, tout en respectant l'immobilité du membre. Cette gouttière à valves mobiles, faciles à enlever, est décrite plus loin et figurée à la fin de notre travail. Examinons maintenant ce qui peut être intéressant dans ces massages au point de vue spécial des régions.

Massage de l'entorse du pied. — Le malade doit être couché, le pied reposant sur un coussin de balle d'avoine, et plus élevé que le reste du membre, la jambe allongée parallèlement au bord du lit. L'opérateur doit se placer du côté du membre atteint. Nous avons adopté dans toute notre pratique, l'usage de la poudre de talc, pour faciliter le glissement sur la peau ; nous ne recommandons aucun autre ingrédient ; aucun n'est plus propre ni plus facile à se procurer. Les règles générales du massage de l'entorse seront suivies ponctuellement ; les manipulations insisteront surtout au cou-de-pied à la région antérieure pour sauvegarder les gaînes des extenseurs : il faudra refouler les produits épanchés vers la gouttière rétromalléolaire interne, et tout l'odème, l'ecchymose existant au niveau du creux calcanéo-astragalien sera poussé du côté externe vers l'espace rétro-malléolaire ; les doigts ou les pouces contournent les malléoles et pressent en remontant les parties molles de cet espace rétro-malléolaire. On insistera davantage du côté interne à cause de la présence des vaisseaux et nerfs tibiaux postérieurs ; cette région est celle où dans la suite la douleur peut encore se faire sentir. Lorsque le dégonflement et la disparition de la douleur permettent le mouvement, il faut immédiatement commencer la marche. Le malade doit y être préparé préalablement par de petits mouvements provoqués. Le malade doit poser franchement le pied à terre, le talon le premier, la pointe relevée le plus possible, il présentera successivement au sol toutes les parties de la plante du pied, servant de base d'appui, à ce moment le poids du corps doit être porté sur le pied opposé en inclinant légèrement la tête et le tronc en avant on détache le talon et le pied est fléchi sur le talon antérieur ; il suffit de le détacher à son tour, de ramener la jambe en avant en élevant le genou à l'horizontale, de descendre ensuite la jambe en ayant soin de la porter un peu en avant tout en relevant la pointe du pied, de manière à présenter de nouveau le talon en premier et l'on reprend comme précédemment. C'est le premier pas fait ; c'est lui qui coûte le plus. Quand le malade a fait quelques pas la douleur qui au premier moment se faisait sentir, tend à disparaître et disparaît bientôt tout à fait. Quand le malade est fatigué il se couche et recommence plus tard. Il faut recommander au malade de bien articuler ; s'il prend l'habitude de marcher avec raideur, c'est du retard dans la guérison. La station debout doit être absolument interdite ; dès les premières séances du traitement, la stase sanguine a encore trop de tendance à se produire dans le pied, et pourrait donner lieu à de l'œdème. Seuls les malades qui ne suivent pas ces prescriptions à la lettre éprouvent les inconvénients signalés par les auteurs parlant de retour offensif. En ce qui nous concerne nous n'observons jamais pareils faits ; car nous tenons fermement la main à ce que nos conseils soient suivis. Dans les cas graves, deux, trois séances même dans la même journée sont utiles. A la première séance il faut obtenir la marche du malade ; c'est la règle dans l'entorse proprement dite. La cure complète même dans les cas les plus graves, traités immédiatement, quelques heures et même vingt-quatre après l'accident n'excède pas une durée de huit à 10 jours au plus, nécessitant deux séances par jour en moyenne pendant quatre ou cinq jours au plus.

Les points douloureux à surveiller plus particulièrement dans l'entorse du pied sont du côté externe aux faisceaux antérieur et postérieur péronéo-astragalien, et au moyen péronéo-calcanéen, dans le creux calcanéo-astragalien à l'insertion du ligament en Y : au côté interne à la gouttière rétro-malléolaire. A la fin du traitement pousser à fond les mouvements d'extension et ramener du côté de la flexion le plus possible, jusqu'à ce que la douleur disparaisse.

Massage de l'entorse du poignet. — Rien de spécial à signaler au point de vue des manipulations et de la position. Il est préférable de faire lever le malade. On placera l'avant-bras sur un coussin, la main plus élevée. C'est surtout au point de vue de la localisation de la douleur que le traitement de cette entorse est intéressant, elle existe aux deux extrémités de l'interligne radio-cubital carpien, à la face dorsale deux points articulaires l'un radial l'autre cubital, enfin le plus tenace de tous est fixé au niveau de l'articulation trapézo métacarpienne du pouce. Celui qui est perçu du côté externe au fond de la tabatière anatomique cède assez rapidement le plus sensible est du côté interne. Dès la première séance il faut s'occuper des mouvements, d'abord ceux de jouer du piano, puis extension et flexion qu'il ne faut pas forcer tout d'abord. Le dégonflement se fait très rapidement au poignet ; l'œdème persiste davantage à la face dorsale de la main et très souvent se localise au niveau du quatrième espace interosseux de la face dorsale. La durée du traitement est de huit à douze jours. Pour certains professionnels, tels que maîtres d'armes, escrimeurs, dessinateurs, les points douloureux persistent plus longtemps à cause de la spécialisation de certains mouvements de précision, de finesse ; nous avons vu des entorses de poignet se prolonger pendant quinze jours, malgré le traitement à cause de ces exigences professionnelles.

Massage dans les contusions et entorses du genou. — La description du massage de cette articulation peut servir de modèle pour les autres articulations importantes. La position n'a rien de changé. Toujours se placer du côté où est l'articulation malade. Les principes généraux ne changent pas davantage. L'effleurage, les pressions doivent commencer au-dessus de l'articulation sur la région antérieure et postérieure de la cuisse. Dans la contusion simple, le seul massage de la cuisse suffit au premier abord pour rétablir la fonction du muscle et ramener rapidement l'articulation en bon état. Dans l'entorse grave avec hémarthrose, c'est bien autre chose. Le gonflement et l'œdème sont considérables, la douleur très vive. Il y a rougeur, chaleur, tension souvent énorme, impotence absolue du membre: cet état est en apparence fort grave et l'articulation bien compromise. Il faut ici intervenir le plus rapidement possible, quelle que soit l'intensité des phénomènes observés, si l'on veut avoir une résorption rapide du sang épanché, qui, on le sait, ne se coagule pas généralement dans l'intérieur de l'articulation. Le massage est d'abord pratiqué à la cuisse. Le point délicat c'est le massage de l'articulation elle-même. Procéder toujours de la même façon, s'attacher d'abord à obtenir l'insensibilisation, exactement comme si on procédait sur une autre région. Dès que ce résultat est atteint il faut agir sur l'épanchement intra-articulaire : il faut se reporter au souvenir des expériences de Mosengeil et de Castex pour se rendre compte de ce qu'il y a à faire pour activer ce travail. Il faudra avoir recours aux pressions digitales et manuelles, au pétrissage digital exercé au-dessus de la saillie énorme faite par le cul-de-sac supérieur. C'est là d'abord qu'il faut concentrer ses efforts : peu à peu les doigts s'avancent du côté des parties latérales de la rotule, dans ces cas-là très tuméfiées, ne présentant plus les dépressions normales. Les faces interne et externe sont ainsi abordées : toujours dans le sens centripète, les doigts, remontent en pressant et en contournant les saillies plus ou moins proéminentes des culs-de-sac latéraux auxquels fait suite le supérieur, on ne presse pas tout d'abord sur cette poche, tendue et douloureuse. Dès que ces manœuvres commencent à produire une détente, il faut aller plus en bas, au-delà du sommet de la rotule et attaquer les saillies débordant le tendon rotulien, qui presque toujours est très difficile à atteindre. Dans l'hémarthrose la plupart du temps un point douloureux situé au-dessus et en arrière du tubercule de Gerdy indique la partie arrachée dans le traumatisme ; il ne faut perdre de vue que ce sera tout à l'heure la porte de sortie, ouverte à la plus grande partie de l'épanchement. Lorsqu'après quelques pressions à ce niveau on aperçoit l'ecchymose suivant le chemin que lui tracent les doigts, on peut s'attendre à un dégonflement rapide de l'articulation qui paraît se vider par cette fissure. On voit en effet cette ecchymose s'étendre de plus en plus du côté externe, descendre en avant en contournant le plateau du tibia, venir s'étaler sur la face supéro-externe de la jambe, ou suivre grâce à la direction donnée par les manipulations la face externe du genou même, et se perdre au niveau de la saillie et le long du tendon bicipital, où la résorption s'achève. Poursuivons ce massage plus loin. Après avoir ainsi cotoyé la périphérie, utilisant tous les moyens, favorisant le rapide dégonflement intra-articulaire, nous arrivons à la région centrale, condylienne ou rotulienne, si l'on veut et à l'interligne fémoro-tibial. En règle générale absolue, *il ne faut jamais presser directement sur la rotule*, aussi bien dans les hémarthroses que dans les hydarthroses même légères. On aura donc toujours soin de masser les faces latérales de l'articulation au moyen des doigts réunis et des pouces, la main fléchie de manière à former un véritable pont au-dessus de la rotule. Ainsi, les pulpes digitales réunies et les pouces participent seuls à l'effleurage bilatéral de la rotule, aux pressions plus ou moins profondes, sans jamais choquer cet os. Ici encore, le pétrissage avec la pulpe des doigts est une excellente manœuvre bien appropriée à cette région et réussissant merveilleusement pour la résorption rapide de l'empâtement et de l'œdème péri-articulaire : que l'on doit toujours refouler vers la partie postérieure, c'est-à-dire vers le creux poplité. Il est indispensable également de masser cette région par laquelle s'échappe une partie de l'épanchement hématique, ainsi que nous l'avons constaté bien souvent. On ne doit donc pas s'étonner de ces résultats si extraordinaires obtenus dans les hémarthroses à dégonflements très rapides. Il est certain que la plus grande partie du sang épanché se résorbe physiologiquement, mais aussi il faut compter avec les fissures postérieures et antérieures pour activer ce dégagement. Nous avons insisté sur ce point si important pour toute articulation à savoir d'arriver à la débarrasser de tout ce qui l'encombre intus et extra et qui pour le genou acquiert un intérêt plus grand encore. Dès que ces premiers résultats sont acquis on voit revenir très vite le pouvoir fonctionnel ; mais ici, l'on ne doit pas espérer dans les faits très graves à obtenir immédiatement les résultats fournis dans d'autres entorses. Il faut se contenter des petits mouvements actifs que le malade peut faire. Quand l'impotence du membre a disparu, quand les points douloureux internes et externes n'existent plus ; lorsque le malade peut supporter les mouvements passifs, jusqu'à l'angle droit et que l'extension est à peu près complète, on l'autorise à marcher. Cela peut se présenter du 5e au 10e jour dans les cas moyens, du 15e au 18e jour dans les cas graves, du 18e au 30e jour comme nous l'avons vu quelquefois. Mais alors dans ces derniers cas les malades se lèvent et peuvent marcher à peu près comme s'ils n'avaient pas eu d'accident.

Dans ces affections traumatiques du genou, l'immobilisation de quelques jours est de force majeure ; il est fatal de la subir. Comment la concilier avec l'application du massage. Ici les principes posés à notre méthode nous guident encore ; nous ne ferons pas de mouvements forcés mais nous engagerons le malade à faire de petits mouvements, à essayer de remuer la jambe comme s'il n'avait rien. Pour maintenir commodément le membre dans l'immobilité et ne pas le déranger pour les séances de massage nous avons recours à notre gouttière à valves mobiles, grâce à laquelle toutes les conditions du traitement peuvent être remplies. Lorsqu'enfin le membre ainsi traité aura recouvré sa puissance musculaire fonctionnelle, lorsque les points douloureux au ligament latéral interne ou au niveau de l'interligne auront disparu, que les mouvements auront atteint une certaine amplitude et qu'on aura constaté après deux ou trois essais que la transmission du poids du corps au genou ne détermine plus de douleur, on pourra commencer la marche. Le moment est venu d'initier le malade à la marche méthodique, exécutée comme pour l'entorse du pied. Il faut insister davantage sur l'élévation de la cuisse à l'horizontalité ; pour commencer le mouvement ne peut être aussi complet ; le malade doit s'efforcer d'élever le membre le plus possible. Les mêmes particularités s'observent que pour le pied ; douleur d'abord, puis peu à peu cessation à mesure que la marche s'effectue : cependant ici la marche doit être dosée plus sévèrement au début. Il faut toujours s'attendre à une légère reprise de l'hydarthrose que nous regardons comme nécessitée par l'accomplissement de la fonction ; nous la nommons hydarthrose fonctionnelle, non pathologique à ce moment ; la synoviale ne résorbe pas encore avec activité l'excédent de liquide nécessaire au jeu de l'articulation. C'est sa fonction physiologique du moment. Plus tard, à mesure que la guérison avance et que le malade marche cette hydarthrose disparaît complètement. L'entraînement progressif de l'articulation à l'exercice de sa fonction normale demande la plus grande surveillance. Les mêmes observations que pour le pied sont applicables pour cette marche. Il ne faut pas que le malade s'attarde dans la station debout. Levé, il doit marcher et faire sa gymnastique méthodique, pendant le temps qui lui est assigné, cinq, dix, quinze minutes pour commencer. Il faut savoir que dès le début, une certaine fatigue se fait sentir : il est utile de conseiller après la marche méthodique quelques minutes de marche ordinaire. Dans ce cas cette marche s'accomplit sans la moindre boîterie, même pour un malade qui se lève pour la première fois et qui est préparé à la marche dans les conditions que nous avons énoncées, restriction faite pour les cas très graves, où d'ailleurs les précautions ci-dessus déjà très minutieuses sont redoublées. Quand les mouvements forcés d'extension et de flexion ne déterminent plus de douleur on peut considérer la guérison comme obtenue, c'est-à-dire que le malade peut être abandonné à lui-même.

Est-il encore astreint à des précautions ? Dans la plupart des cas ordinaires d'entorses, même accompagnées d'hémarthroses, non. Il peut après vingt, vingt-cinq jours reprendre son travail. Nous aurions pu rapporter des cas d'accidents forts graves où le travail était repris le quinzième jour, le malade ne se ressentant plus de rien et exerçant un métier très pénible. Il y a de par le fait de cette intervention immédiate une modification tellement remarquable dans la marche de cette affection traumatique que nous serions tenté de qualifier de miraculeuse cette action du massage, si nous n'étions pas en état de la comprendre et de l'analyser. On peut donc sans crainte faire tomber les hésitations à ce sujet. Nous avons pratiqué le massage des entorses graves et ordinaires accompagnées ou non d'hémarthroses de l'articulation du genou depuis 1889 jusqu'à ce jour. Nous avons suivi les mêmes règles dans l'application de notre méthode, nous avons toujours constaté la concordance des résultats, la même évolution pour les cas traités dans les circonstances énoncées pour l'emploi du traitement. Mais nous le répétons le massage doit être sinon immédiat, du moins précoce, c'est-à-dire que le début n'en doit pas être retardé au-delà du 4e ou 5e jour de l'accident, et encore condition d'un succès rapide, l'articulation lésée doit-elle être vierge de tout autre traitement. Une ponction de l'hémarthrose ou de l'épanchement séreux, change l'état de l'affection et amène déjà une organisation secondaire, pathologique presque, la rejetant de la catégorie des traumatismes récents. Néanmoins le massage est encore le seul traitement qui rétablisse une articulation ainsi soignée, dès le début. C'est cependant assez souvent un retard de quelques semaines apporté dans la réalisation de la guérison. Toutes ces considérations nous amènent à affirmer pour cette catégorie de traumatismes, la spécificité thérapeutique du massage précoce.

OBSERVATIONS

CONTUSIONS ET ENTORSES DU PIED

OBSERVATION I

Entorse du pied droit. — Intervention au bout d'un jour. — Guérison en six massages.

Entré le 5 mars 1889 à l'hôpital Necker, dans le service du professeur L. Le Fort, le nommé Henri P..., âgé de 38 ans, en marchant le 4 mars, s'est tourné le pied en dedans, vive douleur. Il fait environ 20 pas, s'est fait transporter en voiture à l'hôpital. Le cou-de-pied droit est légèrement enflé surtout du côté de la malléole externe. Le péroné n'a absolument rien; mais il y a une vive douleur au niveau de la pointe, au point d'insertion du ligament latéral externe et dans la région sous-jacente. De même, vive douleur à la malléole interne et surtout à un centimètre au-dessus. La pression sur le tibia est à ce niveau très douloureuse. Le ligament latéral interne est très sensible à la pression. Douleur en avant, au niveau de l'interligne articulaire. Rien à l'articulation médio-tarsienne.

5 mars. — Massage. — 1re séance comprenant plusieurs parties : 1re de 30′, 2e de 25′, 3e de 20′. Le malade n'a plus de douleurs et marche d'abord avec difficulté, mais peu à peu il se raffermit. Il accomplit la marche sans douleur et presque sans claudication.

6 mars. — 2e séance. — Mieux très accentué. Presque pas de gonflement. Marche toujours.

7 mars. — 3e séance. — La douleur a entièrement disparu à la malléole externe. Encore un peu de sensibilité à la pointe malléolaire interne et au cou-de-pied. A la 6e séance le malade sort guéri.

OBSERVATION II

Entorse et contusion violente du pied gauche. — Intervention au bout d'un jour. — Guérison après treize séances.

Entré le 4 février 1889 dans le service du professeur L. Le Fort à l'hôpital Necker, le nommé Jean M..., âgé de 20 ans, palefrenier, était tombé le 3 février de cheval, le pied gauche pris sous le cheval qui tomba sur lui. Ressentit vive douleur et ne put se relever. Entré le 4 février, on constate tuméfaction de tout le pied, surtout au niveau de l'articulation tibio-tarsienne, toute la face supérieure du pied est également gonflée.

A la région tarso-métatarsienne collection sanguine considérable, soulevant la peau qui paraît décollée ; c'est le point où le poids du cheval a porté.

La douleur est vive sur tout le pied, aux extrémités médio-tarsiennes, à l'articulation tibio-tarsienne, en avant et en arrière, des malléoles très gonflées.

Impossibilité de remuer le pied, les mouvements provoqués sont très douloureux, le pied ne peut appuyer sur le sol, douleur plantaire vive.

5 février. — Massage aussitôt. Dès la première séance, très grande amélioration, le malade peut faire quelques pas.

2e séance le soir, nous constatons un mieux très sensible. La marche a été très favorable. Nous lui serrons la jambe et le pied mais peu, de manière à permettre les mouvements du pied, à l'aide d'ouate et bande de flanelle.

6 février. — 3e séance. — Gonflement et douleur très diminués encore.

7 février. — Marche de mieux en mieux.

8 février. — Suppression du bandage à la demande du malade qui en est gêné.

9 février. — L'amélioration s'accentue, mais encore de la douleur persistant à cause de la contusion.

Du 10 au 18 février une séance tous les 2 jours et le malade fut tout à fait guéri pour reprendre son travail.

OBSERVATION III

Entorse médio-tarsienne droite. — Intervention immédiate, trois séances le premier jour. — Guérison après dix massages,

Le nommé J. B... âgé de 55 ans, homme de peine, entré dans le service du professeur L. Le Fort le 22 avril 1889.

Hier soir, en descendant les dernières marches d'un escalier, a glissé ; le pied droit ayant butté sur le bout s'est trouvé tendu de côté tandis qu'il était projeté sur le trottoir, impossible de se relever seul, n'a pu marcher.

Face dorsale du pied tuméfiée, œdème. Pas encore d'ecchymose : seulement teinte jaunâtre diffuse. Le gonflement remonte jusqu'aux malléoles : celles-ci ne sont pas douloureuses. Douleur très vive sur toute la ligne et aux extrémités de l'articulation médio-tarsienne. Creux astragalo-calcanéen présente également point douloureux.

Insertion du jambier antérieur très douloureuse. Douleur plantaire. Mouvements impossibles, très douloureux quand on les provoque. Varice du membre inférieur droit.

22 avril. — 1er massage est fait. 2 séances de 20 minutes chacune séparées par un intervalle de 10 minutes pendant lequel le malade exécute mouvements spontanés. A la fin de la 2e reprise, gonflement très diminué, le malade peut appuyer sur un pied et marcher. Les 7 à 8 premiers pas sont douloureux, mais à mesure douleur s'atténue, cataplasme.

Le soir à 5 heures 3e séance, mieux encore, cataplasme est encore recommandé.

23 avril. — Gonflement existe encore, malade marche partie de la journée.

24 avril. — Tuméfaction très diminuée.

25 au 29 avril. — Amélioration s'accentue : plus de gonflement, marche très bien toute la journée, suppression des cataplasmes, à partir du 25 une seule séance.

Le 29 guérison, sort de l'hôpital pour reprendre son travail.

OBSERVATION IV

Entorse medio-tarsienne droite. — Intervention le lendemain. — Guérison après six massages.

La nommée Jeanne X..., employée, 25 ans, entrée dans le service du professeur Le Fort, le 13 décembre 1889.

Est tombée le 12 décembre le pied pris dans un trou provenant d'un pavé enlevé, a pu se relever, mais, vive douleur ressentie en avant du cou-de-pied droit et ne peut appuyer sur le pied.

Malléole externe et interne ne présentent rien d'anormal. Immédiatement en avant de la zone tibio-tarsienne, on constate un énorme gonflement, épanchement sanguin, remplissant le creux calcanéen et faisant saillie très notable. Ecchymose à ce niveau.

Pas de douleur aux ligaments de l'articulation tibio-tarsienne, chose extrêmement remarquable et très rare.

Au niveau de la tuméfaction, et à l'interlige médio-tarsien, en arrière du scruphoïde et de la tête du 5e méta-tarsien, douleur du côté externe elle est plus accentuée au niveau du ligament calcanéo-cuboïdien externe ; en pressant contre l'angle interne et supérieur du creux calcanéen, douleur.

Mouvement provoquant très vive douleur.

Massage, gonflement diminue, douleur s'atténue très notablement. L'œdème est refoulé en arrière des malléoles dont les sillons se remplissent, l'espace situé en avant du tendon d'Achille sert à loger tout ce qui doit être résorbé, grand dégagement du côté médio-tarsien ; après 25 à 30', la malade put appuyer le pied et faire la marche méthodique, ne boite plus au bout de quelques pas.

14 décembre. — La douleur a reparu et un peu de gonflement, celui-ci est plus diffus ; s'est étalé du côté des malléoles par où il peut trouver une voie de résorption.

Après le massage marche très bien.

Jusqu'au 18 les progrès ne discontinuent pas. La malade marchant bien, ne souffrant plus, sort pour reprendre ses occupations.

OBSERVATION V

Entorse péronéo-tibiale inférieure du pied droit. — Intervention au bout de deux jours. — Guérison après trois massages.

Le nommé T. François, 39 ans, journalier, entré le 2 décembre 1889, dans le service du professeur Léon Le Fort. Le samedi soir, 30 novembre, son pied a glissé le long du trottoir. Il est tombé sur le côté externe de la jambe où il a immédiatement senti une vive douleur. Relevé, il essaye de marcher ; impossible : est resté couché chez lui, dimanche. Dans cette journée il tente de nouveau de poser le pied par terre ; il ne peut supporter la marche. Au moment de l'accident le malade était en sabots.

2 décembre. — Aujourd'hui, gonflement de la malléole externe ; tuméfaction de la région sus-articulaire antéro-latérale, au niveau de l'insertion du ligament péronéo-tibial inférieur droit. Points très douloureux à ces insertions tibiales et péronières. Le malade accuse également une douleur à la partie moyenne du tibia et du péroné, douleur due à la contusion sur le bord du trottoir. Il y a une légère ecchymose apparente au bord inférieur et postérieur de la malléole externe. Pas de fracture. Mouvements spontanés du pied s'exécutent bien. Il se plaint d'un peu de raideur dans l'articulation. Il ne peut qu'à grand'peine appuyer sur le pied. Rien à la malléole interne. Pas d'entorse des ligaments antérieurs, latéraux internes ou externes.

Massage. Après une séance de vingt minutes le malade peut marcher. Le gonflement a en grande partie disparu.

3 décembre. — Le malade a très bien marché toute la soirée. Il se plaint encore de souffrir de son péroné. Plus trace d'ecchymose ; gonflement à peine marqué. 2e séance.

4 décembre. — Le malade va très bien et sort guéri.

OBSERVATION VI

Entorse péronéo-tibio-tarsienne droite. — Arrachement du ligament peronéo-tibial inférieur. — Intervention au bout de deux jours. — Guérison après neuf massages.

Célestin Ex. 15 ans 1/2, employé, est entré dans le service du professeur Le Fort, le 11 décembre 1890, à l'hôpital Necker.

Le 10 décembre est tombé en courant, a pu se relever et une fois debout n'a pu appuyer sur le pied droit.

12 décembre. — Pied tuméfié au niveau de l'articulation tibio-tarsienne, au cou-de-pied, aux malléoles, gonflement et extension considérables. Douleur généralisée, plus vive à la région antérieure du cou-de-pied, et au niveau du ligament péronéo tibial inférieur.

Mouvements possibles, mais très limités et douloureux.

12 décembre. — Massage immédiat. Deux séances de vingt minutes avec intervalles de dix minutes; peut se lever et faire quelques pas, d'abord douloureux, mais à mesure qu'il marche, il sent la douleur diminuer.

13 décembre. — Le malade subit l'opération de la circoncision, est forcé de rester au lit pendant neuf jours. Le massage, continué néanmoins pendant ce temps, a lieu tous les deux jours.

22 décembre. — Se lève après autorisation. La marche est douloureuse, bien qu'en apparence le pied ne présente plus rien. Malgré les mouvements exécutés dans le lit d'une façon très satisfaisante, il sent de la raideur.

Le massage est fait pendant quatre jours encore associé à la marche; remise en état complète.

Sort, marchant très bien, plus de douleur, le 26 décembre 1890.

Du 13 au 22, une séance tous les deux jours; avait été immobilisé pendant neuf jours, à cause d'opération de circoncision.

OBSERVATION VII

Entorse tibio-tarsienne gauche. — Intervention au bout de dix heures. — Guérison après deux massages.

Le nommé R..., 49 ans, journalier, est entré à l'hôpital Necker, dans le service du professeur L. Le Fort, le 10 novembre 1889. La veille il était tombé sur le trottoir. Il ressentit alors une vive douleur au pied gauche et a pu se relever, mais il lui fut impossible d'appuyer sur le pied.

Dos du pied légèrement tuméfié, l'œdème et le gonflement du côté externe remplissent le creux calcanéo-astragalien, disparition des sillons latéraux du tendon d'Achille. Teinte ecchymotique. En avant et en arrière des deux malléoles, bourrelet œdémateux.

Douleur généralisée, plus marquée aux insertions ligamenteuses externe et interne, avec prédominence très sensible au niveau du ligament péronéo-astragalien antérieur, faisceau ligamenteux interne est aussi douloureux ainsi que la pression au niveau de l'insertion du jambier antérieur. Avant-pied également sensible.

Remue un pêu le pied mais ne l'appuie pas. Se plaint de vives douleur dans les chevilles.

Matin. — Après vingt minutes de séance, le bourrelet disparaît. La douleur signalée aux différents points disparaît également. Mouvements spontanés s'exécutent très bien, les mouvements provoqués ne sont pas douloureux.

Le malade appuie très bien le pied, il peut marcher. Premier pas douloureux, mais à mesure qu'il marche la douleur disparaît.

Il sent que le pied s'échauffe au début ; mais peu à peu cette sensation fait place à un grand bien-être.

Soir. — Nous revenons pour une deuxième séance le soir. Il a marché toute la journée et se sent très bien, gonflement et œdème ont disparu, les points douloureux sont à peine appréciables.

Après la séance de vingt minutes ne ressent plus rien. Pressé de travail, il demande à sortir immédiatement. Doit cependant revenir. Mais il n'est pas revenu.

OBSERVATION VIII

Entorse tibio-tarsienne-gauche. — Arrachement du ligament péronéo-tibial avec parcelle osseuse de l'insertion péronière (Le Fort). — Intervention au bout de vingt-quatre heures. — Guérison après neuf massages.

Le nommé B. Gaston, 32 ans, mécanicien, entre dans le service du professeur Le Fort, le 23 février 1890, a glissé sur le trottoir, le pied gauche tourné en dedans. Vive douleur ressentie ; s'est laissé tomber. S'est relevé a pu rentrer chez lui à soixante mètres de là environ. S'est couché, a voulu se lever, impossible d'appuyer. Transporté à l'hôpital le 24 février, nous constatons : le pied gauche est très tuméfié. Effacement des sillons malléolaires, cou-de-pied gonflé également. Teinte ecchymotique. La douleur est très vive au niveau des ligaments antérieurs, externe et surtout interne de l'articulation du cou-de-pied. Un point particulièrement douloureux existe au bord antérieur de la malléole externe.

24 février. — Après une séance de vingt minutes le malade marche, trois quarts d'heure après, nouvelle séance. Reprise de la marche,

douleur très atténuée. Le soir pédiluve, puis pansement humide.

28 février. — Le malade a marché jusqu'à présent, ecchymose apparaît au bord margino-plantaire, douleur toujours vive au point arraché.

1er mars. — Séance, 2-3 mars. Dégonflement très notable, ecchymose apparaît de plus en plus, œdème toujours persistant de la face externe de la malléole, au point d'arrachement, on imprime une certaine mobilité, très appréciable, toujours de la douleur, très limitée en ce point.

5 mars. — L'ecchymose gagne la partie postérieure de la malléole. On sent très bien la dépression au point arraché. La marche est toujours continuée. Le malade marche assez bien, ressent quelques picotements. Met très bien ses bottines.

6 mars. — Mieux très sensible.

7 mars. — Le malade marchant très bien sans douleur et se sentant très dispos demande sa sortie, pour reprendre son travail.

OBSERVATION IX

Entorse médio-tarsienne gauche. — Intervention immédiate. — Guérison après quatre massages.

Le nommé A..., briquetier, 29 ans, entre le 2 octobre 1890, dans le service du professeur Le Fort, à l'hôpital Necker, a glissé hier sur le trottoir et s'est tourné le pied gauche. Essayé quelques pas. Impossible d'appuyer le pied qui a gonflé presque immédiatement.

Ce gonflement très accentué à la région médio-tarsienne, surtout du côté interne.

La douleur est très vive aux deux extrémités de l'articulation médio-tarsienne, surtout du côté interne et en pressant au niveau du ligament astragalo-scaphoïdien dorsal et du ligament calcanéo-scaphoïdien inférieur.

Un peu de douleur au ligament interne de l'articulation tibio-tarsienne.

Dos du pied tuméfié, gaînes engorgées.

Mouvements spontanés du pied très douloureux, ainsi que ceux qu'on lui imprime.

Pas encore d'ecchymose. Au niveau de la partie la plus saillante du gonflement on perçoit une crépitation sanguine.

Creux calcanéen n'existe pas, œdème, teinte ecchymotique, pression douloureuse, crépitation.

Massage commencé immédiatement, après vingt-cinq minutes le malade peut appuyer le pied, deux ou trois premiers pas très douloureux : cette douleur surmontée, il continue et à mesure qu'il marche se sent mieux,

Bains de pied le soir et le matin.

3 et 4 octobre. — Séances. Mieux progressif.

5 octobre. — Néant. Mais bains de pied et marche.

6 octobre. — Le malade marche très bien, le gonflement du pied est entièrement résorbé, ligament interne est moins sensible. Le malade a beaucoup marché depuis hier, soulagé de sa fatigue par bain de pied. Creux calcanéen dégagé.

Après le quatrième massage se sent très bien, plus de douleur au ligament externe et est disposé à reprendre son travail .et demande sa sortie.

OBSERVATION X

Entorse tibio-péronière du pied gauche et arrachement de ce ligament. — Intervention au bout de trois jours. — Guérison en six séances.

Le nommé L... Jean, 47 ans, serrurier, entre le 10 mai 1897 dans le service du Dr Reclus à Laennec. Il y a deux jours a fait un faux pas.

Dans ses antécédents pathologiques nous relevons une fracture du péroné droit, datant de cinq semaines, avec fragments en position vicieuse à 9 centimètres de la pointe de la malléole. Le fragment inférieur, saillant en avant de l'extrémité inférieure du fragment supérieur.

Du côté gauche, la région malléolaire externe est très gonflée, surtout à sa partie antérieure. Impossibilité d'appuyer le pied sur le sol.

Pression très douloureuse au bord antérieur de cette malléole au niveau de l'insertion du ligament péronéo-tibial.

Pas d'ecchymose apparente, pas de crépitation, pas de mobilité anormale.

Massage commencé le 11 mai. Dès la fin de cette séance de quinze minutes le pied peut appuyer à terre, le malade marche méthodiquement ; en allant lentement il ne boite pas, les deux pieds exécutent le même exercice.

Va de mieux en mieux, a suivi les prescriptions indiquées. Puis, marchant très bien sort le 17 mai 1897. Inutile d'ajouter que l'autre jambe était aussi massée et que les meilleurs effets s'en sont suivis.

OBSERVATION XI

Entorse médio tibio-tarsienne portant sur le ligament latéral externe. — Intervention immédiate. — Guérison en sept massages.

La nommée Maria X..., suppléante à l'hôpital Necker, a fait un faux pas le 25 août 1889, en descendant un escalier et s'est tordue le pied en dehors. Douleur très vive ressentie au creux calcanéen et au cou-de-pied, impossibilité de se tenir sur ce pied. Le gonflement est assez fort. Teinte ecchymotique, elle ne peut même pas le fléchir ou l'étendre sans ressentir une vive douleur.

Après vingt minutes de massage, la douleur a presque disparu. La malade marche méthodiquement. Le soir en se couchant elle enveloppera le pied avec compresses usitées par le professeur Le Fort, trempées dans des solutions d'eau-de-vie camphrée étendue au 1/10e. Nous ne sommes pas partisan de ce pansement humide, macérant la peau, la ramollissant et somme toute gênant les manipulations.

26, 27, 28, 29, 30, 31. — Massages suivis d'une guérison complète.

OBSERVATION XII

Hématome du mollet gauche. — Intervention au bout de vingt-quatre heures. — Sept séances. — Guérison.

Le nommé M..., 27 ans, élève en pharmacie, entre à l'hôpital Beaujon le 7 mai 1890, a été renversé le 6 mai par une voiture de fiacre passant sur la jambe gauche. Gonflement immédiat du mollet. Impossibilité de se relever.

Le 7 mai, nous constatons gonflement énorme du mollet gauche qui est tuméfié, en pressant on constate la présence d'une collection sanguine profonde. Douleur.

Mollet sain. 33 centimètres 1/2, à 6 centimètres de la tubérosité antérieure du tibia. Mollet lésé, 37 centimètres.

Dès le deuxième jour dégonflement et soulagement. Dimension 36,5. Le 9 et le 10, mêmes dimensions prises avant le massage, 36 centimètres.

Le 11, le malade se sentant très bien se lève une demi-heure. Dimension 35 1/3.

Le 12, s'est levé trois heures et a marché sans trop de difficulté, 35 centimètres.

Le 13. — La dimension est de 34,5. Les muscles sont très souples, il sort guéri pour reprendre ses occupations.

Ces dimensions ont été prises par le malade lui-même, étudiant en pharmacie.

OBSERVATION XIII

Violente contusion du mollet droit. — Hématome. — Intervention au bout d'un jour.— Neuf séances. — Guérison.

Entré à l'hôpital Necker, le 8 novembre 1895, le nommé D. Philippe, 28 ans, fumiste, le 7 novembre 1895, avait été entraîné dans la descente du Trocadéro, traînant une voiture à bras ; est venu butter contre le parapet du quai et a été serré entre la roue et la pierre, a pu faire une quinzaine de pas, a senti son mollet gonfler de plus en plus.

Entre à l'hôpital, nous le voyons le 8 novembre. Gonflement et tension du mollet droit. Douleur, teinte ecchymotique.

Dimensions, mollet sain, 33 centimètres de circonférence à 6 centimètres de la tubérosité antérieure du tibia.

Du côté lésé 38 1/4.

Dès le premier massage, diminution appréciable, 1 centimètre 1/2. Grand soulagement. Détente. Grand bain ordonné

9-10. — Dégonflement suit progression 36 1/2.

11. — Le malade peut commencer à marcher, le mollet ne mesure plus que 35 1/2 ; à partir de ce moment la marche méthodique est effectuée.

12. — Malgré la marche, il y a encore une diminution de 1/2 centimètre.

Du 13 au 16, continuation du même traitement, il marche très bien et le dernier jour du traitement on mesure 34 centimètres, le malade est resté toute la journée debout et n'a rien ressenti. Sort.

OBSERVATION XIV

Contusion de la jambe gauche. — Hématome du cou de pied. — Entorse. — Intervention après deux jours. — Quinze massages. — Guérison.

Le nommé Jules X..., 36 ans, manouvrier, entre à l'hôpital Necker dans le service du professeur Le Dentu le 18 mai 1892 ; il avait été renversé par un fiacre dont une roue lui passa sur la jambe gauche. Ecchymose de la face interne de la jambe. Gonflement. Œdème très considérable au niveau de la région des malléoles. Os intacts, mais douloureux. Au cou-de-pied, douleur diffuse. Tension considérable de la gaine rétro-malléolaire interne, crépitation sanguine fuyant sous le doigt est perçue en maints points, cou de pied, l'espace retro-malléolaire, mouvements du pied impossible. Douleur dans toute la jambe.

Dès première séance de massage, dégonflement très notable. Mouvements possibles. L'articulation tibio-tarsienne dégagée remue ; les orteils également. L'œdème dorsal diminue.

Les séances qui suivent amènent progressivement la résorption. Dès le 26 mai il est possible de se rendre compte, très nettement, de l'intégrité de l'appareil osseux et ligamenteux du pied.

A partir du huitième massage, le malade fait l'essai de l'appui sur la jambe.

Dès le dixième massage, la tendance au gonflement disparaît, mouvements et marche méthodique sont exécutés avec toute la rigueur exigée pour le bon résultat du traitement, ne pas s'arrêter dans la station debout. A partir du dixième jour, massage tous les deux jours jusqu'au 10 juin.

Sort guéri ayant mouvements complets et souplesse de la jambe. Reprend son travail immédiatement.

OBSERVATION XV

Entorse tibio-péronière du pied gauche. — Intervention le lendemain. — Guérison après six massages.

Le nommé L. Paul, 18 ans, entré dans le service du professeur Le Dentu, à l'hôpital Necker, s'est tourné le pied gauche en descendant un escalier le 18 mars 1891. Malgré une vive douleur à la partie externe du coup-de-pied, il a pu continuer à marcher. Le pied n'a pas tardé à gonfler. Le 19 mars, il fut obligé de s'arrêter complètement.

Au moment de son entrée, le pied gauche est gonflé, œdémateux. La malléole externe est très tuméfiée, surtout au niveau de la région du ligament tibio-péronier antérieur avec douleur très vive.

Premier massage après lequel le malade ne ressent plus rien, marche très bien.

Jusqu'au 25 mars le massage est continué.

OBSERVATION XVI

Entorse médio-tarsienne droite chez un malade atteint de paralysie agitante. — Intervention au bout de quatre jours. — Guérison en une seule séance.

Le nommé T. Joseph, 57 ans, tailleur, entré dans le service du professeur Le Fort à Necker, a fait une chute le 6 janvier 1890 et est tombé. Relevé aussitôt, il a essayé de marcher mais impossible ; il retomba aussitôt. Vive douleur au pied droit qui gonfla aussitôt.

10 janvier. — Aujourd'hui gonflement et œdème très marqué de la région médio-tarsienne qui est rouge et chaude. Douleur aux ligaments latéraux surtout à la partie interne, l'interligne articulaire est également assez douloureux.

Bain de pieds préalable, après lequel le massage est fait.

Avec le bain de pieds, le gonflement et l'œdème ont diminué en grande partie, dix minutes suffirent pour ramener la région à l'état normal.

Le malade est atteint d'un tremblement généralisé qui le gêne dans sa marche et qui a été cause de sa chute.

Il est guéri en une seule séance.

OBSERVATION XVII

Entorse tibio-tarsienne gauche. — Ligament péronéo-astragalien postérieur, hématome. — Intervention au bout de trois jours. — Guérison en deux séances.

Le nommé H... Antoine, 54 ans, professeur, entré dans le service du professeur Le Fort à Necker, le 16 janvier 1890.

Ayant fait un faux pas dans la journée du 6 janvier le soir après une course très longue s'est senti très fatigué : il remarqua que le pied gauche était très gonflé, surtout au niveau de la malléole externe, à ce niveau vive douleur. A continué à marcher le lendemain mais la douleur ne fit qu'augmenter ainsi que le gonflement. Mercredi matin il s'aperçut que la partie postérieure de la cheville était teintée d'une ecchymose assez étendue, la douleur n'avait point diminué. Peut appuyer le pied par terre, mais il ne lui est pas possible de marcher longtemps.

10 janvier. — Aujourd'hui la région malléolaire externe du côté gauche est gonflée, rouge, œdémateuse. Au-dessus et en arrière teinte diffuse ecchymotique dans une étendue de trois travers de doigts au-dessus de la base de la malléole. En arrière, jusqu'au tendon d'Achille gonflement plus considérable. Rien à la malléole interne. Le péroné est intact ; il y a un peu de douleur aux insertions ligamenteuses latérales. Mais le point le plus douloureux existe en arrière plus profondément quand on presse au niveau du ligament postérieur (péronéo-astragalien postérieur). Le malade a des varices superficielles, l'ecchymose paraît provenir de la rupture d'une des veinules superficielles de la région sus-malléolaire. Il peut appuyer le pied et marcher, mais pas longtemps. Séance reprise, aussitôt après amélioration.

Le 11 janvier, dernière séance, a bien marché toute la journée et peut reprendre ses occupations.

OBSERVATION XVIII

Entorse médio-tarsienne droite très grave. — Hématome. — Massage immédiat. — Guérison en dix-neuf séances.

Le nommé B. Auguste, 30 ans, cocher, entré dans le service du professeur Le Dentu, à Necker, le 9 juin 1892. Se tenait debout contre sa voiture, près des roues de devant, le cheval se mit en marche. Le pied droit fut pris par derrière et entraîné dans le mouvement de la petite roue, le malade tomba à terre. Sur le moment vive douleur dans tout le pied droit, surtout à la partie antérieure. Le pied gonfla aussitôt. Le malade put se relever, mais impossible d'appuyer dessus. Entré à l'hôpital le 9 juin. Nous constatons que le pied est très tuméfié. Œdème, gonflement de la face dorsale et externe, surtout dans la région médio-tarsienne, teinte ecchymotique diffuse. Rougeur, tension, chaleur. Douleur extrêmement vive dans toute la région. Orteils infiltrés très douloureux. Les deux malléoles présentent gonflement considérable, remontant jusqu'à la limite anatomique supérieure du cou-de-pied. Les extrémités de l'interligne médiotarsien, la ligne articulaire métatarso-phalangienne, sont très douloureuses à la pression. Impotence absolue, hématome siégeant au pied antérieur dont le tégument est soulevé par la collection sanguine et plus accentué à la limite des orteils au niveau des 2e, 3e et 4e métatarsiens. Creux calcanéo-astragalien rempli, présente une saillie provenant d'une bosse sanguine énorme.

Massage immédiat. — Après la première séance, atténuation très marquée de la douleur, peut remuer le pied et les orteils. Nous ne croyons pas utile de faire marcher. Le pied est dans une gouttière élevée ; la circulation de retour n'aura pas à lutter contre la pesanteur. Bain très chaud, très prolongé. Dans l'après-midi, deuxième séance, amélioration très notable.

10-11. — Deux séances par jour.

Le 12, une seule.

Le 13, le malade est en état d'appuyer le pied. Les saillies tendineuses commencent à réapparaître, ainsi que les veines du dos du pied. La résorption de l'hématome métatarsien s'active, la bosse astragalo-calcanéenne s'affaisse. La marche méthodique est autorisée.

Du 14 au 23 juin le massage est fait régulièrement, la marche s'améliore de plus en plus et devient bonne, encore un peu de douleur à l'interligne médio-tarsien. Après quelques instants de marche elle disparaît.

23 juin. — Marche très bien, demande sa sortie. Nous l'engageons à continuer le massage, pour s'entraîner à la fatigue.

Enfin le 1er juillet, dernière séance est faite après avoir constaté que depuis quatre à cinq jours il avait repris son travail comme avant sans la moindre gêne.

Cette entorse est une des plus sérieuses que nous ayons eue à soigner.

OBSERVATION XIX

Entorse tibio-tarsienne gauche. — Contusion de l'épaule gauche. — Intervention après sept jours. — Guérison, onze séances.

Le nommé Georges D..., 24 ans charbonnier, entré dans le service du professeur Le Fort à Necker.

Le 22 mars 1890 ramenait à l'écurie un cheval sur lequel il était monté : l'animal s'abattit tout à coup. La jambe gauche fut prise sous lui, impossible de marcher, gonflement du pied gauche. Tuméfaction considérable de la région malléolaire interne moins intense au côté externe, gaîne vasculo nerveuse interne présente également gonflement et œdème accompagné d'ecchymose. Ecchymose très étendue en avant en arrière des malléoles, surtout à l'interne, dos du pied également teinté. Douleur très vive à la région interne au ligament surtout au faisceau postérieur, douleur est très vive aussi également au ligament antérieur et externe, faisceau moyen (péronéo-calcanéen). Os non fracturés, impotence fonctionnelle du pied. L'épaule gauche est douloureuse et gonflée, impotence du bras.

29 mars matin. — Premier massage, après lequel très grande diminution du gonflement de la douleur, remue mieux le pied et peut appuyer dessus, il marche environ cinq minutes après lesquelles douleur revenant, le massage est repris. Pansement humide et repos au lit. Massage de l'épaule, rien de spécial à signaler ; les mouvements reviennent très bien.

Soir. — Deuxième séance, mieux. Après vingt minutes peut marcher une heure environ sans que les phénomènes du matin se reproduisent. Bain de pied très chaud.

1er avril. — Les séances ont eu lieu régulièrement jusqu'à aujourd'hui à l'exception de trois. Le malade marche bien, ne ressent plus de douleur, le gonflement a disparu. Dès le troisième jour suppression du pansement humide à cause de la macération de la peau. Bains de pied seul ayant été continués, traces encore très visibles de l'ecchymose. A pu depuis trois jours rester levé toute la journée avec quelques heures de repos.

Le 2 avril, sort pour reprendre son travail ; ne ressent plus rien à l'épaule et se déclare suffisamment fort pour soulever un sac.

OBSERVATION XX

Entorse tibio-tarsienne datant de huit jours. — Mobilisation sans massage et massage le huitième jour. — Guérison en six séances.

Le nommé M. Maurice, âgé de 17 ans, relieur, entré à l'hôpital Necker le 30 novembre 1892, dans le service du professeur Le Dentu, s'est tourné le pied il y a huit jours et a ressenti vive douleur à l'articulation, surtout en avant et en dehors, près de la cheville. A voulu continuer son travail mais dès le lendemain gonflement apparut et alla en augmentant, ainsi que la douleur jusqu'à aujourd'hui où il lui fut impossible d'aller à son travail.

Gonflement et œdème de la région du cou-de-pied dans toutes les parties. La malléole externe est entourée de bourrelets œdémateux en arrière et en avant. Disparition du creux calcanéen. Saillie en avant de la capsule tibio-tarsienne et gaînes du cou-de-pied tuméfiées. Empâtement dur résultant de l'organisation de l'exsudat séro-sanguin. Douleur répandue dans toute l'articulation. Mouvements spontanés très douloureux. Les pressions déterminent douleur au ligament antérieur de l'articulation, aux ligaments interne et externe surtout au péronéo-astragalien antérieur. Massage et mouvements passifs et actifs. Dès la 1re séance, grande partie du gonflement disparaît. Douleur très atténuée. Le malade peut marcher en articulant bien le pied. Les premiers pas sont douloureux, mais peu à peu douleur disparaît ; assouplissement de l'articulation est fait marche sans boîter au bout de quelques instants, en se conformant aux règles que nous lui indiquons.

Est ainsi traité tous les jours jusqu'au 5 décembre. A partir de ce jour complètement remis et ayant fait de grandes marches, il peut reprendre son travail.

OBSERVATION XXI

Entorse tibio-péronière droite. — Intervention dans les vingt-quatre heures. — Guérison en sept séances.

La nommée Estelle C..., infirmière à l'hôpital Necker, âgée de 21 ans, le 7 mai 1894, entre dans le service du professeur Le Dentu, s'est tordu le pied en descendant du trottoir et a ressenti vive douleur. A pu continuer de marcher. A voulu continuer à vaquer à ses occupations. Mais la douleur devint de plus en plus vive et intolérable au point à plusieurs reprises de provoquer des syncopes.

7 mai. — Gonflement et tuméfaction considérable du pied droit et du cou-de-pied. La région malléolaire externe est gonflée. Ecchymose pré-malléolaire externe, bosse sanguine avec crépitation en avant de la pointe malléolaire.

Douleur très vive à pression au niveau et insertion du ligament péronéo-astragalien antérieur. Les autres portions du ligament externe moins sensibles.

Le ligament péronéo-tibial inférieur est également douloureux à ce niveau, tuméfaction plus marquée.

Le péroné ne présente pas de mobilité ni de douleur à la pression.

Rien à la malléole interne.

Tous les phénomènes, gonflement, douleur, sont limités au côté externe, ne dépassant pas en haut et en bas la limite du cou-de-pied, région externe et en avant le creux calcanéen où l'on constate à la pression une très légère douleur.

7 mai. — Dès la 1re séance marche mieux, gonflement, douleur et tuméfaction ont presque disparu.

8 mai. — A marché hier la plus grande partie de la journée sans ressentir de vives douleurs, reprend son service.

9 mai. — A pu faire son service, en se ménageant.

Du 10 au 13 les séances sont continuées. La malade va très bien. Fait complètement son service. Guérie. Ne ressent plus rien. Tout est rentré dans l'ordre.

OBSERVATION XXII

Entorse tibio-tarsienne droite. — Intervention immédiate. — Guérison en neuf séances.

Le nommé Th. Charles, porteur, âgé de 46 ans, entré le 7 juillet 1895 dans le service du professeur Le Dentu, à Necker, a fait un faux pas, est tombé la jambe droite prise sous son corps.

Il a pu se relever et aussitôt a ressenti une vive douleur à la cheville, il a pu néanmoins marcher et rentrer chez lui.

Le malade se présente le 8 juillet à l'hôpital Necker à la consultation externe, d'où il est envoyé à la salle Malgaigne pour y être soigné.

On constate un gonflement assez étendu à face dorsale du pied remontant au-dessus du cou-de-pied à 4 ou 5 centimètres. La région tibio-tarsienne est œdématiée ; autour des malléoles on constate un bourrelet, plus gros du côté externe, une teinte ecchymotique s'étale en avant et au niveau du creux calcanéo-astragalien qui en l'état actuel est rempli.

La douleur est très marquée aux insertions ligamenteuses. Peu développée *aux ligaments interne et postérieur*, elle se manifeste sous la pression du doigt surtout en avant au niveau correspondant des insertions péronéo-astragaliennes antérieures et plus accentuée encore au péronéo-culcanéen.

Les mouvements spontanés quoique douloureux au début sont plus libres après un essai de marche, puisque le malade a pu marcher. D'ailleurs le gonflement et l'œdème n'ont pas paru instantanément et n'ont commencé à apparaître qu'en rentrant chez lui, plus d'une heure après l'accident.

Les mouvements provoqués sont très douloureux, il est impossible de les forcer sans provoquer vive sensibilité.

Massage commencé immédiatement.

Après 1re séance grand soulagement, marche méthodique, ne reste pas et s'en va à pied.

Marche tous les jours jusqu'au 16 juillet. Va très bien. A pu depuis la veille essayer de reprendre son travail. Y a réussi. Tout est en état. Mouvements complets et non douloureux. Sent aucune fatigue.

OBSERVATION XXIII

Entorse tibio-tarsienne droite. — Intervention au bout de deux jours. — Guérison en quatre séances.

La nommée Augusta M..., âgé de 19 ans, brodeuse, entrée dans le service du Dr Routier, à l'hôpital Necker, le 11 février 1897, est tombée et s'est tourné le pied en dedans le 10 février.

Le 12. — Gonflement des deux malléoles. Teinte ecchymotique. Rougeur. Chaleur. Malléole externe très douloureuse surtout au faisceau antérieur du ligament externe.

Du côté interne, douleur très légère. Teinte ecchymotique peu accentuée. Massage commencé, permet la marche après 20 minutes.

13, 14, 15. — Va de mieux en mieux et sort guérie le 15.

OBSERVATION XXIV

Entorse du pied droit. — Intervention immédiate. — Guérison en quatre séances.

La nommée Louise G..., 46 ans, repasseuse, se présente le 1er mars 1897, à la consultation externe de l'hôpital Necker.

Elle s'est tordu le pied en glissant, il y a deux jours. Impossible de marcher et de se tenir debout. Gonflement. Œdème prédominant à la région malléolaire externe du pied droit, moins accentué au cou-de-pied. Ecchymose pré-malléolaire. A pression, point très douloureux, à insertion inférieure du ligament péronéo-tibial inférieur, également au ligament péronéo-calcanéen. Pas de douleur en pressant en avant de l'articulation ni aux faisceaux ligamenteux internes. Bien que sa profession soit pénible ne présente pas de varices.

1er mars. — 1re séance. — Après laquelle la marche est possible. Œdème disparu.

Le 5 mars, tous phénomènes ont cessé et a repris sa pénible profession où la station prolongée debout est obligatoire (repasseuse).

OBSERVATION XXV

Entorse-médio-tarsienne droite. — Intervention au bout d'un jour. — Guérison en cinq séances.

La nommée Isaure P..., 22 ans, couturière, se présente à la consultation externe de l'hôpital Necker, le 24 juillet.

Hier soir s'est tourné le pied en descendant l'escalier, vive douleur et grande difficulté pour marcher.

24 juillet. — Gonflement. Œdème du pied droit, plus marqué du côté externe, base sanguine de la région médio-tarsienne, creux astragalo-calcanéen n'existe plus. Ecchymose.

Points très douloureux au niveau du ligament en Y. Les deux extrémités de la ligne médio-tarsienne sont également très douloureuses. Impossible d'appuyer le pied.

Après le premier massage, la malade peut marcher et à mesure qu'elle marche, douleur disparait et sent assouplissement augmenter.

Jusqu'au 1er août, massage sauf le dimanche. Marche et entraînement à la fatigue. Guérison.

OBSERVATION XXVI

Entorse médio-tarsienne gauche. — Arrachement du ligament en Y. — Intervention au bout de deux jours. — Guérison en sept séances.

Le nommé Jules G..., 11 ans, se présente à la consultation externe de Necker. Le jeudi 5 septembre 1895 s'est tourné le pied. Vive douleur ressentie aussitôt à la région externe du pied gauche et apparition d'une bosse grosse comme un œuf de pigeon qu'il constate en portant la main au point douloureux ; n'a pu marcher, l'appui sur la plante du pied étant trop douloureux. Est resté en repos chez lui jusqu'à ce jour. Amené en voiture à l'hôpital.

7 septembre. — Gonflement et tuméfaction du pied à face dorsale et bord interne et externe. Interligne médio-tarsien douloureux et aux deux extrémités. Creux calcanéo-astragalien rempli ; saillie de bosse sanguine et gonflement au niveau de l'angle antéro-supérieur de ce creux, douleur très vive et mouvement d'adduction du pied très douloureux en ce point fixe, correspondant au ligament en Y. Ecchymose très étendue à toute la région dorso-latérale externe du pied gagnant la région malléolaire.

Rien aux ligaments tibio-tarsiens et les mouvements de cette articulation sont bons. Ni gonflement, ni empâtement à ce niveau.

Dès le premier massage, marche, et retourne chez lui à pied.

8 septembre. — Pas de séance.

9 septembre. — S'est moins bien trouvé dimanche. Séance, remet tout en état, n'avait pas suivi conseils à la lettre.

Jusqu'au 14 septembre, amélioration progressive ; marche de mieux en mieux et ne ressent plus rien à la dernière séance.

OBSERVATION XXVII

Contusion du dos du pied gauche. — Intervention au bout de trois jours. — Guérison en dix séances.

Le nommé Alphonse P..., couvreur, 53 ans, entré dans le service du professeur Le Dentu, à Necker, le 26 octobre 1896.

A reçu le 23 sur le pied gauche, d'une hauteur de 15 centimètres, une pierre borne-fontaine pesant 60 kilos, la pince qui lui servait à la remuer ayant dérapé.

Massage le 28. Pied gauche très tuméfié, teinte ecchymotique répandue sur toute la surface.

Gaînes infiltrées de sang. Œdème. Douleur très vive au cou-de-pied et surtout au niveau du premier métatarsien et du premier cunéiforme où elle atteint son maximum. Le doigt, à ce niveau, s'imprime profondément. Bosse sanguine. Crépitation. Ecchymose plantaire interne correspondante. Douleur plantaire : impossible d'appuyer le pied. Orteils impotents. A eu, il y a dix-huit ans, une fracture du calcanéum gauche. N'a jamais bien remarché depuis. Aplatissement et allongement du talon très marqué de ce côté.

Dès la première séance, douleur très atténuée, mouvement du pied et des orteils.

30 octobre. — Dégonflement notable. Infiltration œdémateuse des gaînes a disparu. Tendons apparaissent. Mouvements deviennent meilleurs. Le gros orteil peut notamment fléchir. Essaye d'appuyer sur le pied et y arrive.

A partir de ce jour se lève et marche progressivement.

2 novembre. — Demande de sortie. Doit néanmoins revenir se faire masser.

7 novembre. — Peut se servir du pied comme avant, reprendra son travail le lundi suivant (9 novembre 1896).

OBSERVATION XXVIII

Entorses graves des deux pieds. — Contusion de la jambe gauche. — Intervention le quatrième jour. — Guérison en 14 séances.

Le nommé L. Charles, 29 ans, serrurier, entré le 7 novembre 1896, dans le service du professeur Le Dentu, à l'hôpital Necker.

Tombé de la hauteur de trois étages, dans la cage d'un ascenseur. Le massage a été commencé le 11.

A droite. — Gonflement de tout le pied. Teinte ecchymotique du 1/3 inférieur de la jambe et du pied, ecchymose intense à la limite margino-plantaire. Les régions malléolaires tuméfiées en avant, en arrière et latéralement. Creux calcanéo-astragalien rempli. Cou-de-pied infiltré. Douleur aux ligaments de l'articulation tibio-tarsienne. Impossibilité d'appuyer sur le pied.

A gauche. — Toute la jambe gauche est gonflée. Epanchement étendu et considérable. Au pied gauche gonflement, ecchymose de la région du cou-de-pied, ecchymose margino-plantaire, rétro-malléolaire externe. Même, impossibilité de s'appuyer.

Dès le premier massage, soulagement très marqué; en raison de la gravité du trauma, deux séances par jour.

Le 13 novembre il peut appuyer sur les deux pieds et commencer à marcher. Amélioration très notable.

Le 15, sort de l'hôpital. La marche méthodique est recommandée.

Le 16. — Le dégonflement s'opère rapidement. Marche bien meilleure.

17, 18, 19, 20. — Les progrès se sont accentués de plus en plus au point de lui permettre d'assez longues marches.

A partir du 20 novembre nous ne le revoyons plus.

Du 11 au 15, deux séances par jour.

Du 16 au 19, une.

CONTUSIONS ET ENTORSES

OBSERVATION XXIX

Entorse légère du poignet gauche (ligament latéral interne). — Massage immédiat. — Guérison en six séances.

Le nommé P..., 45 ans, cocher, se présente le 25 février 1889 à la consultation de chirurgie de l'hôpital Necker. Le malade vient de tomber de son siège sur la main gauche. Vive douleur ressentie à la main et au poignet.

25 février. — Nous constatons, gonflement de la main gauche et du poignet, œdème surtout à la face dorsale, le malade peut encore remuer les doigts et la main. Point très douloureux au niveau de l'apophyse styloïde du cubitus la pression dans la tabatière anatomique est douloureuse. L'interligne radio-carpien est également très sensible à la partie postérieure. Les mouvements de l'articulation sont douloureux. Les apophyses des os de l'avant-bras sont bien en place. Ecchymose non encore apparue. Séance de massage. Soulagement immédiat. Dégonflement très marqué. Douleur bien atténuée. Les premiers mouvements, douloureux, sont bientôt plus libres. Des exercices méthodiques, ressemblant aux mouvements de jouer du piano, mais très lents, sont recommandés dans l'intervalle de la prochaine séance.

27. — Le malade revient très amélioré ; a pu se servir de la main pour manger et tous les petits usages usuels. Il ne peut encore rien serrer.

28. — Le mieux s'accentue : il sent revenir la force, prend un fouet dans la main, le tient bien.

1er mars. — Va très bien et parle de remonter sur le siège ; nous l'autorisons, en l'engageant à venir se faire masser jusqu'à guérison complète.

2 mars. — Revient, n'a ressenti que très peu de chose, a pu conduire doucement. A partir de ce jour ne revient plus.

OBSERVATION XXX

Entorse du poignet gauche, légère, malgré une impotence passagère. Massage immédiat. — Pansement humide (Professeur Le Fort). — Guérison en six séances.

Le nommé Philippe D..., 34 ans, mécanicien, entré à l'hôpital Necker le 3 décembre 1889, dans le service du professeur Le Fort, a glissé sur une écorce d'orange et est tombé sur le bras. Immédiatement vive douleur au poignet. Impossibilité d'appuyer sur la main pour se relever. A partir de ce moment ne peut plus remuer ni les doigts, ni la main.

4 décembre. — Le poignet gauche est rouge, gonflé. Les téguments sont tendus. Le dos de la main est œdématié, les doigts sont tuméfiés.

Douleur au niveau des deux apophyses, plus marquée à la radiale. Propagation de la douleur à la main et à l'avant-bras. Pas de fracture.

Impotence de la main. Le mouvement provoqué est douloureux non seulement à l'articulation radio-carpienne mais à l'articulation métacarpo-phalangienne du pouce. L'interligne radio-carpien est douloureux, toutes les insertions ligamenteuses sont sensibles. Pas d'ecchymose.

Massage immédiat. Après une demi-heure le gonflement a beaucoup diminué. Douleur moins vive. Les mouvements des doigts et du poignet sont possibles. Le pouce reprend également ses mouvements. Après quelques minutes la douleur disparaît. Pour suivre les prescriptions de notre chef de service le professeur Le Fort, un pansement humide est fait. Enveloppement de la main avec des compresses trempées dans l'eau camphrée-alcoolisée au 1/10ᵉ. Cette pratique a l'inconvénient de faire macérer le tégument, ce qui devient gênant pour le malade. Dès le 6 décembre le pansement est supprimé. Les mouvements sont bons et la douleur n'existe que par intervalles.

Le 9 décembre il sort voulant reprendre son travail.

OBSERVATION XXXI

Entorse du poignet droit. — Massage six jours après l'accident. — Reprise du travail après trois séances.

Le nommé Louis L..., 32 ans, employé de l'Ouest, à Clichy, vient à la consultation de l'hôpital Beaujon, le 2 juillet 1890. Il raconte que le 27 juin dernier, en relevant une caisse de 500 kilos, s'est forcé le poignet. Sur le moment n'a pas eu trop de douleur, il n'y fit aucune attention et a continué son travail. Peu à peu le poignet devint douloureux, enfla et il en arrive à ne plus pouvoir s'en servir.

2 juillet. — Aujourd'hui on voit : gonflement du poignet droit qui est très douloureux à l'interligne articulaire. Douleur aux ligaments. Les mouvements sont conservés, mais gênés, et peu actifs, pronation et supination sont faites avec peine.

Dès la première séance, le dégonflement se fait totalement. Suppression de la douleur. Mouvements des doigts et du poignet tout dégagés. Le malade doit se servir le plus possible de sa main, comme s'il n'avait jamais rien eu.

3, 4. — Progrès surprenants, reprend tout à fait son travail après la troisième séance.

OBSERVATION XXXII

Entorse du poignet gauche. — Contusion de l'avant-bras. — Massage immédiat. — Quatre séances. — Guérison.

Charles B..., 41 ans, peintre, entre le 6 décembre 1889 à l'hôpital Necker, service du professeur Le Fort. Est tombé sur le bras gauche, a ressenti douleur vive au poignet qui gonfla aussitôt ainsi que l'avant-bras. Insomnie par l'exaspération de la douleur. Nous constatons le 7 décembre : gonflement, tuméfaction considérable du dos de la main et du tiers inférieur de l'avant-bras. Rougeur, tension, chaleur. La douleur spontanée est très vive. Le radius et le cubitus sont douloureux.

Le gonflement est très accentué au niveau du poignet, la douleur est constatée aux ligaments latéraux. L'interligne radio-carpien est aussi douloureux. Les apophyses inférieures n'ont pas changé dans leurs rapports.

La tabatière anatomique est entièrement comblée ; en dedans, sur la face dorsale existe une saillie comme un œuf de vanneau. Il n'y a pas d'impotence totale des doigts ni de la main. Le pouce a le plus de difficulté à se mouvoir. Le bras présente un léger degré d'impotence.

Après trente minutes de massage, le gonflement disparaît en grande partie. Les mouvements des doigts sont meilleurs. Le poignet se mobilise facilement.

8 décembre. — D'une séance à l'autre, malgré la mobilisation du poignet, les premiers effets acquis persistent. Les résultats de la veille ont augmenté, moins de douleur, résorption déjà notable de la bosse sanguine.

9. — 3e Séance.

10. — Néant.

11 décembre. — Le malade, capable de mouvoir sa main et de s'en servir demande sa sortie pour aller travailler.

OBSERVATION XXXIII

Entorse du poignet gauche. — Intervention immédiate. — Six séances de massage. — Guérison.

Le nommé N..., 41 ans, serrurier, se présente à la consultation de l'hôpital Necker le 6 février 1892, étant tombé d'une échelle sur le bras gauche, la main en flexion forcée, vive douleur, impossibilité de redresser la main, gonflement immédiat.

La face dorsale de la main est tuméfiée.

La douleur principale est au niveau du poignet, du côté interne. Les doigts se meuvent facilement, le poignet est impossible à mouvoir. Du côté du pouce peu de chose.

Après six massages, le malade reprend son travail et ne revient pas.

OBSERVATION XXXIV

Entorse légère du poignet gauche. — Intervention immédiate. — Sept séances. — Guérison.

Fanny C..., 20 ans, domestique, se présente à la consultation le 6 mars 1892, à l'hôpital Necker ; en soulevant une malle, s'est tordue le poignet. Un peu de gonflement au niveau de l'articulation radio-cubito-carpienne, la douleur est nette sur toute l'étendue de l'interligne. Les doigts se meuvent avec douleur. Même remarque pour le poignet. Les séances n'offrent rien de spécial. Le dégonflement s'opère rapidement, la souplesse revient, les doigts massés reprennent leur agilité et la douleur disparaît de plus en plus.

Le 23 mars cette malade reprend son service.

OBSERVATION XXXV

Entorse du poignet droit. — Massage précoce. — Huit séances. — Guérison.

Le nommé Arthur V..., 44 ans, forgeron, se présente à la consultation de l'hôpital Necker le 17 juillet 1892. Il est tombé d'un deuxième étage par ricochet dans un échafaudage sur la main, instinctivement portée en avant, il lui fut impossible de s'appuyer sur le poignet pour se relever. Remis de son émotion, après la chute, le malade a essayé de reprendre son marteau ; il n'a pas pu le serrer dans sa main.

Gonflement de la main et du poignet. Œdème du dos de la main. Impotence et mouvements douloureux si on les provoque. Douleur surtout du côté externe. Pas de crépitation. Pas de déplacement des apophyses. Teinte ecchymotique de la face antérieure du bras.

20 juillet. — Première séance. Douleur très soulagée. Retour des mouvements spontanés.

23 juillet. — Pas de séance.

24, 25 et 26. — Séances avec amélioration plus grande de jour en jour.

27. — Néant.

28. — Néant.

29. — Séance. Nous constatons un retour des douleurs qui disparaissent bientôt sous l'action du massage.

30. — Dernière séance. Reprend son travail en commençant par ce qu'il y a de moins pénible dans le métier qu'il exerce.

OBSERVATION XXXVI

Entorse du poignet droit. — Impotence. — Massage immédiat. — Huit séances. — Guérison.

Mme X..., surveillante à Necker, dans le service de M. le Dr Routier, a fait une chute le 4 janvier, sa main ayant été mise en avant. S'est relevée avec une vive douleur au poignet droit ; depuis ce moment il lui est impossible de se servir de la main.

5 janvier 1895. — Gonflement du poignet droit en avant et à la face dorsale. Du côté externe plus de tabatière anatomique. Du côté interne, la tuméfaction marque la courbure du bord interne de l'avant-bras et de la main. Teinte ecchymotique sur le dos de la main. Douleurs très vives aux ligaments, sur le postérieur. Interligne douloureux. Les apophyses osseuses ont conservé leurs rapports normaux. Impotence complète. Les mouvements communiqués sont très douloureux. Après quelques essais, ils deviennent possibles.

Massage. — Dès la première séance, le gonflement et la douleur diminuent considérablement, les mouvements spontanés sont possibles. La malade doit faire usage de sa main le plus possible. Elle n'interrompt pas son service qui consiste à s'occuper des instruments et autres objets servant aux opérations de M. Routier.

Huit séances suffisent pour la guérir complètement.

OBSERVATION XXXVII

Entorse du poignet droit. — Massage immédiat. — Quinze séances. — Guérison.

M. Louis M..., 28 ans, commis d'économat, a fait une chute de bicyclette le 23 mai. Nous le voyons le 24 et nous constatons à la main droite, gonflement du poignet, les gaînes des muscles du pouce sont surtout envahies. Douleur en pressant sur le fond de la tabatière anatomique. Le long fléchisseur du pouce, en avant, est très douloureux. Ce dernier doigt est frappé d'impotence. La douleur à l'interligne existe également.

Dès le premier massage, fait le 24 mai, grand soulagement pour ce malade qui se plaignait de souffrir horriblement. Le gonflement et la douleur ont diminué de plus de moitié. Les mouvements du pouce deviennent possibles, ainsi que ceux du poignet même. Ce malade continue les écritures à son bureau. Grâce au massage il n'interrompt pas son service. Il vient régulièrement tous les matins. Chez lui comme chez tous les autres malades, disparition remarquablement rapide des grosses lésions; mais persistent toujours ces points douloureux qui gênent tel mouvement, se produisent en plein accomplissement de tel autre et demande plus d'assiduité aux soins. Le traitement est complètement terminé le 8 juin 1897. Ce malade qu'il nous est donné de voir à chaque instant ne s'est jamais ressenti des suites de son accident.

OBSERVATION XXXVIII

Entorse du poignet gauche datant du 2 juillet 1897. — Massage précoce. — Bains chauds à 45°. — Vingt séances. — Guérison.

5 juillet 1897. — Le nommé Joseph W..., 56 ans, manouvrier, nous est envoyé de la consultation de Laënnec pour être massé dans le service du Dr P. Reclus. Ce malade, tombé sur la main il y a trois jours, présente au poignet gauche, du gonflement, de la douleur. La dépression de la tabatière anatomique est comblée. Douleur à la pression à ce niveau, à tout l'interligne radio-cubito-carpien. Les ligaments dorsal et latéral interne sont douloureux. Les mouvements des doigts sont conservés. Impotence du pouce : l'articulation trapézo-métacarpienne du pouce est douloureuse aussi, il est impotent. Ce malade n'a fait jusqu'à présent d'autre traitement que des bains très chauds à 50° centigrades. On voit combien leur action palliative a peu d'influence sur les gros symptômes.

Dès la première séance du massage le soulagement est considérable, les mouvements spontanés sont rétablis, les autres communiqués se font assez facilement. Recommandation des mouvements du jeu de piano, d'exercer le pouce à fléchir, à faire son opposition. Nous continuons les bains chauds pour le soir.

6 juillet. — Depuis hier changement complet : l'usage de la main est repris. Il reste cependant plusieurs points qui se réveillent dans les mouvements irréfléchis. Ces points douloureux sont très variables, très fugaces ; ils prolongent souvent le traitement, alors que la main fait un bon usage de ses capacités. C'est ce qui arrive pour ce malade, qui très rapidement obtient la régression des phénomènes aigus

dus à son traumatisme, mais a besoin d'être surveillé jusqu'à la disparition de ces points ligamenteux ou articulaires, devenant une menace pour l'avenir.

Jusqu'au 12 juillet les séances sont continuées, la guérison est alors absolue. Les mouvements sont sans douleur.

OBSERVATION XXXIX

Entorse antéro-externe du coude droit. — Massage immédiat. — Continuation du travail. — Guérison en neuf séances.

La nommée Eugénie G..., 20 ans, domestique, nous est envoyée de la consultation de l'hôpital Laënnec, le 17 décembre 1898. Elle est tombée sur le bras droit, le samedi 15 décembre au soir. En se relevant elle a senti une douleur au coude ; a pu continuer à le remuer et a même pu servir à table. Mais en voulant soulever un objet un peu lourd, elle a ressenti une douleur plus vive et il lui fut impossible de continuer cet effort ; depuis ce moment, elle ne put retourner la main en bas ou en haut. Au service d'un médecin, qui lui fit de la compression ouatée.

Actuellement, gonflement, tuméfaction du coude. Les rainures latérales olécrâniennes n'existent plus. La douleur existe en avant de la région et en dedans de la saillie du supinateur. Pas de douleur au niveau du biceps, du côté interne. Un peu de douleur au ligament interne, portion moyenne. Les mouvements de pronation et supination sont pour l'instant impossibles. La flexion est limitée, douloureuse ; l'extension également. Le massage est commencé immédiatement. Grand bien-être après la séance, les mouvements ont plus de tendance à se produire. Le bras est laissé libre, en recommandant la prudence. Bains chauds conseillés.

19 et 20 décembre. — L'amélioration se poursuit, l'ecchymose apparaît au côté externe. Dégonflement de la partie antérieure de l'articulation. La douleur a disparu à ce niveau. Les mouvements de flexion sont presque complets. La pronation est plus douloureuse que la supination. Le soir, bain chaud, soulage la malade qui continue à travailler.

21 décembre. — L'ecchymose s'étend de plus en plus. La douleur existe encore au faisceau postérieur du ligament externe. La supination et la pronation sont meilleures. Extension et flexion presque complètes.

22, 23, 24 décembre. — L'amélioration s'accentue davantage et porte principalement sur les mouvements. La flexion et l'extension complètes et forcées, révèlent encore une légère douleur. Les autres mouvements primitivement plus défectueux, se font bien maintenant et la pronation forcée est encore sensible. Les points douloureux, ligamenteux ont disparu. La teinte ecchymotique est effacée, les gouttières latérales de l'olécrâne sont revenues à leur forme normale. La malade fait les ouvrages les plus pénibles de sa profession.

Le 26 décembre. — Dernière séance. Tout est terminé, elle ne ressent plus rien.

OBSERVATION XL

Contusion du coude droit datant de trois jours. — Massage. — Cinq séances. — Guérison.

Le lundi, 18 octobre 1890, le nommé D..., mécanicien, âgé de 35 ans, se présente à la consultation de l'hôpital Necker, il a reçu samedi dernier, une barre de fer sur le coude droit. Le choc a été très violent et a porté au niveau de l'attache des muscles épitrochléens. En ce point on constate un peu de gonflement ; la trace de la contusion est visible à l'ecchymose située en avant. La flexion des doigts est douloureuse, celle de la main impossible, gêne dans l'extension des doigts. L'articulation du coude se meut très librement. La supination et la pronation sont un peu douloureuses. Massage immédiat. L'impotence relative de la main disparaît aussitôt : le gonflement diminue rapidement. Après cette séance le malade part très soulagé, ayant l'illusion de la guérison. Il devra essayer de continuer son travail.

19. — Fatigué de la journée d'hier, il a vu le gonflement revenir et la douleur reparaître le soir, mais il a pu toujours faire aller doigts et main. Massage. Tout rentre dans l'ordre.

20, 21, 22, 23. — La guérison s'accentue chaque jour. La fatigue du travail se fait de moins en moins sentir.

Le 23 dernière séance, le malade ne se ressent plus de rien au point de vue fonctionnel. La douleur au point contusionné persiste encore, l'ecchymose est en partie résorbée.

OBSERVATION XLI

Entorse simple du coude droit de la région antéro-externe. — Massage immédiat. — Guérison en dix séances.

Le nommé Charles V..., 29 ans, cimentier, nous est adressé à Laënnec le 19 juin 1897, par notre ami le Dr Glantenay, enlevé trop tôt hélas ! à l'affection de tous ceux qui le connurent.

Ce malade est tombé le 17 juin dernier sur la main et s'est tordu le bras. Il ressentit alors une vive douleur au côté externe du coude droit; il remarqua presqu'aussitôt l'enflure. Aujourd'hui on constate du gonflement et de l'empâtement de la région du coude; l'œdème s'étend à l'avant-bras et à la face dorsale de la main. Pas de douleur vive du côté interne.

A la région antérieure au niveau de la tête radiale, point douloureux. A la région externe, l'épicondyle pressé et douloureux et le maximum de douleur est en ce point. La pression est douloureuse en suivant le radius. Teinte ecchymotique de la région.

Les mouvements spontanés de supination et de pronation sont possibles, bien que difficiles. Les mouvements provoqués sont plus étendus mais aussi très douloureux.

Massage fait aussitôt. Soulagement immédiat, le bras est tenu en écharpe.

20. — Pas de séance.

21 juin. — La teinte ecchymotique se répand, le gonflement a beaucoup diminué ; les mouvements spontanés se font très bien, les mouvements provoqués augmentent peu à peu.

24 juin. — Suppression de l'écharpe. L'amélioration s'affirme et le malade peut prendre des objets ayant quelque poids. La flexion du coude dépasse l'angle droit, quoique encore douloureuse.

27 juin. — Va très bien. Reprend ses outils et le 30 est en état de retravailler, ayant tous ses mouvements complets et indolores.

OBSERVATION XLII

Entorse du coude gauche, portant sur l'appareil ligamenteux antéro-externe. — Impotence. — Massage immédiat. — Guérison en dix séances.

Le nommé V..., âgé de 20 ans, mécanicien, s'est présenté à la consultation de l'hôpital Necker le 24 octobre 1889. Le mardi précédent, 22 octobre, en graissant sa machine, est tombé sur les deux mains, en avant, et a rebondi sur le côté gauche; il fit un violent effort musculaire pour parer à sa chute. Il ressentit aussitôt une vive douleur au coude gauche ; il lui fut impossible de se servir du bras depuis.

Ce malade nous est aussitôt confié par M. le Dr Beurnier, chef de clinique. Le coude gauche est gonflé ; l'enflure s'étend à l'avant-bras, rien à l'olécrâne ; l'épitrochlée est intacte également. Au niveau de l'épicondyle, légère sensibilité ; impossibilité de plier le coude qui est tenu en demi-flexion, et dans la position intermédiaire à la supination et à la pronation. Mouvements actifs à peu près impossibles. Les mouvements passifs occasionnent de fortes douleurs. La douleur est extrêmement vive aux attaches ligamenteuses antéro-externes. Peau chaude, tendue, épanchement intra-articulaire. Massage, première reprise de vingt minutes. Très grand soulagement et très rapide dégonflement. Le malade peut déjà exécuter des mouvements à sa grande stupéfaction. Deuxième reprise. A la fin de cette reprise la douleur a presque totalement disparu, le gonflement est réduit à presque rien. Les mouvements communiqués, c'est-à-dire un peu forcés, s'exécutent presque sans douleur et sans difficulté. Ceux que le malade fait, élévation du bras, flexion, extension de l'avant-bras, supination et pronation s'accomplissent très facilement maintenant. Le malade devra exécuter tous les mouvements ci-dessus et ne pas rester inactif.

25, 26 octobre. — Amélioration.

Le 28 octobre est dans l'intention de retravailler dans l'après-midi. Rien ne s'y oppose, à condition d'éviter toute manœuvre pénible.

29. — S'est très bien trouvé, n'a pas souffert. Jusqu'au 3 novembre 1889 ce malade revient. A partir de cette date, tous les mouvements s'exécutent sans douleur, il ne revient plus.

OBSERVATION XLIII

Entorse grave du coude gauche. — Déchirure du ligament latéral interne. — Impotence. — Hémarthrose. — Massage immédiat. — Vingt-deux séances. — Guérison en vingt-deux séances.

La nommée Marie B..., 25 ans, domestique, est venue à la consultation externe du docteur Routier à Necker le 3 décembre 1894. La veille en tombant dans l'escalier de service, les bras étendus, a senti une violente douleur au coude gauche qu'elle sentit aussitôt gonfler, Impossible de le remuer à partir de ce moment.

La malade présente du gonflement, de la tension, de la rougeur, de la région du coude gauche. A la face interne, hématôme considérable, soulevant le tégument ; la peau se laisse déprimer contenant sous elle une poche liquide collectée. Ecchymose à ce niveau. La région est douloureuse surtout à la région interne : en avant, en arrière, en dehors, douleurs vives également. Mouvements provoqués, impossibles par grande tension. Mouvements spontanés, également impossibles. Le cul-de-sac olécrânien est distendu. Crépitation. On peut constater des mouvements de latéralité, le ligament latéral interne est certainement rompu.

Le massage est immédiatement commencé. Deux reprises dans cette première séance amenant une détente notable, permettant des mouvements spontanés, bien peu étendus il est vrai, mais témoignant du retour à la vie. Echarpe.

Du 3 au 8 décembre. — Séances. Ecchymose s'allonge en bas et en haut. La poche se vide. Nous surveillons avec attention la gouttière épitrochléo-olécrânienne.

10, 11, 12. — Amélioration très progressive, la malade fait des mouvements actifs dans la mesure de ce qui lui est possible. L'écharpe est enlevée et la liberté du membre est permise dès la neuvième séance. La malade peut commencer à vaquer à des occupations actives se rapportant à sa profession, coudre, ranger, etc. Le massage est toujours pratiqué avec le plus grand soin. Les mouvements sont surveillés, et progressent. Bien que la malade devienne irrégulière, allant mieux, les progrès ne cessent de se produire, le massage est continué avec de légers intervalles jusqu'au 7 janvier 1895. A ce moment tous les mouvements sont revenus, la flexion et l'extension sont complètes, il reste encore un peu de douleur en forçant la flexion et se manifestant au niveau de la gouttière du cubital. Le traitement est terminé. La malade ne s'est jamais représentée.

OBSERVATION XLIV

Contusion violente et entorse du coude gauche (région interne). — Hémarthrose. — Intervention au bout de cinq jours. — Guérison en onze séances.

Le nommé Jean L..., 15 ans, vient à la consultation externe de Necker, le 8 juillet 1895.

Le 3 juillet dernier, il est tombé sur le coude gauche. Le bras gonfle aussitôt, vive douleur, impossible de le remuer.

Le 8 juillet. — Gonflement et tuméfaction considérable du coude gouche, teinte ecchymotique répandue mais très accentuée à face interne. Douleur très vive ; les pressions les déterminent surtout aux épiphyses et au niveau de l'articulation humérale, qui est aussi entorsée. A la région interne, phénomène plus accentués. Ecchymose très apparente, l'olécrâne est douloureux à la pression ; en avant et en arrière, sensibilité vive.

Pas de crépitation osseuse. Pas de mobilité anormale. Pas de déplacement des extrémités osseuses. Actuellement les doigts remuent, les mouvements de supination et de pronation, bien que très douloureux, s'effectuent ; les autres mouvements, extension et flexion impossibles.

Après le premier massage grand soulagement la flexion de l'avant-bras peut se faire, mais difficilement. Les phénomènes s'améliorent de plus en plus, rien de spécial à signaler. Le 20 juillet fin du traitement.

OBSERVATION XLV

Entorse et contusion du coude gauche datant de huit jours. Compression ouatée. — Intervention au bout de huit jours. — Guérison en quinze séances.

Le nommé Georges P..., 4 ans, le 17 mai 1898, nous est adressé de la consultation externe de Boucicaut, par le Dr Brésard, assistant de consultation. Il est tombé il y a huit jours à l'Ecole. A la consultation on constata contusion avec entorse surtout du côté externe. Nous constatons que la région du coude est encore tuméfiée, empâtée. Une ecchymose se voit à la région externe. La région interne en présente une encore assez étendue. En pressant sur l'épicondyle douleur. De même en avant et en dedans de l'article. La gouttière du cubital est infiltrée de sang. La pression à ce niveau détermine douleur très vive faisant pleurer l'enfant. Les mouvements spontanés limités se font bien, mais douleur et défense de la part de l'enfant, si l'on essaye de dépasser cette limite dans un sens comme dans l'autre. Dès le premier massage, le traitement produit dégonflement et suppression de douleur. Les mouvements actifs et passifs sont mieux exécutés. L'amélioration se fait régulièrement de jour en jour, mais un peu lentement à cause de la difficulté chez les enfants de leur faire exécuter régulièrement les mouvements méthodiques. Après une dizaine de jours, les mouvements sont complets, mais il faut prolonger le massage, car l'enfant ne peut avoir encore l'intégrité des mouvements.

Tout va bien à partir du 5 juin, il ne revient plus.

OBSERVATION XLVI

Contusion de l'épaule gauche, parésie consécutive du deltoïde. — Intervention au bout de deux jours. — Guérison en quatre séances.

Le nommé C. Victor, 32 ans, journalier, se présente à Necker le 21 octobre 1890, consultation externe. Chute sur l'épaule il y a deux jours. Depuis ce moment n'a pu se servir du bras.

21 octobre. — Nous constatons gonflement du moignon de l'épaule. Contraction des muscles rotateurs et du deltoïde. Douleur à la pression sur toute la région. Impotence du bras. Élévation et autres mouvements impossibles. Se plaint de douleur la nuit s'irradiant dans le bras. Massage pratiqué pendant vingt-cinq minutes, après lesquelles tous les mouvements peuvent être exécutés, élévation complète du bras, rotation et rétroduction, mouvement en arrière, étant absolument impossibles. Un peu de douleur persiste en avant du moignon. Exécute, dans la journée, exercice méthodique des mouvements du bras.

22 décembre. — S'est très bien trouvé, a dormi très bien la nuit, quoique ayant ressenti un peu de fatigue dans le bras.

23. — Amélioration de plus en plus accentuée.

24. — Dernière séance, a travaillé sans fatigue.

OBSERVATION XLVII

Contusion de l'épaule gauche. — Intervention au bout de trois jours. — Guérison en cinq séances.

Le nommé Frédéric B..., 59 ans, palefrenier, se présente le 24 octobre 1895 à la consultation de Necker.

Le 21 octobre, il a reçu coup de pied de cheval. Immédiatement impotence du membre. On lui fait des frictions avec alcool camphré qui ne changent en rien son état.

Le 24, vient à la consultation de Laënnec. Gonflement, douleur à la face externe du moignon. Impotence presque complète.

Première séance faite le jour même, après la séance, les mouvements sont possibles, sans douleur, mais limités. Exercices méthodiques dans l'intervalle. Dans les séances, constatation du mieux d'un jour à l'autre ; se trouve très bien en exécutant les prescriptions.

Le 29 octobre, se déclare très bien, est prêt à reprendre son travail.

OBSERVATION XLVIII

Contusion de l'épaule gauche. — Intervention au bout de cinq jours. — Guérison en dix séances.

Le jeune Paul C..., 4 ans 1/2, est conduit à Necker le 19 décembre 1896, à la consultation externe. Est tombé il y a cinq jours en courant sur son épaule et à partir de ce moment n'a pu remuer son bras, frappé comme de paralysie.

19 décembre. — L'épaule gauche est gonflée, on sent capsule péri-articulaire tendue. Impotence du membre. Parésie deltoïdienne. Mouvements très limités. Pas de douleur spontanée. Tête humérale suit tous les mouvements imprimés soulevant tête humérale contre voûte acromiale, pas de douleur. Donc : pas de décollement épiphysaire ou autre lésion intéressant directement les organes articulaires. Sensibilité du moignon un peu obtuse. Contracture des pectoraux. Dès le premier massage, le petit malade remue spontanément le bras et peut détacher le coude du tronc ; jusqu'au 31 décembre, séances, sauf le 25, les progrès s'accentuent de plus en plus et à cette date tous mouvements sont revenus.

OBSERVATION XLIX

Entorse de l'épaule gauche et tiraillement du plexus brachial. — Intervention immédiate. — Guérison en quinze séances.

Le nommé Claude M..., 33 ans, gardien de la paix, se présente à la consultation de Laënnec, le 23 mai 1898.

Le 23 mai 1898. — En opérant le sauvetage d'un noyé, dans la nuit de dimanche à lundi (c'est-à-dire cette nuit même) a fait un effort considérable pour se hisser avec son fardeau sur la berge, en s'appuyant sur le coude gauche. A ressenti une violente douleur et en arrivant sur le quai s'est aperçu que le bras était inerte. Impotence complète. Le bras *balait*, douleur vive s'irradiant partout, remue les doigts difficilement.

1re séance de vingt-cinq minutes. — Dès que cette séance est terminée, disparition de la douleur, de l'engourdissement, les doigts semblent se délier. Un grand sentiment de détente l'envahit ; le bras se meut et exécute, dans des limites très restreintes, tous les mouvements possibles, mais se fatigue vite. Nous tentons mouvements provoqués qui sont peu étendus.

2e séance. — Mieux très notable. Mouvements encore très limités. Plus de fourmillements. Douleur de l'épaule presque nulle.

Ce malade exécutant fort bien les mouvements actifs possibles et très réguliers est complètement rétabli en quinze séances. A partir du 8 mai il ne revient plus, ayant repris son service.

OBSERVATION L

Contusion de l'épaule gauche par écrasement. — Névralgie cervico-brachiale consécutive. — Intervention au bout de treize jours. — Guérison en onze séances.

Le nommé Auguste B..., peintre, 47 ans, entré dans le service du professeur Le Fort, le 30 septembre 1890.

Il y a treize jours, le 27 septembre a été renversé par une voiture dont une des roues lui a passé sur la partie supérieure du bras gauche. Entré à Necker le 30.

Attrition considérable des tissus. Pas de plaie, mais en raison de l'accentuation des phénomènes dus à l'écrasement de l'épaule, l'immobilisation dans écharpe de Mayor est décidée. Peu à peu des douleurs de l'épaule apparaissent s'irradiant au cou et au bras. Ces douleurs ont persisté malgré l'immobilisation. Impotence est constatée. Atrophie très appréciable du biceps et du deltoïde et autres muscles rotateurs. Trace du passage de la roue, marquée par ecchymose.

Dès la première séance, soulagement considérable, mouvements meilleurs.

10. — Meilleure nuit, il a un peu dormi, car jusqu'à ce moment le

malade n'a cessé de souffrir. Il demande à sortir de l'hôpital, et vient tous les matins pour le massage et l'électrisation qui a été employée ici.

12. — Mieux s'accentue, la nuit maintenant est bonne, il commence à travailler. L'électrisation qui réveille de la douleur insupportable est supprimée, le malade déclarant ne pas en vouloir.

13, 14, 15. — Amélioration notable, exécute bien son travail.

17 octobre. — Dernière séance.

OBSERVATION LI

Contusion de l'épaule droite. — Intervention le lendemain. — Guérison en cinq séances.

Le nommé Auguste B..., 52 ans, journalier, se présente à la consultation de Necker, le 11 mars 1895.

Hier dimanche a fait chute sur l'épaule. Impossibilité de remuer le bras. Impotence du membre. Gonflement. Douleur en avant de l'épaule à la pression.

Massage immédiat, réveille contractilité du deltoïde, presque plus de douleur, fait mouvements tout à l'heure impossibles.

Marche progressive de la guérison, se sent capable de reprendre son travail. Fin du traitement, 16 mars 1895.

OBSERVATION LII

Contusion et entorse de l'épaule droite. — Intervention au bout de trois jours. — Guérison en trois séances.

Le nommé Augustin C..., 50 ans, journalier, entre le 13 décembre 1889, dans le service du professeur Guyon, à Necker.

Le 10 décembre 1889, il fait une chute sur l'épaule droite, d'une hauteur de trois mètres, amené à l'hôpital le 13 décembre 1889. Gonflement très marqué de l'épaule ; moignon tuméfié, rougeur, chaleur, douleur, tension surtout à la partie antérieure. Teinte ecchymotique diffuse. Douleur très vive de la région, la pression la réveille plus vive surtout à la partie antérieure et en arrière au niveau de la dépression sous-accomiale. Impotence du membre, mouvements spontanés impossibles, provoqués très douloureux et très limités, défense du malade, contracture deltoïde.

13 décembre. — Massage immédiat. Séance prolongée jusqu'à ce que malade puisse reprendre les mouvements spontanés, au bout d'une demi-heure le résultat est obtenu. Douleur disparue, retour à la fonction. Le bras exécute progressivement tous les mouvements, détente remarquable, plus de contracture. Le mouvement est recommandé avec bien entendu repos en cas de fatigue.

16 décembre. — Depuis la veille, changement complet. Tout s'est amélioré au point que le malade, qui a été commotionné par l'accident demande à partir à Vincennes, non pour son bras, mais pour se remettre de cette commotion. Le bras fonctionne bien, un peu de douleur qui disparaît à mesure que les mouvements s'exécutent. L'exercice recommandé est bien entendu méthodique.

OBSERVATION LIII

Contusion de l'épaule droite. — Hématome sous-deltoïdien. — Intervention au bout de onze jours. — Guérison en dix séances.

Le nommé Ch. Charles, musicien, 36 ans, entré le 12 décembre 1889, dans le service du professeur Guyon à l'hôpital Necker, est tombé le 7 décembre sur l'épaule droite. Vive douleur en même temps qu'il sentit son épaule gonfler instantanément, se relève et s'aperçoit qu'il ne peut remuer le bras. Vient à l'hôpital le 12. Nous voyons ce malade six jours après son entrée.

18 décembre. — Gonflement et tension du moignon. Ecchymose étendue tout le long de la face externe du bras. Œdème assez marqué à l'extrémité inférieure du bras, le coude est tuméfié et douloureux. Douleur en avant de l'articulation et au niveau de l'acromion. En palpant profondément on sent sous le deltoïde une crépitation sanguine très nette. Mouvements imprimés au bras très douloureux, élévation surtout. Impotence absolue.

Le malade immobilisé depuis l'accident n'a cessé de souffrir ; le gonflement encore appréciable a beaucoup diminué. Les douleurs se font sentir la nuit surtout, vont du sommet de l'épaule au côté externe du bras.

Massage commencé onze jours après l'accident. Après la première séance, un soulagement très marqué est ressenti. Le malade esquisse un mouvement, puis se hasarde, à sa grande surprise, il peut écarter légèrement le coude du tronc. Mouvements passifs très restreints, arrêtés aussitôt par la douleur, en y insistant la tolérance s'établit.

En attendant la prochaine séance le malade doit faire ce qu'il peut.

9 décembre. — Le malade a souffert pendant la nuit. Nouvelle séance de vingt minutes. Soulagement encore plus marqué. L'épaule a déjà beaucoup diminué. La douleur à la pression est moins forte. L'ecchymose est en voie de résorption très activée depuis la veille. L'œdème du bras et du coude ont presque entièrement disparu. Le bras est laissé en liberté. Mêmes recommandations que le jour précédent.

20 décembre. — Nuit meilleure, mouvements ont progressé. Après la séance bien-être plus accentué encore, tout suit la progression. Jusqu'au 23 décembre, jour de sa sortie de l'hôpital, les massages ne sont pas interrompus et le mieux devient presque de la guérison. Les mouvements d'élévation atteignent le sommet de la tête, en arrière ils s'exécutent très bien. La crépitation perçue au début n'est presque plus sentie.

Du 23 au 28, rien de particulier en dehors de la constatation de la marche rapide vers la guérison complète. Les mouvements de l'articulation sont complètement restitués.

28 décembre. — Dernière séance.

OBSERVATION LIV

Contusion de l'épaule gauche. — Intervention le lendemain. — Guérison en sept séances.

Le nommé Armand Lacroix se présente à la consultation de l'hôpital Necker, le 31 août 1889. Service du professeur Le Fort.

Le 30 août 1889, est tombé sur le trottoir et a rebondi contre un mur ; l'épaule ayant subi le choc, sur le moment a été engourdie, a senti vive douleur à l'épaule, un quart d'heure après, la contusion a gonflé aussitôt. Impotence du membre. Gonflement et tuméfaction du moignon de l'épaule. Dépression sous-claviculaire comblée par l'œdème. Le bras se rapproche bien du corps, écartement du coude difficultueux, rien à la clavicule ni à l'humérus. Douleur à la pression, en avant, mouvements passifs non forcés supportables ; le bras, abandonné à lui-même dans la position horizontale, retombe brusquement en provoquant douleur.

Dès le premier massage soulagement et reprise partielle du fonctionnement du membre.

1er septembre. — Dégonflement très marqué, diminution notable de la douleur, nuit bonne, légère teinte ecchymotique apparait à la surface du tégument.

Jusqu'au 6 septembre, séances. Mouvements sont complets, l'ecchymose a disparu, plus de douleur. Reprise du travail, ne revient plus.

OBSERVATION LV

Entorse de l'épaule gauche. — Rupture de fibres musculaires du grand pectoral et du deltoïde. — Intervention immédiate. — Guérison en neuf séances.

Le nommé R..., 45 ans, charpentier, entre le 26 août 1889 à l'hôpital. Service du professeur Le Fort.

Le 26 août 1889, en soulevant une pièce de bois, pesant 400 kilos a senti craquer dans son bras, vive douleur et enflure immédiate en avant et en dedans de la région supérieure du bras. Le membre se meut difficilement, flexion de l'avant-bras sur le bras, extrême difficulté à exécuter l'élévation. Ces mouvements provoquent une vive douleur, le point le plus douloureux est en prenant au niveau de l'insertion brachiale du grand pectoral. Le tendon du biceps est douloureux, ainsi que les fibres antérieures du deltoïde. Le massage intéresse surtout le biceps, le deltoïde et le grand pectoral. Après vingt minutes, le malade lève le bras, fait ses mouvements lentement sans douleur et avec assez de facilité. Un bain sulfureux est ordonné. Mouvements méthodiques recommandés.

Le 27 août. — Deuxième séance. Depuis le premier massage, le mieux a continué.

Jusqu'au 31 août on constate l'amélioration rapide et progressive.

Dès le 1er septembre s'exerce à élever un fardeau d'abord 1 kilo, tenu dans la main et fait dix fois flexion de l'avant-bras sur le bras, et 10 fois mouvement d'abduction main étendue.

Dès le 3 septembre le même exercice peut se faire avec 10 kilo. C'est la neuvième séance, il veut reprendre son travail, n'est plus revenu.

OBSERVATION LVI

Entorse de l'épaule droite. — Intervention le lendemain. — Guérison en cinq séances.

Le nommé V..., 61 ans, terrassier, entre le 15 juillet 1889, dans le service du professeur Le Fort, à l'hôpital Necker.

Hier vendredi, en poussant une petite voiture a buté contre le bord du trottoir ; en se retenant après les brancards de la voiture, a été violemment repoussé, immédiatement douleur sentie à l'épaule, par le contre-coup, a essayé de remuer le bras, impossible sur le moment. Il put néanmoins remuer le bras, quoique avec peine et douleur. Le soir aggravation. Vient à la consultation le 16, nous est confié. Impotence du bras. Gonflement, douleur en essayant un mouvement.

1re séance. — Aussitôt après remue sans souffrance, peut déjà mieux s'habiller, devra faire mouvements très peu étendus.

17. — Pas de séance.

18. — Deuxième séance. A souffert, cependant le mieux s'est accentué. Après cette séance se sent très bien, mouvements plus étendus mais sans forces.

Aux 3e, 4e, et 5e séances, nous constatons l'amélioration de plus en plus forte.

Le 22 n'a plus de douleur, fait tous les mouvements avec facilité. Manifeste l'intention de ne plus revenir.

OBSERVATION LVII

Contusion simple de l'épaule droite. — Intervention au bout de deux jours. — Guérison en quatre séances.

Le nommé C... Charles, 20 ans, ciseleur, entre le 4 juillet 1889 dans le service du professeur Le Fort.

4 juillet. — Il y a deux jours est tombé sur le côté droit, son épaule ayant porté sur le sol. A ressenti très vive douleur et presque instantanément impossibilité de remuer le bras. On constate gonflement du moignon du côté droit, certaine tension, douleur à pression en avant sur le faisceau claviculaire du deltoïde. Mouvements de l'articulation paraissent libres, on sent du frottement sous-musculaire.

Parésie du deltoïde. Impotence du membre, le malade ne peut exécuter de mouvements spontanés. Sensibilité bonne.

Massage commencé le 4 juillet.

Dès la première séance, mouvement spontané reprend. Le mouvement est recommandé dans l'intervalle, va et vient, écartement du coude et rotation du bras, le coude étant fléchi.

5 juillet. — Très grande amélioration, le malade ayant exécuté nos prescriptions a récupéré les mouvements qui ont fait l'objet des exercices de la veille. Elévation du bras s'accomplit sans difficulté jusqu'à l'horizontale.

Le malade demande sa sortie, mais reviendra.

6, 7, 8. — Tous ces jours accentuation de l'amélioration, tous les mouvements du bras sur l'épaule s'accomplissent ; la douleur, le gonflement ont disparu en grande partie, on ne sent plus ce frottement profond et la région deltoïde est souple. Les deux derniers jours, le malade a repris son travail, assez délicat et s'en est bien trouvé. Le dernier jour où nous le voyons, 8 juillet, tous les mouvements se font bien, nous ne l'avons pas revu depuis.

OBSERVATION LVIII

Entorse et contusion grave à l'épaule droite. — Intervention au bout de trois jours. — Guérison en treize séances.

La nommée Joséphine C..., 52 ans, se présente le 17 mai 1889, dans le service du professeur Le Fort.

Le 14 mai dernier étant montée sur un tabouret, a glissé, est tombée sur l'épaule droite. Douleur vive ressentie. Continuation du mouvement du bras, mais bientôt engourdissement, surtout le soir, qui augmentant la décida à venir consulter le 17 mai 1889.

Gonflement du moignon. Ecchymose en avant et à la face externe. Vive douleur au sommet à l'acromion en pressant sur l'apophyse coracoïde également. Pas de crépitation.

A conservé encore un peu de mouvements du bras, mais ils sont très gênés, très douloureux, impossibilité de mettre la main sur la tête, de s'habiller seule. Douleur irradiée le long du bras.

17 mai. — Massage. Immédiatement après la séance sent l'engourdissement presque entièrement dissipé. Fait mieux les mouvements et les exécute bien après quelques exercices méthodiques. Douleur disparaît à mesure qu'elle remue, s'habille mieux.

21 mai. — Les séances ne sont pas interrompues jusqu'à ce qu'elle puisse travailler chez elle sans ressentir l'engourdissement persistant. Dès le 25 mai les douleurs ont complètement disparu.

30 mai. — Jusqu'au 30 mai, dernier jour de traitement, toujours du mieux. La malade se sentant très bien comme avant l'accident, travaillant sans fatigue, ne reviendra plus, à moins de nouveau.

OBSERVATION LIX

Entorse de l'épaule. — Rupture musculaire du faisceau claviculaire du deltoïde droit. — Massage immédiat. — Quatre séances.

Le nommé Jules X..., terrassier, 30 ans, se présente dans le service du professeur Le Fort à l'hôpital Necker, le 18 mars 1889.

La veille s'est donné un effort en luttant, vive douleur en avant du moignon de l'épaule, ayant arrêté brusquement le mouvement du bras.

18 mars. — Pression très douloureuse le long du faisceau claviculaire du deltoïde, surtout à surface d'insertion supérieure : rotation du moignon douloureuse en dehors, élévation impossible. Impotence du bras.

Massage immédiat. Deux reprises de vingt-cinq minutes, après lesquelles douleur disparaît. Le malade remue tres bien le bras, s'habille sans difficulté. On peut faire exécuter au bras tous les mouvements.

19. — Depuis la veille pas de douleurs, a mieux dormi, a exécuté les mouvements et exercices prescrits. Encore douleur dans la rétroflexion forcée du bras.

Séance de 20 minutes après laquelle toute trace de phénomènes anormaux disparaît.

20. — A pu travailler 1/2 journée sans douleur. Dernier massage.

OBSERVATION LX

Contusion de l'épaule droite datant de neuf jours.

Le nommé Victor A..., cocher, 55 ans, se présente le 11 février 1889 à la consultation externe de l'hôpital.

Il est tombé le 2 février 1889 sur l'épaule droite, vive douleur ressentie au moignon ; a pu continuer à se servir du bras. Mais peu à peu l'engourdissement est venu et aujourd'hui il lui est impossible de s'en servir.

11 février. — Actuellement : impotence du membre supérieur droit, contraction du deltoïde. Tuméfaction du moignon, pas d'ecchymose. Point très douloureux en avant et sur la face externe de l'épaule.

Dès la première séance, mouvements spontanés reviennent, élévation du bras se fait relativement ainsi que les autres mouvements. Douleur très atténuée. Devra se servir du bras dans l'intervalle.

Dès le 13, il remonte sur son siège ; le 14, se déclare fatigué. Le massage rétablit l'équilibre.

Le 16 février, il exécute tous les mouvements avec facilité, il ne revient plus.

OBSERVATION LXI

Contusion de l'épaule gauche. — Intervention le lendemain. — Guérison en quatre séances.

La nommée M..., 35 ans, ménagère, nous est adressée à la consultation de l'hôpital, par notre ami le Dr Le Guellant.

Est tombée, il y a deux jours, sur l'épaule gauche. Impotence du bras. Douleur pré-humérale et sous-acromiale ; tuméfaction de la région. Elévation du moignon et rétro-pulsion du bras impossible. Parésie du deltoïde. Contracture. Muscles durcis.

Séance de 25 minutes. Contracture disparaît. Muscles se détendent ; souplesse, se contractent très bien. La malade après quelques mouvements passifs peut très bien exécuter tous les mouvements.

22. — Va très bien, encore douleur en avant et sur la face externe du moignon. Exécute très bien les mouvements, a travaillé toute la journée à ses occupations peu fatigantes.

23, 24, 25. — Va de mieux en mieux et ne se ressent plus de rien. Dernière séance le 25.

OBSERVATION LXII

Contusion violente de l'épaule droite (poids de 3000 kilos). — Intervention quatre jours après. — Guérison en sept séances.

Le nommé Pierre V..., 32 ans, chauffeur, est entré dans le service du professeur Le Dentu, à l'hôpital Necker, le 22 juillet 1893.

Le 18 juillet dernier en voulant faire basculer une voiture de charbon fit le mouvement habituel pour enlever avec l'épaule la partie antérieure du tombereau en prenant un point d'appui sur le timon; la voiture très chargée en avant ne bascula pas immédiatement et le tombereau tendant à reprendre sa position primitive s'abattit sur l'épaule droite du patient, qui n'avait pas eu le temps de se retirer: heureusement que la chute fut arrêtée par la chambrière. Le malade ressentit une violente douleur avec engourdissement immédiat du bras et impossibilité de s'en servir: il dut arrêter le travail de suite.

22 juillet. — Resté le bras en écharpe jusqu'à aujourd'hui, vient en consultation et nous est envoyé. Gonflement et tuméfaction de tout le moignon de l'épaule droite. Ecchymose au niveau de l'acromion. Douleur au sommet; au niveau de l'articulation acromio-claviculaire, pression très douloureuse au point où le choc a porté.

Douleur en avant et en arrière et dans le creux axillaire. On ne perçoit aucune crépitation osseuse. Tête humérale à sa place. Muscles du moignon contracturés surtout grand pectoral et deltoïde. Impotence du membre. Les mouvements provoqués très douloureux, provoquent plainte du malade bien que cette exploration soit faite avec les plus grands ménagements.

Massage. Immense soulagement amené immédiatement. Mouvement spontané possible, mais très limité pour l'élévation.

23 juillet. — Pas de séance.

24. — Le soulagement s'est maintenu. Petits mouvements continués ont gagné. Après 2e séance, mieux très accentué.

25. — *Idem.*

26. — Pas de séance.

27. — Séance après laquelle l'élévation complète est obtenue; il met la main sur la tête.

28. — Mieux continue.

29. — Tous les mouvements se font bien. Si on les force, il y a encore douleur, le point centre est encore sensible, ecchymose est encore visible.

30, 31. — N'est pas venu.

1er août. — Depuis deux jours, a repris son travail de mécanicien-chauffeur et s'en est bien trouvé.

Dernier massage. Le malade étant en état de travailler ne reviendra pas.

OBSERVATION LXIII

Entorse scapulo-humérale droite. — Intervention au bout de deux jours. — Guérison en dix séances.

Le nommé C..., garçon de recettes, 52 ans, entré dans le service du professeur Le Dentu, à l'hôpital Necker, le 22 octobre 1894.

Il fit une chute sur le bras, ayant déterminé une torsion de l'épaule, le 20 octobre dernier.

Point très douloureux à la partie antérieure de l'articulation à la pression. Impotence du membre. Gonflement du moignon. Mouvements provoqués et extension en avant et d'élévation très douloureux.

Massage commencé immédiatement est pratiqué jusqu'au 30 octobre 1894. Tous les mouvements sont revenus, plus de douleur ni gonflement.

Reprend ses occupations, on ne le revoit plus à partir du 1er novembre.

OBSERVATION LXIV

Contusion de l'épaule droite. — Intervention au bout de trois jours. — Guérison en neuf séances.

Le nommé Pierre M..., âgé de 33 ans, cocher, se présente à l'hôpital Necker, dans le service du professeur Le Dentu, le 21 janvier 1895.

Il est tombé de son siège sur l'épaule droite le 18 janvier dernier, est venu à la consultation, où ventouses scarifiées ont été mises.

Ne se sentant pas mieux, revient, il nous est confié à partir du 21 janvier.

Je constate impotence du membre, gonflement de l'épaule, douleur vive en avant et en arrière à la dépression sous-acromiale.

Mouvements provoqués douloureux et frottements perçus en faisant mouvoir la tête humérale.

Dès la 1re séance, le malade fait le mouvement d'élévation, peut avec la main atteindre sans douleur le sommet de la tête, en abaissant le bras, il peut le retenir.

Mouvements ordonnés.

Séances jusqu'au 31 janvier avec amélioration progressive et reprise des mouvements de jour en jour meilleurs; reprend son travail à partir de cette époque, ne se ressentant plus de rien, tous les mouvements s'exécutant dans leur intégrité.

OBSERVATION LXV

Contusion de l'épaule droite. — Intervention au bout de deux jours. — Guérison en huit séances.

Le nommé Auguste P..., riveur, âgé de 19 ans, se présente à la consultation externe de l'hôpital Necker le 22 janvier 1895.

N'a pas eu d'impotence, mais mouvements douloureux et limités. Ce malade est remarquablement musclé.

On constate gonflement de l'épaule, assez marqué à la partie antérieure de l'articulation, légère entorse, douleur à la partie antérieure de l'articulation.

Dès le 1er massage, mouvements spontanés presque plus douloureux s'exécutent très bien; en 5 séances, rétablissement complet.

A partir du 30 janvier reprend son travail.

OBSERVATION LXVI

Entorse de l'épaule droite. — Déchirures de fibres tendineuses du deltoïde. — Intervention au bout d'un jour. — Guérison en sept séances.

Le nommé Antoine S..., journalier, âgé de 39 ans, vient à la consultation de Necker, le 4 juillet 1895.

Le 4 juillet, il a eu l'épaule droite violemment tiraillée, en voulant retenir le volant d'une machine. Douleur très violente et impossibilité immédiate de remuer.

Gonflement et tuméfaction du moignon de l'épaule. Pas d'ecchymose.

Douleur surtout très vive au niveau de la gouttière bicipitale en suivant le tendon du grand pectoral; à l'insertion deltoïdienne, douleur également. Douleur en avant et en arrière de l'articulation de l'épaule.

Mouvements provoqués très limités dans l'abduction, si on abandonne le bras à lui-même il retomberait. Douleur excessive due à la contraction du muscle blessé.

Les mouvements en avant et en arrière s'exécutent bien.

1re séance. — Grand soulagement.

5 juillet. — 2e séance. — Mieux très sensible, le membre reprend un peu d'activité, grands mouvements spontanés d'écartement du coude.

6 juillet. — A passé très bonne nuit. Douleur bien diminuée.

8 juillet. — Mouvements plus étendus, met la main sur la tête. La circumduction essayée provoque encore un peu de douleur à l'insertion inférieure du deltoïde.

9 juillet. — Mieux encore.

10 juillet. — Dernière séance.

OBSERVATION LXVII

Contusion de l'épaule gauche datant de dix jours. — Guérison en cinq séances.

Le nommé H..., âgé de 44 ans, briquetier, se présente à la consultation externe de Necker, le 16 octobre 1895.

Le 6 octobre dernier, il a fait une chute sur l'épaule, douleur ressentie à ce moment, n'y fit pas attention et continua à travailler.

Mais peu à peu le bras s'engourdit et malgré la meilleure volonté, après avoir tenté de continuer son travail depuis ce temps, n'a pu arriver à aller plus loin.

16 octobre. — Actuellement, le bras est dans une impotence complète, l'avant-bras est gêné également. Parésie du deltoïde, impossible d'élever le coude à l'horizontale.

Gonflement et tension du moignon de l'épaule. Empâtement.

Douleur à la pression en avant et en arrière de l'articulation.

Mouvements provoqués douloureux dans tous les sens.

Dès le 1er massage, cessation de la douleur, rendant possible les mouvements, le deltoïde se contracte mieux, le mouvement d'élévation de tout le bras est possible, le malade peut porter la main sur la tête. Les autres mouvements sont exécutés par nous et par le malade qui s'en va pouvant faire usage de son bras.

17 octobre. — S'est très bien trouvé depuis hier. A exécuté les prescriptions d'usage et nous arrive faisant tous les mouvements

mais incomplètement. Après la séance a l'illusion de la guérison complète, les mouvements forcés le rappellent à la réalité.

18, 19, 20. — Amélioration s'accentue de plus.

A partir du 20, demande à reprendre son travail, qu'il se sent capable d'exécuter. Les mouvements sont complètement revenus et ne sont plus douloureux.

OBSERVATION LXVIII

Entorse très grave du genou gauche. — Hémarthrose volumineuse. — Contusion de la région externe de la cuisse gauche. — Accidents très aigus, rapidement combattus. — Massage immédiat. Trente séances de massage. — Guérison complète.

Le nommé Alfred D..., 37 ans, domestique, entré à l'hôpital Necker, le 1er novembre 1889, dans le service de M. le professeur Le Fort, est tombé la veille en courant sur le genou ; a tenté de se relever, mais n'a pu se maintenir. Le genou avait gonflé immédiatement.

1er novembre. — Gonflement, œdème considérable. Crépitation sanguine. Cul de sac supérieur très saillant, le repli latéral interne bombe énormément, cul de sac inférieur également. Rougeur des téguments. Peau a aspect lisse. Douleur très vive aux ligaments latéraux, un point crépitant persistant est perçu sur le bord antérieur marginal de la tubérosité externe du tibia, à ce niveau collection sanguine plus abondante. Rotule soulevée, immobilisée par la tension. Impotence absolue du membre. Prédominance de la douleur du côté externe de l'ecchymose, de l'empâtement qui remonte également jusqu'à la partie moyenne de la cuisse.

Massage immédiat. Deux séances par jour.

Jusqu'au 5 novembre, inclusivement, les phénomènes aigus ont conservé un caractère assez intense, quoique ayant tendance à s'atténuer. La nuit du 4 au 5 ayant été bonne pour la première fois, une seule séance est faite. Depuis le début du traitement les dimensions primitivement ainsi représentées à la pointe de la rotule par 35 centimètres de circonférence, à la base par 41 c. 5, au-dessus du cul de sac supérieur par 45 c. 5, n'est plus que de 34 centimes, pour la première mesure, 38 centimes pour la seconde, 39 centimes pour le troisième. Ce dégonflement considérable, permet déjà quelques petits mouvements spontanés de l'articulation.

Le 7 novembre, nuit très bonne, douleur très atténuée aux ligaments, mouvement devient plus accentué. Dimensions dans l'ordre ci-dessus 36, 37 3/4, 38 3/4.

8 novembre. — A passé une nuit excellente. Nous tentons de le faire appuyer sur la jambe. Le malade lève très bien la cuisse ; il ressent peu de douleur. Maintenant le genou à l'aide d'un bandage ouaté non serré, nous lui faisons faire quelques pas sans appui. Il réussit très bien.

9-10 novembre. — Ces essais continuent tout doucement ne durant pas plus de dix minutes et toujours en notre présence. Défense absolue est faite de se lever en notre absence, seuls les mouvements de flexion et d'élévation de la jambe sont autorisés dans le lit. Les progrès très lentement mesurés sont cependant très sensibles et à partir du quinzième jour, nous l'autorisons à rester levé. Il ne devra pas faire autre chose qu'exécuter toutes les deux heures la marche méthodique pendant dix minutes, suivie d'une marche ordinaire de cinq minutes. Dans l'intervalle restera étendu sur le lit.

Du 15 au 20 novembre, la progression est très surveillée. De jour en jour tout s'améliore ; les mouvements de flexion sont presque complets sans douleur. L'hydarthrose fonctionnelle disparaît peu à peu.

A partir du 20 novembre peut rester levé toute la journée sans fatigue. Les muscles de la cuisse sont fermes, ne présentent pas d'atrophie ; le malade sort le 2 décembre complètement guéri.

Les séances ont été espacées à partir du 20 novembre jusqu'au 2 décembre, jour de la sortie.

OBSERVATION LXIX

Hématôme de la bourse prérotulienne par chute sur le genou droit. — Phénomènes aigus guéris par le massage immédiat en quatorze séances : évacuation de la poche douze jours après l'accident. — Raideur articulaire post-opératoire. — Guérison complète en six séances.

La nommée Marie C..., âgée de 48 ans, ménagère, entre à l'hôpital Necker, le 15 novembre 1889, dans le service du professeur Le Fort.

Hier, portant un fardeau sur les épaules, a glissé en voulant se garer d'une voiture, et est tombée. N'a pu se relever seule, mais n'a rien ressenti sur le moment ; le genou paraissait ne rien avoir.

Elle a continué à marcher, environ deux heures encore, quoique sentant quelque gêne. C'est alors que regardant son genou, elle s'aperçut du volume considérable qu'il avait pris. La douleur augmenta bientôt et il lui fut impossible d'aller plus loin, tant les douleurs de l'articulation étaient vives.

Nous voyons cette malade le 16 novembre et constatons : tuméfaction considérable du genou droit, au niveau de la bourse prérotulienne une tumeur saillante, grosse comme une mandarine, surplombe le gonflement général de la région. Tension considérable, impossible de faire mouvoir la rotule. Teinte ecchymotique diffuse. Petite ecchymose en avant du tendon rotulien, dont la saillie a disparu. Veines superficielles très dilatées et variqueuses. Douleur très vive au ligament latéral externe, moins accentuée du côté interne. Rougeur. Chaleur. Impotence complète du membre. Dimensions avant le massage, il y a peu de gonflement relatif au cul de sac supérieur.

Au bord supérieur de la rotule...............	35 centimètres.
A la pointe................................	36 1/2.
A la partie moyenne........................	36 1/2.

Après le massage, qui procure grand soulagement et permet à la malade de soulever la jambe, on trouve à base rotule 34 2/3, à la partie moyenne 36 1/3, à la partie inférieure 36 1/3. En raison de l'abondance de l'épanchement intra et péri-articulaire une deuxième séance a lieu le soir. Nous prenons les dimensions avant le massage [1]. BR = 35 — M = 36 1/2 — PR = 36. Après le massage, peu de changement. La malade pendant les manipulations déclare avoir une sensation de fraîcheur qui, dit-elle, la soulage beaucoup ; le genou diminue de volume et l'ecchymose prend de l'extension.

17 novembre. — Nous sommes frappé le matin du changement survenu. Les dimensions avant le massage donnent BR = 32 — M = 36 1/2 — PR = 36. La malade a souffert de vifs élancements et le cul de sac du côté externe paraît faire une saillie plus forte. Chaleur intense de la peau ; l'effleurage procure du soulagement ; le genou se rafraîchit, nous faisons deux reprises espacées par un repos de 20′. La tumeur prérotulienne se détend et s'affaisse. Dimensions après le massage BR = 32 1/2 — M = 35 — PR = 35 1/2.

1. Une fois pour toutes les abréviations signifient BR, base de la rotule. M, partie moyenne. PR, pointe ou sommet de la rotule, la dimension indique la circonférence en centimètres.

Le 18 novembre. — A senti encore le travail cette nuit, mais avec élancements moins vifs. La peau est moins chaude, plus de tension ni de rougeur, la teinte de l'ecchymose s'accentue. La sensibilité de la région externe est très vive. Dimensions avant le massage BR = 33 1/2 — M = 34 — PR = 36. Première séance, toujours même effet de bien-être la suivent.

Le soir une deuxième séance. La sensibilité est toujours vive ; a cependant tendance à diminuer. Les phénomènes inflammatoires diminuent. Tension moindre. La souplesse des parties avoisinantes revient. Atténuation de l'ecchymose. Les dimensions donnent BR = 32 1/2 — M = 34 — PR = 36.

19 novembre. — Nuit meilleure, peau toujours sensible. Gonflement notablement diminué. Dimensions avant massage BR = 32 — M = 34 — PR = 35. On peut se rendre compte que l'articulation elle-même est peu atteinte, l'ecchymose s'étale de plus en plus et l'affaissement de la bosse sanguine augmente. Le soir, il y a moins de chaleur, les élancements sont plus rares, la malade sent une véritable détente, elle fait quelques mouvements de flexion, sans douleur. Dimensions BR = 31 1/2 — M = 34 2/3 — PR = 35.

— 20 novembre. — La malade a encore souffert la nuit, ecchymose devient plus dense. On constate que le trajet de la veine saphène est douloureux. Dimensions BR = 32 — M = 34 2/3 — PR = 35 1/3.

21 novembre — Dimensions BR = 31 2/3 — M = 34 2/3 — PR = 35 1/3.

22 novembre. — N'a pas eu d'élancements. Légère diminution depuis hier soir. Douleur moins vive. Elle se calme avec l'effleurage. L'ecchymose descend de plus en plus dans le creux poplité, la bosse sanguine est bien diminuée, la peau voisine est souple, la malade remue mieux la jambe.

23 novembre. — Disparition presque complète de la douleur, se lève et marche sans difficulté. Dimension BR = 31 1/2 — M = 33 1/2 — PR = 35 1/3. Nous sommes frappés à ce moment de la fixité de la dimension pré-rotulienne. La bosse sanguine palpée et manipulée nous donne la sensation de gros caillots crépitants.

24 novembre. — Nuit très bonne. Le malade a bien marché, l'hématôme a diminué. Pour la première fois, nous le massons directement; jusque là nous avions pétri les limites périphériques de la tumeur. On sent très bien comme un gros œuf dans l'intérieur de la poche, qu'on parvient à écraser.

25 novembre. — Le malade a beaucoup marché la veille, a senti des picotements dans le genou. Dimensions BR = 31 1/2 — M =

34 1/3 — PR = 34 1/2. Depuis que nous triturons la poche, une diminution appréciable est constatée. L'article est complètement libre.

26 novembre. — Nous faisons remarquer à M. Dr L. Beurnier, chef de clinique, la crépitation de la poche. Le genou n'a rien de spécial, la malade a marché toute la journée sans incident.

27 novembre. — M. le professeur Le Fort évacue la poche, par incision au bistouri ; de gros caillots s'en échappent. Pansement, compression. Huit jours après guérison complète de l'opération, mais il est survenu de la raideur articulaire. Il faut reprendre le massage, continué du 5 au 10 décembre, jour de la sortie de l'hôpital. La malade est complètement guérie.

OBSERVATION LXX

Entorse du genou droit. — Hémarthrose. — Massage. — Onze séances. — Guérison.

Jean B..., 54 ans, mécanicien, entre le 26 juin 1889, hôpital Necker, service du professeur Le Fort.

Le 25 juin a fait une chute de 1 m. 50 de hauteur, ayant un sac de charbon de 50 kilogs sur le dos, s'est relevé et a ressenti vive douleur au genou droit, a pu continuer à décharger une dizaine de sacs. Mais la jambe s'engourdit et il lui fut alors impossible de remuer davantage. Le genou alors était très gonflé, très douloureux. Compresses d'eau blanche, est venu à pied à l'hôpital, malgré les plus vives souffrances.

Nous voyons ce malade le 27 juin. Le genou droit est très gonflé, plus volumineux que le gauche, surtout du côté interne. Cul-de-sac supérieur très saillant, méplats latéraux de la rotule disparus. Douleur très vive aux extrémités d'insertion du ligament latéral interne, au niveau de l'insertion supérieure, gonflement et douleur marqués. Du côté externe la déformation est à peu près nulle, le malade y ressent quelques douleurs à la pression. L'articulation est le siège d'un gros épanchement sanguin, probablement choc rotulien sans ramasser le liquide. Pas de crépitation sanguine. Impotence du membre, extension conservée, flexion absolument impossible. Dimension comparative des genoux : le genou gauche non malade présente en circonférence à la partie moyenne de la rotule 34 c. 1/2. Le genou droit malade 36 1/2. Le massage est commencé. Dès la première séance, durant 1/2 heure, le malade éprouve grand soulagement. La douleur a disparu, il peut se lever et appuyer sur la jambe ; il fait quelques pas. Après une attente d'une demi-heure, reprise de la séance qui dure vingt minutes. Après cela on constate une détente très marquée, la dimension du genou est de 35 c. 1/2. Nous mettons un bandage ouaté légèrement compressif, le malade reste au lit. Grand bain est ordonné. Absence de douleur ou d'élancement.

28. — A mieux dormi, lève la jambe. Cul-de-sac supérieur et inférieur bien diminué. La partie interne du cul-de-sac sous-tricipital est plus saillante encore que du côté externe. Choc rotulien existe toujours. Douleur bien atténuée. L'insertion du ligament interne est toujours douloureuse à la pression. Après quelques manipulations l'épanchement diminue très visiblement à tel point qu'après la séance pas de choc rotulien, à moins de ramasser le liquide des culs-de-sac, qui sont presque aplatis. Marche de quelques minutes qui paraît bien supportée.

29. — Très grand dégonflement du cul-de-sac, peu de liquide reste dans les articulations après la séance. La veille n'a ressenti de douleur que vers le soir. Bandage ouaté.

1er juillet. — 4e séance. — Avant la séance on constate retour de l'épanchement mais moins qu'il y a deux jours. La douleur ligamenteuse est moins vive, la marche est exécutée après la séance.

2 juillet. — Toujours de mieux en mieux.

3, 4, 5. — Continuation de l'amélioration. Les mouvements de flexion faits progressivement tous les jours dépassent actuellement l'angle droit de 45° environ. Plus de douleur ligamenteuse, le bandage ouaté de l'intervalle des séances est enlevé.

6 juillet. — La marche est autorisée aux conditions suivantes, pas d'arrêt dans la station debout. Marche méthodique de cinq à six minutes toutes les demi-heures et repos d'une demi-heure et plus si c'est nécessaire, puis marche ordinaire de cinq minutes.

7 juillet. — Tout s'est bien passé suivant les prescriptions ; au début se fatiguait vite, peu à peu accoutumance, se sent plus souple, ne boîte pas, n'a pas senti de douleur aux ligaments. L'épanchement ne paraît pas sensiblement augmenté par la marche et le séjour prolongé hors du lit. Le genou est libre de tout bandage ; flexion presque complète spontanément, en forçant on arrive au bout.

8. — Est resté levé toute la journée, s'est très bien trouvé et ne ressent plus rien, marche bien, fait très bien son mouvement de flexion. Désigné depuis deux jours pour Vincennes, part en très bon état, il porte genouillère. Les recommandations les plus expresses

lui sont faites pour continuer la marche méthodique et les précautions nécessaires à tout convalescent.

25 juillet. — Revu à son retour de Vincennes en excellent état et reprend son travail.

11 séances.

OBSERVATION LXXI

Contusion du genou droit. — Hémarthrose ponctionnée. — Sept jours après l'accident. — Massage commencé seize jours après l'accident. — Quatorze séances. — Guérison.

R. Pierre, âgé de 39 ans, entre à l'hôpital Beaujon, service de M. Le Dentu, le 3 juillet 1890.

Le 26 juin cet homme est tombé sur le genou droit, vive douleur ressentie au genou. A pu se relever, a marché une cinquantaine de pas, a dû s'arrêter, en même temps le genou enflait considérablement, douleur augmente amené à l'hôpital le 3 juillet. A été ponctionné immédiatement par M. Le Dentu.

Le 11 juillet, massage huit jours après l'opération. — On voit encore la trace de la contusion au niveau de la pointe de la rotule, ecchymose. Raideur de l'articulation encore très sensible. Atrophie du triceps. Ne peut soulever la jambe qu'avec peine.

Première séance, grand soulagement; jusqu'au 25 juillet, sauf trois séances manquées, massage interrompu. Marche reprise, un peu de liquide se forme dans l'articulation. Les mouvements sont presque complets. Marche méthodique.

26 juillet. — Grands progrès.

Le 28 juillet est désigné pour Vincennes.

Remarque. — 1° Retard considérable apporté à toute intervention ;

2° Ponction, opération sérieuse ;

3° Massage a été seulement fait, seize jours après l'accident ;

4° Malgré ce retard, l'intervention a été précoce étant donné les circonstances ayant accompagné l'histoire de cet accident ; huit jours après, une opération.

OBSERVATION LXXII

Contusion directe du genou gauche (coup de pied de cheval). — Hydarthrose. — Massage précoce au septième jour. — Contusion de la cuisse droite, soignée également. — Guérison en quinze séances.

Le nommé Clément V..., 41 ans, cocher, est entré à l'hôpital Necker, le 7 octobre 1890, service de M. le professeur Le Dentu. Ce malade a reçu la veille un coup de pied de cheval, sur la face antérieure de la rotule gauche ; la ruade l'a aussi touché à la jambe droite et à la cuisse à dix centimètres au-dessus de l'articulation. Il a pu marcher en traînant la jambe. A son entrée il a été traité par immobilisation, dans une gouttière et par la compression ouatée.

13 octobre. — La compression sur notre insistance est supprimée et le malade confié à nos soins spéciaux. Au genou gauche, nous remarquons, gonflement des culs-de-sacs inférieurs et du cul-de-sac supérieur, la rotule a disparu dans la tuméfaction. Une vaste ecchymose s'étend du côté externe de l'article depuis la pointe de la rotule jusqu'au tiers supérieur de la jambe, qui est augmentée de volume à ce niveau. La trace du sabot est marquée à la partie antéro-externe de l'articulation ; ce point est très douloureux. La rotule est mobile sans trop de douleur. Rien au côté interne. Il n'y a pas d'impotence absolue. Atrophie du quadriceps. Du côté droit peu de phénomènes ; on voit la trace de l'ecchymose au point où le choc a porté et un certain gonflement, augmentant environ d'un centimètre et demi la circonférence de ce côté. La première séance du massage est faite et améliore très sensiblement l'état des deux membres. Continuation tous les jours.

Le 21 octobre, les douleurs ont disparu, le gonflement et l'empâtement n'existent plus. Le muscle revient, est plus ferme et se contracte mieux. Il essaie de se lever, marche bien.

Le 27 octobre, jour de sa sortie, les mouvements sont complètement revenus, la fatigue de la journée ne se fait nullement sentir.

OBSERVATION LXXIII

Hémarthrose du genou gauche. — Contusion directe au niveau de la pointe de la rotule. — Intervention précoce. — Seize séances de massage. — Guérison.

Le nommé R..., 49 ans, peintre, entré le 18 mars 1892, dans le service du professeur Le Dentu, à Necker.

Jeudi soir, 17 mars. — Il est tombé de sa hauteur, en courant après avoir buté dans une charpente, le genou gauche a porté droit sur le pavé, il pu se relever et marcher un peu aussitôt après, tout en ressentant une douleur assez vive au genou gauche qu'il sentit plus raide, il continua à marcher; mais une demi-heure après l'accident, le genou se mit à enfler à un point tel qu'il dut s'arrêter. Entré à l'hôpital vendredi. Depuis ce moment repos au lit, gouttière, compression humide, compression ouatée; il paraît que depuis son entrée. le dégonflement a été très notable, moins de tension et de douleur.

21 mars, lundi. — Nous voyons ce malade pour la première fois. Gonflement énorme à face antérieure du genou, saillie considérable culs-de-sac.

Rotule soulevée immobilisée par la tension intra-articulaire.

Hématome pré-articulaire également, teinte ecchymotique diffuse sur tout le tégument de la région; ecchymose très apparente à face interne du genou et de la cuisse, au niveau de la gaîne des adducteurs. Rougeur et chaleur de la région. Mouvements spontanés très limités, presque impossible, l'effort n'est cependant pas très douloureux. Mouvements provoqués très difficiles, la tension forcée arrêtée aussitôt par douleur, flexion peut aller à 1/3 angle droit. D'ailleurs l'attitude du membre est plutôt légèrement fléchie. Presque pas de douleur aux ligaments latéraux. Le point le plus douloureux est au niveau de la pointe de la rotule, sur laquelle a porté le trauma. Pas de mouvements de latéralité. Nous prenons les dimensions du genou.

Le 21. —	G. malade	G. sain.
	PR. 37 cent.	33
	M. 38 1/3.	33 cent.
	BR. 39.	34 1/2.

On voit la différence considérable existant entre les deux genoux.

Le massage est commencé aussitôt. Très grand soulagement dès la première séance, diminution très notable de la tension, le membre est remis dans la gouttière.

Le 22. — Changement très appréciable. Le malade a passé une meilleure nuit.

Mensuration.
PR. 36 1/2.
M 38.
BR 38.

La détente est encore plus accentuée, le malade peut soulever sa jambe hors de la gouttière. Les mensurations prises chaque jour de séance jusqu'au 14 avril donneront une idée de la marche des progrès.

Mars. . . .	23	24	25	26	27	28	29	30	31
PR.	36	35 $\frac{1}{2}$	35	34 $\frac{1}{2}$	34 $\frac{1}{2}$	34 $\frac{1}{2}$	34	Pas de séance.	33 $\frac{1}{2}$
M.	38	37 $\frac{1}{3}$	37	37	37	37 $\frac{1}{3}$	37		36 $\frac{2}{3}$
BR.	38	38	37 $\frac{2}{3}$	37 $\frac{1}{2}$	37 $\frac{1}{4}$	37 $\frac{1}{3}$	37		36

Pendant ces quelques jours le massage est également suivi des mouvements provoqués après la séance et spontanés exécutés par le malade dans la mesure du possible, dans l'intervalle des séances, son membre manœuvre ou repose, tous les jours les mouvements acquièrent plus d'étendue; l'extension dès le septième jour est complète et presque plus douloureuse, la flexion dépasse l'angle droit, la pointe de la rotule est moins douloureuse; quand le tendon rotulien est tiré sous l'effort de la flexion, la douleur reparaît encore assez vive.

Le 1er avril pas de séance.

Le 2 avril le massage est repris. Plus de liberté est laissée au malade, il peut augmenter ses exercices d'extension et de flexion de la jambe sur la cuisse, et le soulèvement de tout le membre étendu lui est recommandé.

Avril. . .	2	3 avril	4	5	6	7
PR. . . .	34	Pas de séance.	Séance, pas de mensuration.	Pas de séance.	34	Pas de séance.
M.	36 $\frac{2}{3}$				36 $\frac{1}{2}$	
BR. . . .	36				36 $\frac{1}{2}$	

Jusqu'au 7 avril, on remarque une légère reprise dans les dimensions. Cela tient à ce qu'il y a eu moins de séances et que le mouvement prend de plus en plus d'importance. Le malade est plus mobile dans son lit; il s'assied sur le bord, en un mot il commence à sortir de l'immobilité que lui commandaient la douleur, l'impotence, etc. La douleur à la pression est minime et les mouvements du membre sont aisés, la flexion a dépassé l'angle droit. Le soulèvement du membre se fait très facilement; à plusieurs reprises le malade s'est essayé à appuyer dessus sans rien ressentir, c'est plus qu'il n'en faut pour nous décider à le faire marcher.

Le 8 avril les dimensions sont les suivantes:

PR. 34.
M. 36 1/3.
BR. 36 1/2.

La marche méthodique est exécutée suivant notre méthode: s'accomplit très bien et le malade en éprouve un grand bien-être. elle dure dix minutes en notre présence, puis le malade se recouche. Il est autorisé à recommencer cette marche par principes encore deux fois dans la journée et dix minutes chaque fois.

9, 10. — Pas de séances. — Le malade a cependant continué la marche méthodique, suivant nos instructions.

La 11e séance, les dimensions sont:

PR. 34.
M. 36.
BR. 36 1/2.

Nous conseillons d'augmenter la marche, mais nous recommandons toujours le repos au lit dès que la marche cesse.

Le 12, pas de séance.

Le 13, séance. Le malade a continué à observer strictement nos prescriptions qui doivent encore s'exercer dans toute leur rigueur.

Dimensions:

PR. 34.
M. 36.
BR. 36.

Même régime.

14 avril. — Le malade s'est moins observé; il nous signale un peu de fatigue et de gêne dans le genou.

Dimensions:

PR. 34.
M. 36 1/3.
BR. 36 1/3.

Nous faisons un massage qui remet les choses en état. Ne se ressent plus de rien et se remet en mouvement.

Trois jours après, accident.

Seize séances. Une tous les deux jours en moyenne. Guérison.

OBSERVATION LXXIV

Entorse du genou droit. — Hémarthrose. — Arrachement du ligament latéral interne. — Quinze massages. — Guérison.

J. B..., 25 ans, artiste peintre, entre le 30 mai 1892 dans le service du professeur Le Dentu, à Necker.

Il y a cinq jours, le 25 mai, en sautant à pieds joints, a fait un faux pas et a glissé, est tombé et a pu se relever, a ressenti une très vive douleur au genou droit et a éprouvé immédiatement une grande difficulté pour marcher. Le gonflement du genou s'est produit une demi-heure après l'accident. A ce moment, impossible d'appuyer sa jambe. Est resté tranquille chez lui jusqu'à son entrée à l'hôpital, le 30 mai 1892.

Etat actuel. Genou droit gonflé tendu ; tuméfaction de l'articulation au-dessus et au-dessous, très douloureux surtout quand on presse au niveau de l'interligne articulaire, à la région interne et externe, en suivant le trajet, aux insertions supérieure et inférieure du ligament latéral et interne, on constate une douleur plus vive à l'insertion supérieure et au niveau où ce ligament est en rapport avec l'articulation. Très forte tension de l'article, le cul-de-sac sous quadricipital (supérieur) est très distendu, fait forte saillie au-dessus de la rotule. Ecchymose face interne du genou, plus marquée au niveau des insertions inférieures et supérieures du ligament. Teinte ecchymotique s'étendant jusqu'au côté supéro-externe de la jambe. Impotence complète du membre, flexion et extension impossibles. La tension considérable joint à douleur ne permet pas d'imprimer le moindre mouvement au malade et de constater s'il y a latéralité. Notre exellent ami, M. Lyot, chef de clinique, nous confie ce malade.

Le 1er juin. — Massage. Très soulagé. Les dimensions prises avant le massage donnent pour le genou malade une moyenne d'augmentation de 2 centimètres 1/2 sur le sain.

2 juin. — Diminution d'un centimètre à peu près, le malade se sent très bien.

3 juin. — Pas de séance. Repos du membre, immobilisé dans une gouttière, et enveloppé du bandage ouaté.

4 juin. — Diminution accentuée, encore 1 1/2 centimètre de moins.

5 juin. — Pas de séance.

6. — *id.*

7 juin. — Reprise. La diminution a continué son cours, encore 1 1/2 centimètre.

8 juin. Pas de séance.

Du 9 au 14. — Les séances faites régulièrement amènent peu à peu les mouvements à être normaux. Plus de douleur. Essaye de marcher ce jour-là ; les dimensions du genou sont revenues à un demi centimètre près.

15 juin. — La marche a reproduit un peu d'épanchement, véritable hydarthrose fonctionnelle ; le malade d'ailleurs n'a rien ressenti. A notre grand regret, l'interprétation de ce gonflement n'est pas acceptée et le massage est suspendu pour application de vésicatoire.

18 juin. — Reprise du massage, le vésicatoire n'ayant pas eu d'effet.

Jusqu'au 27, le traitement est continué avec avantage ; le malade marche méthodiquement et ne présente plus que très peu de liquide. En raison de l'encombrement, exeat, mais doit revenir. Nous ne l'avons pas revu.

OBSERVATION LXXV

Entorse du genou gauche avec intervention immédiate. — Traitement interrompu. — Marche après quatre séances.

Le nommé D..., 38 ans, mécanicien, entre à l'hôpital Necker, le 3 mars 1896, dans le service du professeur Le Dentu.

La veille de son entrée est tombé sur le genou en ayant la jambe tordue, impossibilité de marcher.

4 mars. — Le genou gauche est gonflé, saillie du cul-de-sac supérieur. Impotence du quadriceps. Douleur à l'interligne et sur le trajet du ligament latéral interne.

Mouvements provoqués très douloureux.

Le massage est commencé le 4 mars et dure 25'. Soulagement immédiat. Mouvements spontanés s'exécutent. La flexion dépasse l'angle droit. L'extension est obtenue complètement en forçant, mais est douloureuse.

5 mars. — La marche est essayée pendant cinq minutes. Les premiers pas douloureux. La douleur disparaît à mesure que le malade marche. A la fin de la séance le mieux est très sensible.

6 mars. — Après cette séance le malade marche presque normalement et sans boiter, grâce à la marche méthodique.

7 mars. — Nous ne retrouvons plus ce malade qui a quitté précipitamment l'hôpital, sur sa demande, pour affaire urgente.

OBSERVATION LXXVI

Contusion du creux poplité gauche. — Hématomes. — Entorse légère du genou gauche. — Fracture du péroné droit datant de cinq jours. — Massage précoce des deux traumatismes. — Après neuf séances, reprise du travail.

Le nommé Louis M..., 35 ans, maçon, est entré à l'hôpital Necker, le 2 juin 1896, service du professeur Le Dentu.

Ce malade est tombé le 1er juin 1896 d'un échafaudage de six mètres de hauteur; n'a pu se relever, a ressenti douleur au genou gauche et au pied droit.

5 juin. — Jambe gauche. Genou tuméfié, maximum des lésions à face postérieure ; ecchymose et bosse sanguine à la partie interne du creux poplité. Infiltration notable de la gaîne de la patte d'oie à ce niveau. Légère douleur à l'interligne et au ligament latéral interne. Impotence du membre. Parésie, extension incomplète.

Pied droit. Gonflement. Œdème. Malléoles tuméfiées, surtout l'externe et le 1/3 inférieur de la jambe. Pas de douleur aux ligaments. Péroné douloureux, à cinq centimètres de la pointe de sa tête, douleur très vive et mobilité anormale très nettement perçue ; les fragments viennent gratter la pulpe du doigt explorateur. Ecchymose et œdème plus marqué à ce niveau.

La première séance a lieu, pour les deux membres à la fois, très grand changement s'opère. Il peut lever la jambe.

6 juin. — Mieux sensible, massage de la fracture et du genou.

7-8. — Le dégonflement du genou est complet : la douleur au ligament latéral interne est minime.

Le 10 juin, après avoir depuis deux jours fait un peu de marche méthodique en notre présence, nous l'autorisons à rester levé ; il doit s'arrêter s'il remarque que les picotements constatés depuis les premiers essais de marche, vont en augmentant. La bosse sanguine s'est affaissée depuis la veille, l'ecchymose a pris plus d'extension. Le genou est devenu plus souple.

11 juin. — Le malade s'est bien trouvé de la journée d'hier.

12 juin. — Il n'a plus senti de picotements qu'à de rares intervalles.

Le 13 juin, se sentant très bien, il demande à s'en aller pour reprendre son travail « tout doucement ».

OBSERVATION LXXVII

Entorse du genou gauche. — Intervention immédiate. — Guérison en quinze séances.

La nommée Marie L..., ménagère, âgée de 54 ans, est entrée à l'hôpital Necker, le 5 novembre 1896, dans le service du professeur Le Dentu.

Le 30 octobre dernier, s'est tordu la jambe en tombant. Impossibilité de reprendre la marche après, vive douleur au côté interne du genou, le soir, gonflement du genou, est restée couchée deux jours, essaye de se lever, impossible de durer, l'augmentation du genou s'accentue, ressent vive douleur quand elle veut appuyer franchement.

6 novembre. — Massage commencé. Gonflement. Œdème du genou gauche. Tension articulaire, pas de crépitation sanguine. Ecchymose de la face interne, teinte ecchymotique diffuse de la région. Culs-de-sac très saillants.

Points douloureux au ligament latéral interne, plus accentué à insertion inférieure, à ce point crépitation perçue. Interligne articulaire douloureuse. Ligament latéral externe est sensible. Epanchement intra-articulaire considérable, venu progressivement. Impotence du membre. Mouvements extension provoqués peu douloureux. Mouvement flexion atteint à l'angle droit. Dans extension on peut imprimer mouvement de latéralité douloureux.

Massage. — Dès la première séance, flexion meilleure.

Massage, douleur et tension ayant disparu, on essaye la marche qui se fait bien, presque plus de liquide.

Le 16. — Epanchement a disparu, marche toute la journée, flexion complète.

Le 17, demande sa sortie, et reviendra. Jusqu'au 20, revient se faire masser, supporte bien la fatigue; est guérie, ne ressent plus rien.

OBSERVATION LXXVIII

Entorse du genou droit. — Hématôme du creux poplité. Intervention précoce. — Six séances. — Guérison.

Le nommé H..., 46 ans, chauffeur, entre le 2 juin 1896, dans le service du professeur Le Dentu à l'hôpital Necker, étant tombé, samedi dernier, sur le genou droit, le pied ayant tourné, a ressenti sur le champ une vive douleur à l'articulation, sentant la jambe fléchir sous lui : gonflement presque immédiat. Malgré cela a travaillé deux jours, mais avec difficulté de plus en plus grande. Le mardi matin le genou devenu très dur, très gonflé et très douloureux il lui fut impossible de remuer la jambe et de reprendre son travail ; amené à l'hôpital le 2 juin, nous le voyons pour la première fois le mercredi 3 juin.

Nous constatons augmentation de volume considérable du genou droit, tension, hémo-hydarthrose, choc rotulien, saillie et gonflement des culs-de-sac, pas de sensation de caillots. Douleur à pression de l'insertion supérieure du ligament latéral interne, rien à l'externe.

Le creux poplité droit est rempli, gonflement, tension, douleur, gaine des muscles de la patte d'oie œdématiée. Impotence du membre. Mouvements passifs douloureux à extension. La flexion au-delà de l'angle droit est arrêtée par douleur très vive.

Dimension du genou droit.	Du genou gauche.
BR 37.	32 1/2.
MR 36 3/4.	34.
PR 34 3/4.	32.

La cuisse gauche non lésée présente à 20 centimètres de la BR 41 c. 1/2 de circonférence, la droite 42 centimètres; il y a légère teinte ecchymotique à la région interne et à la région poplitée.

Dès la première séance, soulagement immédiat, tension disparait : la dimension à la partie moyenne est réduite à 35 centimètres, M BR 36.

4 juin. — Détente encore plus accentuée, douleur a presque entièrement disparu. Nuit bonne ; après massage, BR 34 1/2 et MR 35 1/2.

5 juin. — Ecchymose à face postérieure apparaît du côté interne du creux poplité.

6 juin. — De mieux en mieux, BR 33 MR 34 1/2, après le massage. Marche méthodique, deux fois par jour pendant dix minutes.

7 juin. — Mieux s'accentue ; après la séance, la flexion du genou est presque complète. Marche méthodique.

8 juin. — Le malade, se trouvant très bien, a demandé sa sortie la veille, nous ne l'avons pas revu.

Ce malade forcé de reprendre son travail est parti le dimanche avec sa famille. Nous lui avons écrit. Pas de réponse.

OBSERVATION LXXIX

Entorse du genou droit. — Hémarthrose datant de huit jours. — Seize séances de massage. — Guérison.

D. Raoul, 39 ans, camionneur, entre à Necker, dans le service du professeur Le Dentu, le 4 novembre 1896.

Ce malade a été soigné par nous dans le courant de 1889 pour arthrite du genou droit, d'origine traumatique, complètement guérie par le massage, dans le service même du professeur Le Fort, le Dr Beurnier étant chef de clinique.

Depuis cette époque ne s'était plus ressenti de rien et avait bien rempli les conditions de sa dure profession de camionneur.

Le 3 novembre en descendant de son siège le pied droit a manqué le marchepied; il est tombé en se tordant le genou qui, paraît-il, gonfla aussitôt, immobilisation et compression.

11 novembre. — Aujourd'hui, gonflement, empâtement, saillie des culs-de-sac, disparition des dépressions latérales de la rotule. Ecchymose à face interne du genou. Douleur à l'interligne, surtout du côté interne. L'insertion supérieure du ligament latéral interne est très douloureuse : on y perçoit une petite crépitation humide.

Impotence relative du membre. Mouvements passifs d'extension incomplets, flexion; mouvements, douleur en forçant.

Première séance de massage. — Soulagement très marqué.

Les dimensions du genou gauche non malade sont :

		Du genou droit malade.	
Base de la rotule......	32 cent.	Base de rotule........	35.
Pointe rotule.........	30 cent.	Pointe de rotule.......	35 1/4.
Partie moyenne......	32 cent.	Partie moyenne.......	35 1/2.

Prises avant le massage, jusqu'au 18 ; amélioration s'accentue. La douleur du ligament interne, ayant entièrement disparu, malgré la présence du liquide, la marche est tentée. Les dimensions sont à base de la rotule 34 c. 2/3, à la partie moyenne 34, à la pointe 33.

23 novembre. — Depuis la marche méthodique se trouve très bien, a tous ses mouvements, extension et flexion, sans douleur.

27. — Exeat. — Guérison. Les dimensions au départ sont base de la rotule 33 1/2; partie moyenne, 34; pointe, 32 1/2.

OBSERVATION LXXX

Entorse du genou gauche datant de huit jours. — Intervention précoce. — Guérison après six séances de massage.

Marie P..., 40 ans, blanchisseuse, entre salle Lenoir, dans le service du professeur Le Dentu, le 13 novembre 1896.

Cette malade a fait une chute sur le genou il y a huit jours, a ressenti vive douleur, malgré cela a continué son travail tout en souffrant.

Aggravation de jour en jour (profession pénible, toujours debout) jusqu'au 13 où il lui fut impossible d'aller davantage.

Entrée à l'hôpital le 13. Massage le 14.

Gonflement du genou gauche, culs-de-sac saillants. Empâtement péri-articulaire. Teinte ecchymotique de la face interne du genou.

Epaississement de la synoviale.

Douleur à l'interligne.

Douleur au ligament latéral-interne surtout à insertion inférieure.

Douleur au niveau des dépressions latérales du tendon rotulien disparues actuellement à cause de la saillie du cul-de-sac inférieur.

Épanchement intra-articulaire, choc rotulien, même sans ramasser le liquide.

Extension forcée sensible, est complète.

Flexion dépasse l'angle droit, mais douloureuse si on force.

La marche n'est pas possible après quelques minutes par douleur et impotence du membre.

Atrophie du quadriceps.

Dès 1re séance soulagement très marqué, douleur très atténuée, marche plus facilement. Dosage de l'exercice qui ne devra pas excéder une heure par fractions espacées.

15. — S'est très bien trouvée. Diminution de l'épanchement, la flexion augmente et diminue en douleur.

16. — Diminution considérable de l'épanchement. Flexion facile jusqu'à environ 60° où la douleur se fait sentir plus vive. Extension complète sans douleur, se sent plus forte, n'a plus la sensation de fuite du genou sous elle. Marche toute la journée, mais méthodiquement et avec des repos espacés.

17. — L'épanchement a entièrement disparu et la flexion est complète, la malade ayant exécuté des exercices de flexion avec scrupule.

18. — Marche très bien, plus de douleur, mouvements complets, a forcé un peu sur la fatigue ; n'a ressenti rien de spécial.

19. — Demande sa sortie pour reprendre son travail. N'est plus revenue.

OBSERVATION LXXXI

Entorse du genou droit. — Hémarthrose volumineuse. — Dix-sept séances de massage. — Guérison.

M..., 39 ans, chiffonnier, entré le 27 février 1895, hôpital Necker, service de M. le professeur Le Dentu.

Cet homme a butté par dessus un sac de chiffons et est tombé en avant, a ressenti vive douleur au genou, n'a pu se relever ni appuyer sur la jambe. Gonflement immédiat du genou.

28 février. — Le 1er massage a lieu le lendemain de son entrée à l'hôpital.

Déformation. Gonflement considérable du genou (rougeur, chaleur, douleur), saillie énorme du cul-de-sac supérieur, les méplats latéraux ont complètement disparu.

Œdème et tuméfaction de la partie inférieure de la région.

Rougeur, chaleur, douleur, tension linovine ; la rotule est indéprimable.

On ne sent pas de caillots, mais sensation spéciale d'un liquide très dense.

Ligament latéral interne très douloureux aux insertions supérieure et inférieure. On ne peut se rendre compte de rien anatomiquement à cause du gonflement de cette région.

Teinte ecchymotique.

La jambe est en demi flexion, donc extension complète impossible.

Impotence du membre.

La flexion jusqu'à l'angle droit peut se faire, mais avec certaine douleur.

Dimension. Genou droit malade. Genou sain.

	Genou droit malade	Genou sain
B. R.	40 3/4	35 1/2
M. R.	40 1/2	37
P. R.	39 1/2	35 1/4

On peut juger de l'importance de ce traumatisme par la comparaison des deux genoux. Cet homme est fortement taillé et vigoureux.

Dès le premier massage, grand soulagement, jambe dans gouttière.

1er mars. — A pu dormir et a senti grande détente, peut allonger la jambe de lui-même. Dimension prise, constate à partie moyenne de 1 centimètre 1/2 de moins soit 39 centimètres.

Jusqu'au 10 mars progression de mieux. M. Le Dentu suit le malade auquel il songeait à faire une arthrotomie au début ou ponction.

La diminution du genou s'accentue, les mouvements augmentent, extension est complète à partir de ce jour et la flexion dépasse l'angle droit d'au moins 45°.

Au niveau de l'insertion supérieure du ligament externe on sent petite cupule, point d'arrachement du ligament encore douloureux.

Dès le 6 mars on y sentait une légère crépitation.

Les dimensions accusent une diminution moyenne de 3 centimètres sur la circonférence du genou.

Le 11 mars le malade essaie de marcher méthodiquement. Réussit très bien.

Le 12 mars. — Un peu d'hydarthrose consécutive à la première marche d'hier. Le genou présente à la partie moyenne 1 centimètre de plus que la veille (37 1/2 à 38 1/2). Marche continuée.

13 mars. — S'est bien trouvé de l'exercice méthodique accompli très consciencieusement. Le malade, chargé de famille, a le plus grand désir de guérir rapidement et se conforme scrupuleusement à nos indications.

14, 15 mars. — Amélioration continue, flexion atteint son maximum, mais encore sensible. Empâtement du cul-de-sac supérieur est encore appréciable. Nulle gêne dans la marche.

16 mars. — Séance.

Le 18 mars, nous apprenons en arrivant que ne pouvant rester plus longtemps sans travailler et se sentant capable de travailler, il avait demandé sa sortie et était parti avec sa famille venue pour le voir.

Nous avons voulu avoir des nouvelles de ce malade, il ne nous a pas répondu.

C'est un des cas les plus sérieux qu'il m'ait été donné de soigner, et où la rapidité des effets du massage a été surprenante.

Dix-sept séances.

OBSERVATION LXXXII

Contusion du genou gauche. — Entorse du ligament latéral interne. — Intervention immédiate. — Après sept séances de massage, reprise du travail. — Guérison.

Charles C..., 33 ans, couvreur, est entré à l'hôpital Necker, le 8 mars 1897, dans le service du professeur Le Dentu, ayant reçu la veille un coup de pied sur la face interne du genou gauche. Est tombé et a pu se relever, mais impossibilité d'appuyer sur la jambe.

9 mars. — La face interne du genou est gonflée, œdémateuse sur une étendue de 6 à 7 centimètres suivant la direction du ligament latéral interne, et autant dans la direction verticale. La face externe est indemne. Léger gonflement du cul-de-sac inférieur, il y a un peu de liquide dans l'articulation, le cul-de-sac latéral interne fait saillie. Douleur à l'interligne et le long du ligament latéral interne. Impotence partielle, l'extension s'accomplit plus difficilement, la flexion est meilleure, mais au-delà de l'angle droit la douleur est ressentie vers 45°. Il y a parésie du quadriceps, l'élévation de la cuisse n'est possible qu'avec la jambe demi-fléchie. Contraction très visible des muscles adducteurs et de ceux de la patte d'oie.

Dimensions. Genou droit sain. Genou traumatisé.

	Genou droit sain	Genou traumatisé
A la base rotulienne	29 centimètres............	29 1/2
À la pointe	29 centimètres............	30
A la partie moyenne	30 centimètres............	31

Massage immédiat ; la région est très sensible, en raison de la violence du coup. Après quelques minutes d'effleurage, soulagement; à la fin de la séance, la jambe s'allonge mieux, peut appuyer sur la jambe et fait l'exercice méthodique de la marche.

10 mars. — Mieux sensible, a pu marcher dans la journée à deux ou trois reprises pendant 1/2 heure environ. Mieux encore après cette séance.

11 mars. — Progrès très rapides.

Le 12, demande à sortir de l'hôpital. Il revient se faire masser jusqu'au 15 mars; le dernier jour les mouvements sont complètements revenus.

Reste encore un peu de sensibilité de la région ayant subi le coup de pied.

OBSERVATION LXXXIII

Contusion de la cuisse droite. — Impotence du membre. — Massage immédiat. — Guérison en six séances.

Le nommé Charles L..., 32 ans, charretier, entre à l'hôpital Necker, service du professeur Le Dentu, le 21 novembre 1892. La veille, après avoir déchargé son tombereau, la caisse mobile bascula en arrière et vint atteindre sa cuisse droite; il tomba sans pouvoir se relever et fut transporté à l'hôpital.

Le choc a porté sur la face antéro-interne et supérieure de la cuisse, en plein triangle de Scarpa.

Gonflement. Œdème de la région. Ecchymose apparente au bord interne et au sommet du triangle.

Douleur vive au niveau du trajet de la saphène interne et dans toute la région.

Impotence du membre. Adduction et élévation du membre impossibles.

Le massage est pratiqué immédiatement. La douleur est très atténuée, le malade peut remuer le membre; l'adduction peut se faire. Les mouvements passifs sont difficiles. Un grand bain est prescrit.

Le 22, nous constatons une grande amélioration. Le gonflement a diminué considérablement, l'ecchymose plus étalée remonte vers la base du triangle. Après cette séance, le malade remue bien la jambe. La flexion de la cuisse sur le bassin peut aller jusqu'à l'angle droit. Le malade pourra se lever et faire la marche méthodique, qui lui est enseignée.

24, 25 novembre. — Progrès de plus en plus rapides. Le malade reste levé toute la journée. On arrive à la flexion complète, avec un peu de douleur encore.

26. — Pas de séance.

27. — Etat excellent, ne ressent pas de fatigue.

28. — Demande la sortie pour reprendre son travail. Les mouvements sont revenus complètement. Marche très bonne. Résistance parfaite.

OBSERVATION LXXXIV

Contusion de la région externe de la cuisse droite. — Entorse légère tibio-péronière inférieure. — Impotence. — Massage immédiat. — Guérison. Trois séances.

Le nommé Victor R..., 25 ans, cocher, est entré à l'hôpital Necker, le 28 décembre 1889, service du professeur Le Fort.

Vendredi à 9 heures et demie du matin, étant en selle, le cheval s'est emballé, et l'a violemment projeté à terre. N'a pu sur le moment se relever, ayant ressenti une vive douleur le long de la jambe droite, et n'ayant pu remuer son membre.

29 décembre. — Attitude du membre normale. Augmentation appréciable du volume de la cuisse, il y a une certaine tension des téguments, mais ni chaleur, ni rougeur, impotence du membre. La douleur s'étend depuis l'extrémité inférieure de la jambe droite, jusqu'à la partie supérieure du membre, du côté externe. Les symptômes sont plus accentués à la cuisse, si on essaie de saisir les masses musculaires antéro-externes, il y a de la part du malade tentative pour se soustraire à l'exploration. Il y a plutôt hyperesthésie que véritable douleur.

Œdème et empâtement au niveau de la malléole externe du même côté. Gonflement marqué du côté externe du cou-de-pied, douleur.

1re séance. — Sous l'influence de l'effleurage très léger, la sensibilité de tout le membre disparaît rapidement, le dégonflement du pied est très rapide, celui-ci reprend son aspect normal à vue d'œil. Les autres régions du membre se comportent de même. Les téguments de la cuisse s'assouplissent peu à peu. Les masses musculaires sont facilement manipulées. Le malade éprouve un véritable bien-être à mesure que l'action du massage se répand. A la fin de la séance de vingt-cinq minutes, le malade remue bien le membre, appuye dessus, et marche avec facilité ; à mesure qu'il marche il se sent plus à l'aise.

30 décembre. — A bien dormi. N'a plus cette sensibilité exagérée, se laisse très bien toucher. Après la séance, se sent comme guéri, d'ailleurs aucun des phénomènes observés au début ne persiste.

31 décembre. — A marché toute la journée sans ressentir quoi que ce soit. Dernière séance, il sort complètement guéri en trois séances, alors que son état résultant de l'accident avec cette apparence de

gravité avait nécessité son entrée à l'hôpital. C'est que l'impotence d'un membre est un symptôme de début très sérieux et qu'il faut à tout prix faire disparaître.

OBSERVATION LXXXV

Contusion de la hanche droite. — Massage immédiat. — Guérison en douze séances.

La nommée V..., 45 ans, cuisinière, est entrée à l'hôpital Laënnec, le 3 juillet 1897, dans le service de M. le Dr P. Reclus. Elle a fait une chute dans l'escalier le matin même, n'a pu se relever et a dû être transportée à l'hôpital.

3 juillet. — Rotation du membre inférieur droit en dehors. Impotence absolue, douleur au pli de l'aine, en arrière, l'insertion fémorale du grand fessier est douloureuse. Le creux ischiatique est également le siège d'une vive douleur. Empâtement de la région fessière.

La première séance rétablit le pouvoir fonctionnel. La malade peut essayer la marche, bien que ce soit pénible, jusqu'au 10 juillet, séances non interrompues ; la malade ne suit pas nos conseils et offre une certaine récalcitrance ayant pour résultat de retarder la rapidité des effets du massage. Néanmoins un fonds d'amélioration subsiste, et la malade peut marcher assez bien, elle se plaint plutôt de sentir la fatigue, les douleurs de la hanche ont à peu près disparu. L'ecchymose fessière est descendue dans la partie postérieure de la cuisse, et atteint le creux poplité.

12 juillet. — Onzième séance. Une certaine amélioration s'est produite. Les mouvements forcés de flexion de la cuisse vont au-delà de l'angle droit. La douleur au genou est encore ressentie. Marche mieux.

13. — Demande à s'en aller, voulant reprendre son travail, se sent très bien après une séance d'une demi-heure. Reviendra se faire masser, si elle se sent incommodée. Nous ne l'avons plus revue. Sortie le 14 juillet 1897.

OBSERVATION LXXXVI

Contusion de la hanche gauche très sérieuse. — Hémarthrose de l'articulation coxo-fémorale. — Massage précoce. — Guérison en vingt séances.

La nommée Victorine C..., 62 ans, cuisinière, est entrée le 10 mai 1898 à l'hôpital Laënnec, service du Dr P. Reclus. Cette malade est tombée dans son escalier ; impossible de se relever, ayant senti sa jambe gauche comme paralysée sur-le-champ.

Nous voyons cette malade le 14 mai 1898. Le membre inférieur gauche est en demi-flexion et en rotation en dehors. Une ecchymose apparaît à la face antéro-interne de la cuisse ; au niveau du pli de l'aine, gonflement très appréciable, à la partie moyenne de la base du triangle de Scarpa.

Ce point pressé détermine une très vive douleur, sensation de tension d'une poche liquide. Pas de crépitation.

En arrière, ecchymose de la région fessière. Gonflement. Œdème. Le grand trochanter est très douloureux et la pression détermine une vive douleur au niveau de la grande échancrure sciatique. La douleur est transmise à la hanche par le choc sur le talon.

Impotence absolue du membre. Inutile d'essayer de provoquer un mouvement, la douleur fait crier la malade.

1er massage. — Un très grand soulagement en résulte, le membre peut être allongé et maintenu dans sa position normale. Les mouvements passifs sont supportés et se font déjà dans une petite limite, il ne faut pas les forcer, dans ces conjonctures.

18 mai. — Nuit meilleure, mouvements actifs possibles, en adduction, abduction.

16 mai. — Progrès. Les mouvements spontanés se font plus étendus que la veille.

17 mai. — L'ecchymose de la face interne de la cuisse a envahi tout le tiers supérieur, poussée par les manipulations, elle apparaît sous la peau. Douleur à la partie antérieure de l'article. La pression en arrière transmet la douleur au point correspondant antérieur. La flexion du genou détermine une douleur vive.

Jusqu'au 26 mai, le massage est continué sans interruption ; amélioration progressive. Douleur, ecchymose, gonflement ont disparu presque complètement.

Les mouvements passifs sont presque complets mais encore douloureux à l'extrême limite, la flexion de la jambe n'est pas encore complète. Rotation en dehors, en dedans, adduction, abduction sont bons.

La flexion de la cuisse sur le bassin dépasse l'angle droit, mais est en retard sur les autres mouvements. La douleur n'est plus transmise par le choc sur le talon, à l'articulation coxo-fémorale. Nous essayons de faire lever et marcher la malade. La marche méthodique est bien exécutée. Nous soutenons encore la malade pour ses premiers pas.

28-29 mai.— Progrès quotidiens. La flexion de la cuisse est complète.

A partir du 1er juin, massage tous les deux jours, faisant cinq séances encore jusqu'à la sortie de la malade, qui a lieu le 9 juin 1898. Ressent encore de la fatigue le soir. Reprend son travail.

OBSERVATION LXXXVII

Contusion de la hanche droite, de la cuisse et de l'épaule du même côté. — Impotence du membre inférieur. — Massage le dixième jour. — Guérison en seize séances.

Le nommé Jean B..., 45 ans, jardinier, entre à l'hôpital Necker, le 2 janvier 1890, service du professeur Le Fort. Ce malade est tombé jeudi dernier, 26 décembre 1889, de cinq mètres de haut, sur le côté droit; la fesse et la cuisse, l'épaule ont porté ; n'a pu se relever. Depuis cette époque, impossibilité d'appuyer sur la jambe ou de la remuer : une vive douleur est ressentie le long du trajet du nerf sciatique droit.

4 janvier. — Le membre est en attitude de rotation externe. Gonflement. Œdème de la région postéro-externe de la cuisse et du trochanter. Ecchymose à ce niveau, empâtement dur de toute cette région. Le grand trochanter est très douloureux à la pression. Mouvements provoqués très douloureux, grande difficulté à remuer le membre sur place, impossibilité absolue de le soulever.

1er massage. — Après quinze minutes, la douleur, disparue complètement, permet le mouvement spontané; le malade peut se retourner sur le côté gauche avec facilité.

6 janvier. — 2e séance. — Le malade se plaint de souffrir de l'épaule, qui est également contusionnée, elle est soumise au massage, d'ailleurs la contusion est bénigne.

7, 8, 9, 10, 11. — Séances tous les jours, l'épaule va très bien, les mouvements, sans douleur maintenant, sont complètement revenus.

Le 13, 8e séance, le malade peut essayer la marche méthodique; mais elle n'est possible que quelques instants. Ce n'est qu'à partir du 16 janvier, à la onzième séance, que le malade peut être abandonné à lui-même pour faire quelques pas : à mesure qu'il se donne de l'exercice l'amélioration continue. Les mouvements passifs exécutés à la fin de chaque séance sont presque complets.

A partir du 20, encore un peu de douleur en forçant à fond.

Le 22, le malade sort guéri, marchant bien, pouvant exécuter tous les mouvements exigés par sa profession de jardinier, auxquels il s'est entraîné depuis quelques jours. Quelques douleurs encore, mais passagères, dans la région fessière.

OBSERVATION LXXXVIII

Contusion de la hanche droite. — Impotence absolue du membre inférieur. — Guérison en seize séances.

La nommée F. Elisabeth, âgée de 57 ans, ménagère, est entrée à l'hôpital Laënnec, le 21 juin 1897, service du Dr P. Reclus.

21 juin. — Il y a deux jours est tombée dans son escalier sur la fesse droite, n'a pu se relever. Le membre inférieur droit est en rotation en dehors; impossibilité de le ramener dans la position normale; impotence absolue. Gonflement et tuméfaction antérieure de la racine de la cuisse et de la région fessière. Point très douloureux au milieu de la base du triangle de Scarpa, correspondant à la tête fémorale,

En arrière, pression douloureuse au trochanter et au creux ischiatique, où une certaine tension est constatée.

Douleur à la flexion du genou, les autres mouvements sont douloureux : défense musculaire, contracture des adducteurs et rotateurs de la hanche.

La première séance procure un grand soulagement. La contracture des muscles disparaît ; peut arriver à redresser sa jambe, impossible de détacher le talon du fond du lit.

Jusqu'au 30, amélioration progressive, douleur spontanée disparue. Empâtement est résorbé, ecchymose apparaît à face postéro-externe de la cuisse, et en arrière du trochanter. La malade peut soulever le membre atteint. Après la séance de ce jour, elle se lève et exécute la marche méthodique, à laquelle elle ne se soumet que difficilement.

Du 1er au 8 juillet, il faut lutter contre la mauvaise volonté de la malade qui se laisserait volontiers aller à la paresse, elle accomplit néanmoins ses exercices en notre présence et nous constatons que rien ne s'oppose à ce qu'elle vaque de nouveau à ses occupations, lorsque la malade nous informe qu'elle désire s'en aller, marchant d'ailleurs très bien, présentant encore un peu de tendance à la fatigue.

OBSERVATION LXXXIX

Entorse et contusions de la hanche droite. — Massage le douzième jour. — Quatorze séances. — Guérison.

Le nommé Conrad, H..., âgé de 34 ans, infirmier à Lariboisière, entré à l'hôpital Necker dans le service du professeur Le Dentu, le 12 octobre 1896.

Le 12 octobre a été bousculé et en tombant sur la hanche la jambe a été tordue, le pied ayant rencontré un pavé. Impossibilité de marcher.

Le 24 octobre, nous voyons ce malade, traité par l'immobilisation simple jusqu'à ce jour. Impotence du membre. Atrophie musculaire de la cuisse et des muscles de la hanche. Ecchymose de la région trochantérienne très empâtée. Points très douloureux au pli de l'aine, au niveau de l'articulation coxo-fémorale: en arrière également. Rotation du membre en dehors. La flexion du genou provoquée est douloureuse. Les mouvements de la hanche en tous sens, très limités, sont douloureux. Nuits très mauvaises.

Après la première séance, quelques mouvements spontanés, soulagement immédiat. Les mouvements passifs sont mieux supportés.

26 octobre. — Deuxième séance. — Flexion de la cuisse sur le bassin se fait mieux, la flexion de la jambe sur la cuisse est encore douloureuse. Le malade essaye d'appuyer sur la jambe et fait quelques pas, il y réussit.

27 octobre. — Bon effet de la première marche méthodique, les mouvements sont plus faciles et ont gagné de plus d'un tiers depuis la veille, marche bien meilleure. Jusqu'au 31 pas d'interruption.

Du 2 au 9 novembre, sept séances sont encore faites. Le malade est en état de reprendre son service et sort le 9 novembre.

OBSERVATION XC

Contusion de la hanche gauche. — Hématome. — Massage précoce. — Guérison en seize séances de massage.

Le nommé Charles B., 33 ans, couvreur, est entré à l'hôpital Necker, le 16 mars 1890, dans le service de M. le professeur Guyon; il est tombé d'une couverture de la hauteur de six mètres environ ; la hanche gauche ayant porté sur un chevron, il n'a pu se relever.

Jusqu'au 22 mars resté au repos.

Le 22 mars le massage est commencé. Etat actuel. Gonflement en avant au pli de l'aine, une ecchymose s'y remarque du côté interne. Pression douloureuse au milieu de la base du triangle de Scarpa, sensation de tension à ce niveau. Le malade se meut avec peine pour permettre l'exploration. Le membre est en rotation en dehors. Impotence complète. En arrière, ecchymose de la région trochantérienne, très étendue, remontant jusqu'aux fausses côtes et descendant à la face postéro-externe de la cuisse. Douleur vive à la pression dans toute la région fessière. Mouvements provoqués. Adduction peu douloureuse, flexion très limitée, très douleureuse. Abduction et rotation possibles, mais aussi douloureuses.

Massage. — Après la première séance, certains mouvements actifs sont possibles, mais très limités.

Jusqu'au 1er avril, aucune interruption. L'ecchymose tend à disparaître progressivement. L'empâtement et l'œdème trochantériens se résorbent. Mouvements augmentent. Le malade ne peut encore lever la jambe, mais il peut se lever quand même et appuyer sur le membre. Cet essai de la marche est très bien supporté.

2 avril. — S'est très bien trouvé de cette mobilisation active. Progrès très sensible dans les mouvements provoqués.

6 avril. — Les progrès s'accentuent avec une grande rapidité. Le massage est fait avec beaucoup d'attention et dure chaque fois vingt-cinq minutes. Les mouvements passifs arrivent déjà à être presque complets.

7 avril. — La marche méthodique est autorisée toute la journée. L'ecchymose, très étalée maintenant, est en bas arrivée jusqu'au creux poplité.

8 avril. — A très bien marché bien que fatigué, n'a pas ressenti de douleur. Le malade demande sa sortie pour raisons de famille.

On peut le considérer comme guéri, étant donné une certaine résistance à la fatigue, les mouvements de la hanche sont revenus. Il reste encore à acquérir plus de consolidation; mais il est à l'abri de retour offensif. Le malade d'ailleurs est très sérieux et suit ponctuellement les instructions qui lui sont données pour maintenir son état.

II

LUXATIONS

Manuel opératoire. — Dans le chapitre précédent le massage précoce intervient primitivement, il est le seul facteur de la guérison. Aucune manœuvre étrangère à son action n'est nécessaire pour rétablir les rapports entre les divers organes. Il n'en est pas de même dans les luxations. En présence d'un tel traumatisme qui dérange les rapports naturels de deux surfaces articulaires quelconques, la condition primordiale à satisfaire c'est la réduction préalable de la luxation. Tout ne s'arrête pas à cette intervention unique : lorsque les surfaces articulaires ont été rétablies et maintenues dans leur position normale, il reste encore à prévenir les conséquences des graves perturbations apportées par le trauma lui-même et aussi par les manœuvres de la réduction.

Pour les luxations réduites ces lésions prennent un caractère de plus ou moins grande gravité suivant la variété, le siège, l'âge du malade, suivant la rapidité ou le retard de la réduction d'autre part, aboutissant à l'ankylose et à l'impotence si l'on n'y prend garde.

Première condition à remplir, c'est *le maintien de la réduction.* Donc un appareil de contention est nécessaire.

Deuxième condition. — Dès le premier moment de la réduction, en règle générale, intervenir pour hâter la résorption des épanchements séro-sanguins, souvent volumineux, poùr combattre la contracture musculaire et faire disparaître la douleur.

Troisième condition. — Rétablir rapidement les mouvements de l'articulation. Nous avons vu que le massage précoce seul remplit ces conditions et peut seul fournir à ces exigences. Voici de quelle manière le traitement doit être conduit quand il s'agit de la cure d'une luxation après réduction.

Aussitôt que la luxation est réduite, la séance de massage a lieu. Après la séance dans les premiers jours application d'un appareil de contention simple ou repos forcé au lit s'il s'agit d'un membre inférieur. Le lendemain même manière de faire. Quand, après 3, 4, 5, 8, 10 jours la douleur apaisée ou disparue, les mouvements ont pris un plus grand développement, on peut enlever l'appareil, d'abord une partie de la journée, et le remettre seulement pour sortir ou pour la nuit. A ce moment dans l'intervalle, le malade se sert de son membre, dans la mesure du possible. Suivant les cas, la gravité de l'accident primitif, le siège de la luxation, il faut quinze à trente jours pour arriver à un résultat satisfaisant. Il faut en effet compter avec toutes les conditions plus ou moins favorables pouvant entraver les résultats, âge des malades, état des tissus, siège, variété de la luxation, ancienneté du trauma avant la réduction, date de l'intervention masso-thérapique. D'une manière générale on ne doit pas attendre plus de trois à cinq jours. Retarder de huit, dix, quinze jours, constitue déjà une infériorité marquée. Le traitement sera plus long, plus pénible, mais heureusement tout aussi efficace. C'est surtout pour les personnes âgées que ces recommandations sont utiles : prolonger l'immobilisation au-delà des limites que nous avons indiquées constituent pour elles un danger et à ce moment le préjudice est déjà constitué ; chez les adultes, les personnes soumises à un entraînement quotidien, chez les enfants surtout, ce retard a moins d'importance. Les fonctions des organes déjà bien diminuées chez les vieillards sont plus sûrement compromises après un traumatisme, malgré le traitement si celui-ci survient dans des conditions moins favorables. Donc encore dans ces circonstances l'intervention immédiate est nécessaire.

Massage du coude. — S'il s'agit d'une luxation réduite d'une entorse ou d'une contusion du coude, le massage est pratiqué de la même manière.

Commencer le massage dès le premier jour et dès la première heure, si c'est possible. Nous adoptons une durée moyenne de vingt-cinq minutes pour chaque séance.

Le bras doit être placé sur un cousin de balle d'avoine, assez résistant, la partie antérieure plus élevée. Dans le cas de luxation ou d'entorse grave, le malade sera couché de préférence, dans les cas de contusions ou entorse simple, il peut être levé : dans ce dernier cas le malade prend la même position que pour le massage du poignet. Se placer du côté du membre atteint. Pour faire le massage, dans les deux ou trois premières séances, l'appareil doit être déplacé le moins possible ; on peut dès la quatrième enlever l'appareil et le replacer après. Les mouvements peuvent être déjà recommandés au malade, mais très limités ; on n'exécutera les mouvements passifs qu'avec beaucoup de prudence, et un peu plus tardivement s'il s'agit de luxation. Au début il faut insister sur le massage du bras, au-dessus de la région lésée, en avant, en arrière et à la face interne où s'accumule à un moment donné tout l'épanchement sanguin, cherchant sa voie normale de résorption.

On pratique l'effleurage général superficiel du bras aux faces antérieure et postérieure et interne, au-dessus de l'articulation, puis effleurage profond, et pressions : une deuxième phase est consacrée à la limitation des manœuvres par groupes musculaires. Peu à peu on arrive aux abords de l'articulation du coude, ainsi préparée elle sera soumise aux mêmes manipulations en avant, en arrière et au niveau de ses deux bords externe et interne. Ce massage demande du soin, quoique moins de délicatesse que pour celui du genou. Nous recommandons dans cette partie du traitement le pétrissage digital, en insistant au niveau de la face interne du coude où siège le maximum de l'empâtement et de l'épanchement sanguin. Le massage de la région antérieure se fait sans difficulté et est aussi nécessaire, à cause de la contracture du biceps, dont le tendon fait corde au pli du coude. Il faut encore savoir qu'il y a à redouter du côté de l'expansion aponévrotique de ce même muscle une rétraction difficile à prévenir en raison même du tissu fibreux qui la compose ; à un moment donné cette rétraction peut devenir un obstacle à l'extension de l'avant-bras. Pour les premières séances le massage peut se borner à cette simple application. Le massage de la région postérieure ne peut encore être appliqué méthodiquement ; il faut à ce moment déplacer le membre le moins possible, et se contenter de faire le massage in situ. Après quatre ou cinq séances, la douleur a en partie disparu, la tension, l'œdème, la tuméfaction ont beaucoup diminué ; déjà quelques mouvements spontanés sont possibles ; le malade déplace son bras sans difficulté, on peut alors procéder à ce massage particulier de la région postérieure. La position que nous indiquons est simple et naturelle, facile à prendre pour les malades, ne leur occasionne aucun gêne ni douleur. Le malade est assis ; on l'invite à placer sa main à plat sur la cuisse, de manière à présenter en dehors, devant l'opérateur placé du même côté, la face postérieure du bras, l'avant-bras en demi-flexion à angle obtus et en pronation ; la flexion exigée pour prendre cette position n'est jamais supérieure à celle que le malade peut exécuter même au début. Nous ne saurions mieux comparer le massage de cette région qu'à celui pratiqué au genou, l'olécrâne représentant ici la rotule, mais avec cet avantage que n'étant pas mobile il peut être touché et manipulé sans inconvénient, ce qui d'ailleurs est parfaitement inutile.

Il faudra toujours suivre les mêmes principes. Commencer l'effleurage au-dessus de la cavité olécrânienne et parcourir les divers modes de manipulations dans leur ordre d'action physiologique, pour ainsi dire. Dès que peu à peu la région a été insensibilisée, et que le gonflement commence à diminuer, aborder le coude, faire l'effleurage digital des parties latérales de l'olécrâne, puis des éminences inférieures constituant en dedans l'épitrochlée en dehors l'épicondyle; ensuite les pressions, le pétrissage de ces régions doivent être faits soigneusement du côté de l'articulation huméro-radiale plus accessible en arrière et en dehors; y insister tout particulièrement à cause de l'infiltration existant à ce niveau pouvant envahir les tissus péri-articulaires, surtout les insertions épicondyliennes qu'il faut sauvegarder. En avant, entre la saillie du supinateur et le brachial antérieur, dans la branche externe du V du pli du coude se trouve situé profondément le nerf radial : dans les traumatismes violents du coude, il peut être lésé, infiltré de sang, exposé à subir un processus de périnévrite ; on doit donc s'arrêter à ce point et y pratiquer un massage attentif destiné à dégager cette région susceptible, il n'est pas rare de voir des malades accuser de la douleur à la partie externe de l'avant-bras et partant du pli du coude. Plus en arrière se trouve également la gouttière épitrochléo-olécrânienne logeant le nerf cubital : il faut avoir soin encore de dégager cette région, car on est exposé à laisser dans ce canal ostéo-fibreux des matériaux épanchés s'y organiser, amener des rétractions dans les tissus, enserrant la gaîne du cubital, gênant son glissement, et amenant des adhérences que le mouvement révèlera plus tard en décelant les douleurs que la traction produira sur le nerf. D'où obstacle nouveau mouvement, en face d'une névrite ou tout au moins d'une périnévrite constituée ! Après avoir rempli toutes ces particularités, le résultat commence à devenir appréciable ; les manipulations s'exercent maintenant au niveau de la région malade sans aucune difficulté ; on peut alors faire du massage du membre un tout homogène et relier dans une dernière manœuvre générale toutes les parties qu'il avait fallu aborder en détail au début. On régularise ainsi et on répartit sur une surface plus considérable le travail réparateur qui n'en est que plus activé. Quand le pétrissage à pleines mains du muscle est terminé, ce qui se fait sans que l'articulation malade soit incommodée, quelques tapotements rapides achèvent de donner du tonus aux muscles dont ils excitent la vitalité. Il est nécessaire d'agir énergiquement pour éviter et combattre l'atrophie.

Les mouvements d'abord très limités sont exécutés par le malade dans les limites du possible. Dès le deuxième jour rien ne s'oppose au début des mouvements passifs, d'abord très peu forcés, puis graduellement augmentés. Quand on arrive au terme du traitement on a soin de forcer jusqu'à l'intégrité, en se conformant à l'indice de la douleur. L'extension et la flexion faites ainsi reviennent rapidement ; la pronation et la supination sont en général moins atteintes ; il faut toutefois s'en préoccuper. Enfin lorsque l'appareil de contention est enlevé, du 3e au 6e jour, doit-on abandonner définitivement le bras sans soutien ? Il est plus sage d'avoir une écharpe qu'on pourra supprimer du 7e au 10e jour, tout en engageant le malade à se servir le plus possible du bras, avec repos fréquents.

Massage de l'épaule. — Le massage de l'épaule ne présente pas de difficultés. La position la plus naturelle à donner au membre est de le laisser pendre le long du tronc, l'avant-bras fléchi à angle droit et appuyé sur un coussin. Cette région présente une masse musculaire plus ou moins développée constituant le moignon et formée par le muscle deltoïde. D'autre part elle présente des parties accessibles de l'articulation humérale aux manipulations du massage. On peut donc avoir une certaine action directe sur les lésions intra-articulaires traumatiques ou autres. On sait en effet qu'en déterminant en avant la saillie de l'apophyse coracoïde que l'on rencontre dans le sillon pectoro-brachial, déterminé par la position indiquée ci-dessus, on sent en dehors d'elle la saillie de la tête humérale ; en arrière on rencontre l'angle très saillant de l'acromion, au-dessous se trouve la dépression sous-acromiale. Si on place le pouce immédiatement en dehors de la coracoïde, et si l'index plonge en arrière dans la dépression, on saisit et on mobilise la tête humérale. Ces dispositions anatomiques connues, le massage est bien simplifié.

Il faut se placer devant la face externe du bras, aborder la surface du deltoïde avec les deux mains étendues, embrassant le moignon ; l'effleurage se pratique de bas en haut, à partir du bras : les mains doivent suivre la direction des fibres du deltoïde se rendant à leurs insertions claviculaire et acromiale et à l'épine de l'omoplate. Les mains exécutent ainsi des mouvements divergents, réunies à leur point de départ au-dessous du V deltoïdien par exemple ; elles divergent l'une en avant, l'autre en arrière de la région. Pour l'effleurage du cou faisant suite à cette région il ne présente rien de particulier.

On agit ainsi sur une surface très étendue ; aussi vient-on à bout très rapidement de la douleur. Celle-ci est toujours très vive en avant. On procède alors au massage des parties accessibles antérieure et postérieur de l'articulation ; on fera de l'effleurage digital, circulaire, ces points étant peu étendus. Dès que l'on sentira la tension diminuer on pourra avoir recours aux pressions ou au pétrissage. On reprend alors les groupes musculaires ou les faisceaux de muscles. On ne manquera pas de masser à la partie supérieure de l'épaule, le trapèze, ainsi que la région antérieure sus-claviculaire ; on aura toujours une certaine action sur les vaisseaux et nerfs sous-claviers et du plexus brachial, ce qui favorisera la résorption de l'épanchement et la disparition de la douleur. Insister aussi sur les manipulations en avant et en arrière pour agir sur l'extravasation sanguine, plus accessible en ces endroits. Il ne faut pas négliger les insertions coracoïdiennes, la coulisse bicipitale, recevant les tendons de plusieurs muscles, pouvant devenir le siège de ténosites, cette région étant facilement envahie par l'épanchement sanguin. On veillera enfin aux phénomènes présentés par le malade se rapportant aux réactions nerveuses sensitives ou motrices du circonflexe ou d'autres troncs nerveux de cette région : masser également l'aisselle, dont la paroi externe renferme tant d'organes importants, pouvant être atteints par les traumatismes, tiraillements des nerfs, contusions, infiltrations sanguines. La tuméfaction de l'épaule disparaît encore assez vite, la tension diminue en peu d'instants ; les points douloureux y sont très tenaces ; ils ne doivent pas retarder le début précoce des mouvements exécutés par le malade. Pour les cas de luxation dès le premier jour du massage le malade doit tenter de faire aller son bras ; de tout petits mouvements doivent être exécutés d'abord, spontanément. Lorsque la douleur, le gonflement ayant bien diminué le malade étend ses mouvements on peut commencer les exercices passifs. L'écharpe ne doit pas être maintenue plus de 3, 4, 5, 6 jours. A partir du 10e jour on peut laisser toute liberté au bras. L'épaule est sans contredit l'articulation pour laquelle mouvements actifs et passifs doivent être exécutés avec le plus de rigueur. L'importance de cette progression dans les mouvements de l'épaule nous a préoccupé et nous avons établi ainsi une échelle progressive qui nous sert de direction pour les mouvements actifs et passifs.

Mouvements de va et vient, très limités d'abord puis augmentés peu à peu. Dans les luxations ce mouvement doit être plutôt exagéré dans le sens antérieur, c'est-à-dire d'arrière en avant, tendant à maintenir en arrière la tête humérale ; il faut éviter de les forcer le coude relevé en arrière car dans cette situation la tête humérale fait saillie en avant, ayant de la tendance à sortir de la cavité, position dangereuse dans le cas présent.

Ecartement du coude du tronc, l'avant-bras fléchi. *Rotation dans cette position* d'arrière en avant et réciproquement. *Circumduction, l'avant-bras en flexion. Elévation du coude à hauteur de l'épaule. (Abduction)* avec flexion de l'avant-bras cherchant à atteindre le sommet de la tête Tous ces *mouvements* sont répétés à un degré plus élevé, *le bras allongé.*

Mouvements de rétroduction avec flexion de l'avant-bras, la main étant derrière le dos dans cette position, l'avant-bras exécutant des mouvements de flexion, de demi-supination et pronation.

Adduction forcée de l'avant-bras à demi fléchi, la main saisissant le moignon de l'épaule du côté opposé.

Ces mouvements ainsi présentés ont l'avantage de procéder du simple au plus complexe et de favoriser le rétablissement rapide de la souplesse, de la force dans le membre.

Massage de la hanche. L'opérateur prend ici deux positions différentes ; car la séance comprend deux parties. *Massage de la région antérieure de la cuisse. Massage de la hanche et de la région postérieure de la cuisse.*

1° *Massage de la région antérieure de la cuisse.* — Dans les traumatismes de la hanche, la douleur siégeant au niveau du genou, et à la base du triangle de Scarpa, exige qu'avant de commencer le massage de la hanche proprement dite, on masse la région antérieure de la cuisse. On pratique un effleurage rapide, suivi de pressions manuelles. On pétrit à certain moment les masses musculaires ; dans l'aire du triangle de Scarpa, nous conseillons après l'effleurage profond, le pétrissage digital et les pressions vibratoires devant avoir raison de l'empâtement, de l'ecchymose et de la douleur. On refoule ainsi l'épanchement sanguin vers le pli de l'aine et dans le sillon de séparation du pectiné et du premier adducteur. On peut ensuite exécuter le pétrissage à pleines mains des masses musculaires considérables de la cuisse. Le tapotement est utile ici et sera prolongé en certains points douloureux jusqu'à leur disparition. On aura soin de le cesser dès ce moment.

2° *Massage de la région postérieure de la cuisse.* Ce massage comprend toutes les masses musculaires postérieures jusqu'au pli fessier. Il faut savoir qu'à un moment donné, l'ecchymose résultant du traumatisme descend vers le creux poplité qu'elle vient infiltrer : on remarque en cette région un œdème très appréciable. Il ne faut donc pas négliger le massage de la région postérieure. On exécutera les mêmes manœuvres y compris le tapotement; de ce côté, en général, pas de douleur à signaler.

3° *Le massage de la hanche* ne peut s'exécuter directement dès le premier jour, dans un certain nombre de cas, à cause de la gravité des lésions. Lorsque, après deux ou trois séances, le déplacement est possible on fera mettre le malade couché sur le côté opposé au traumatisme, en le calant, si cela était nécessaire, avec des coussins. La région fessière se présente ainsi par son bord externe qu'il faut s'efforcer peu à peu de faire incliner jusqu'à l'horizontale. L'œdème et le gonflement ainsi que l'eccyhmose siègent surtout au niveau du creux ischiatique, au grand trochanter aux points correspondants à la cavité digitale, où viennent s'insérer les muscles pelvi-trochantériens ; l'ecchymose est apparente à ce niveau. L'insertion fémorale du grand fessier présente de la douleur, du gonflement et souvent un hématome assez volumineux. C'est donc sur ces diverses parties que porteront surtout les diverses manipulations qui d'ailleurs ne présentent aucune difficulté d'exécution. Rien de délicat en effet dans ce massage des larges surfaces, présentant des loges ou groupes musculaires épais, en général bien fournies. Effleurage, pressions profondes, pétrissage à pleines mains, tapotements, toutes les manœuvres trouvent ici leur application facile. Les mouvements seront commencés dès le début, et forcés progressivement, mais plus tôt que dans les autres articulations. Les contusions, les entorses et luxations de la hanche, qu'on ne rencontre pas souvent, entraînent plus de difficultés après elles que les autres traumatismes articulaires; car cette articulation malade immobilise à elle seule tout le mouvement du membre inférieur. Il ne faut pas compter moins de 8, 10 et 12 jours pour faire lever les malades, dans le cas d'entorse ou de contusion; quand il y a eu luxation, 12 à 15 jours en moyenne. A ce moment l'état des mouvements est très satisfaisant, mais en général ce traumatisme affectant souvent des individus âgés, ralentis dans leur activité circulatoire, réparant mal les déchirures ou ruptures de tissus, résorbant mal leurs épanchements, on se trouve dans de mauvaises conditions pour la rapidité des résultats. Mais alors même que les circonstances les plus défavorables se présentent, le massage donne encore les meilleurs résultats.

Pour la marche, elle est rétablie un peu plus tardivement que dans les autres accidents. Rien de particulier dans l'exécution des mouvements. A ce sujet nous ajouterons que jamais nous ne permettons l'usage des béquilles à nos malades, qui doivent s'exercer dès le début à s'appuyer sur leur membre, en se tenant auprès de leur lit pour exécuter les premiers exercices. Ils reprennent peu à peu l'équilibre, et à mesure que les effets du massage progressent, ils arrivent à faire la marche méthodique : il faut aider les malades au début, les soutenir, de manière à leur donner confiance, en trois ou quatre jours, ils peuvent s'aventurer seuls. Mais ce n'est pas avant 25 et 30 jours même que la guérison est obtenue avec restitution intégrale des fonctions et des mouvements. Les luxations n'ont été réellement massées immédiatement après la réduction qu'à partir de 1890. Nous n'avons pas trouvé de traces d'une pareille pratique antérieure à nos publications remontant à cette époque : les trois premières observations, rapportées ici, de malades pour lesquels nous avons institué cette intervention, ont été insérées dans la REVUE D'HYGIÈNE THÉRAPEUTIQUE *de décembre* 1890 *et janvier* 1891.

LUXATIONS

OBSERVATION XCI

Luxation de la première phalange du pouce droit en arrière. Métacarpo-phalangienne datant d'un jour. — Réduction sous le chloroforme. — Massage le lendemain. — Sept séances. — Guérison.

Le jeune L..., 9 ans, élève d'un lycée de Paris, en tombant jeudi soir 20 avril 1899, s'est fait une luxation du pouce droit, en arrière, (1re phalange). Un médecin appelé aussitôt tente la réduction qu'il ne parvient pas à obtenir.

Le jeune malade est amené le 21 à l'hopital Laënnec. M. Reclus constate que la luxation est incomplète, mais rendue irréductible par les tentatives de la veille, qui avaient consisté à tirer sur la phalange après avoir rabattu le pouce. M. Reclus fait remarquer que par ce mécanisme, le sésamoïde externe se renverse après s'être redressé, et il y a interposition de la sangle sésamoïdienne : plus on veut tirer, plus ce corps étranger cale la phalange. La réduction est décidée sous le chloroforme. N'ayant pas de pince de Farabeuf, notre maître opère de la manière suivante : *Il reproduit la luxation en position complète, en faisant d'abord des tractions dans l'axe sur la phalange, puis le redressement du pouce, en maintenant la traction, le plus possible en arrière. La luxation est reproduite et est devenue simple et complète, puisque le sésamoïde redressé avec la phalange est replacé au bord du métacarpien et n'est plus interposé. Le reste de la manœuvre est simple. Elle consiste à faire progresser la phalange appuyée solidement et perpendiculairement sur le métacarpien, vers l'extrémité inférieure de cet os, puis à gagner le rebord cartilagineux en râclant la surface dorsale ; l'extrémité supérieure de la phalange pousse tout ce qu'elle rencontre devant elle et amène fatalement l'os sésamoïde à reprendre sa place, tout en trouvant la sienne libre.*

Le pouce doit être maintenu ensuite, non pas en extension forcée, ni avec des attelles de bois, comme nous l'avons vu faire, mais en légère flexion, la phalangette, elle à angle droit, si l'on veut, accolée contre le deuxième métacarpien qui lui sert d'attelle interne, d'ailleurs bien douce, étant donné la masse musculaire de l'adducteur. Un peu d'ouate et une bande non serrée maintenant le tout. On évite ainsi les premiers dangers de reproduction de la luxation.

Le massage n'est commencé que le lendemain pour permettre au jeune malade de se remettre du chloroforme.

22 avril. — Gonflement. Œdème de la région thénar, remontant jusqu'au bord externe du poignet, la tabatière anatomique est comblée par l'infiltration. Peu de douleur. Les mouvements sont conservés, mais très limités, certain degré de parésie, les mouvements provoqués peu étendus sont douloureux. Après le premier massage très grand soulagement, dégonflement rapide.

2e massage le 23 avril. — Peu de douleur. Mouvements meilleurs, la tabatière anatomique reparaît.

24, 25 avril. — Amélioration continue.

26. — Pas de séance.

27. — Très bon état, a pu écrire, suppression du bandage. Presque plus d'empâtement. Mouvements actifs se font très bien. L'appareil n'est pris que pour le lycée, il ne gêne en rien les mouvements; le jeune malade peut écrire tout en le gardant.

28, 29. — Va très bien. Tous les mouvements possibles du pouce s'exécutent avec facilité, sans douleur. Si on force un peu on réveille un peu de sensibilité. Fin du traitement.

OBSERVATION XCII

Luxation du pied droit en dehors (tibio-tarsienne en dedans). — Réduction immédiate. — Intervention par le massage, après un jour. — Reprise du travail après douze séances. — Guérison en seize séances.

Le nommé Emile M..., 28 ans, serrurier, est entré à l'hopital Necker le 12 juillet 1892, dans le service du professeur Le Dentu. Ce malade est tombé le jour même d'un échafaudage de cinq à six mètres de haut, n'a pu se relever, ni appuyer sur le pied droit qui se trouvait retourné en dehors. Le jour de son entrée, le malade est examiné par M. Brodier, interne du service. Il constate l'abduction du pied, la plante regardant en dehors, le bord externe en haut, le bord interne en bas.

En dedans saillie anormale et très prononcée de la malléole interne. Pas de crépitation aux malléoles qui sont intactes.

La réduction est faite sur-le-champ, avec la plus grande facilité, la jambe est mise dans une gouttière, le pied fortement comprimé.

Le 13 juillet le massage est commencé. Nous constatons : gonflement considérable du pied, teinte ecchymotique entourant tout le cou-de-pied, en avant de l'article et derrière les malléoles les ligaments de l'articulation sont très douloureux mais la douleur est plus vive à la région malléolaire interne, dont le fort ligament est arraché. Pas de fracture ni d'arrachement des pointes malléolaires tibiale ou péronière. Impotence absolue du pied, infiltration sanguine jusque dans la gouttière calnanéenne se poursuivant à la plante du pied, côté interne. Pas de douleurs spontanées actuellement. Après la première séance, soulagement immédiat, dégonflement rapide, la contracture des muscles du mollet cesse, le malade meut les orteils spontanément et sans douleur, on peut imprimer des mouvements d'extension et de flexion passifs, mais très limités, la douleur survenant très vite.

Le soir, deuxième séance. — Le pied et la jambe dans une gouttière, le pied est laissé libre. Les mouvements possibles sont recommandés au malade.

Du 14 au 16 juillet, deux séances par jour sont faites. Dans cet intervalle l'épanchement de sang se résorbe très rapidement, l'ecchymose s'étale en arrière et remonte le long de la jambe. Le gonflement a presque entièrement disparu, plus de tension de la peau, les tendons du cou-de-pied sont visibles, le malade exécute bien ses mouvements spontanés, pas de douleur. Le ligament latéral interne ne présente plus que de la sensibilité à la pression. Après cette séance nous faisons mettre le pied à terre, point de gêne, ni de douleur vive. Encouragé nous faisons marcher méthodiquement le malade, qui, à pas lents, parvient jusqu'au milieu de la salle. Cette première marche ne détermine que très peu de douleur qui s'atténue après quelques pas. Nous faisons recoucher le malade ; un peu d'effleurage profond rétablit l'ordre quelque peu troublé ; le soir la deuxième séance a lieu. La journée s'est très bien passée. Le malade s'est senti très dégagé après l'expérience du matin.

Le 17 juillet. — Après la séance, nouvel essai de la marche qui réussit bien. Le malade est autorisé à rester levé, à condition de faire la marche méthodique et de se recoucher à la première fatigue. Le soir deuxième séance. La marche a été faite quatre fois depuis le matin et dix minutes chaque fois. Forcé de partir en voyage nous recommandons au malade de continuer à se lever, mais avec plus de précautions, car nous ne serons pas là pendant deux jours.

18, 19. — Néant.

20 juillet. — Le malade a continué la marche, s'en est bien trouvé. Le pied est en excellent état, en pressant fortement en arrière de la malléole interne, on détermine encore un peu de douleur. Après cette séance, le malade marche très bien et même assez vite.

Le 21 juillet, il a demandé sa sortie, pressé de reprendre son travail. Nous engageons le malade à faire son possible pour venir encore afin de parer aux inconvénients du manque d'entraînement, sa profession exigeant une longue station debout.

Après la sortie, du 21 juillet au 28 le malade revient tous les deux jours. Il se remet très bien des premières fatigues et est guéri, ne présentant ni raideur articulaire, ni empâtement, ni douleur.

OBSERVATION XCIII

Luxation du coude gauche en arrière. — Réduction après le deuxième jour. — Massage précoce. — Douze séances. — Guérison avec reprise du travail.

Le nommé Gustave B..., 56 ans, imprimeur, est entré le 28 août 1893 à l'hopital Necker, service du professeur Le Dentu ; ce malade a fait la veille une chute de la plate-forme de l'omnibus qui le transportait à son travail. Douleur vive au coude, en même temps qu'il ne pouvait plus se servir de son bras. On reconnut à l'examen une luxation du coude en arrière. La réduction ne fut faite que le 30 août, deux jours après l'accident. Le bras fut tenu serré dans une bande ouatée, jusqu'au 5 septembre, où le massage fut appliqué pour la première fois. Nous constatons un gonflement énorme du coude, une ecchymose très étendue occupe toute la face interne du bras et le bord cubital de l'avant-bras. Douleur vive quand le malade essaie les mouvements. Après le massage, un mieux très appréciable est ressenti : le bandage est enlevé. Le bras est rendu à la liberté ; le malade en est très satisfait.

Le 6 septembre. — Mieux très marqué, douleur bien diminuée. Les mouvements sont plus faciles. Nous forçons sur la flexion. Douleur très vive au niveau de la gouttière du cubital. Douleur jusque dans le petit doigt. Nous insistons alors sur la région signalée et en trois jours la douleur ainsi localisée a disparu.

8 septembre. — Plus de douleur aux mouvements spontanés qui prennent de plus en plus d'ampleur. Jusqu'au 11 les massages sont pratiqués sans interruption. Le malade sort, reviendra achever sa guérison par le massage.

11. — Revient jusqu'au 16. A cette date les mouvements sont satissants. Le malade peut reprendre son travail.

OBSERVATION XCIV

Luxation du coude gauche en arrière, réduite immédiatement. — Massage immédiat. — Treize séances. — Guérison.

Le nommé Adolphe Th..., 24 ans, relayeur à la compagnie des omnibus, est tombé le 2 août 1892 sur le bras gauche ; vient à l'hôpital Necker où il est accepté dans le service de clinique chirurgicale du professeur Le Dentu. On reconnaît une luxation du coude en arrière, réduite sur-le-champ, par M. Genouville, interne du service. Le massage est fait immédiatement. Grand soulagement, douleur moindre. Il y a une vaste ecchymose de la face interne, douleur vive à la gouttière cubitale.

3 août. — Le malade désire sortir et reviendra se faire masser.

Deuxième séance, 4 août. — Troisième séance, amélioration de plus en plus sensible, fait de petits mouvements spontanément, douleur moins vive à la face interne.

5 août. — Mouvements bien meilleurs. Ecchymose très étalée. Nous forçons sur la flexion. Enlèvement du bandage.

Jusqu'au 14 août, séances non interrompues ; le malade nous déclare vouloir reprendre son travail. Les mouvements sont satisfaisants et presque complets. Il doit revenir s'il ressent la moindre des choses.

OBSERVATION XCV

Luxation du coude droit, en arrière, réduction après un jour. — Massage immédiat. — Douze séances. — Guérison.

Le jeune Léon V..., 13 ans, élève au lycée Buffon, fait une chute sur le bras droit le 21 avril 1893. Le D[r] Le Guellaut voit l'enfant le

22 et constate une luxation du coude en arrière. La réduction est faite séance tenante, et le jeune malade nous est amené à Necker.

22 avril 1893. — Gonflement de la région du coude droit. Au niveau de la pointe de l'olécrâne, ecchymose. A la face interne du coude collection sanguine considérable. La douleur siège principalement au pli du coude et en arrière. La réduction est parfaite. Les mouvements provoqués sont douloureux. Le malade peut exécuter flexion, extension et autres mouvements, mais dans une très petite limite. Le massage est commencé immédiatement, soulagement instantané, le malade sent une détente dans l'articulation. Le bras est maintenu au moyen de petites attelles en fil de fer, disposées en gouttière, mais permettant un certain mouvement. Ce mouvement quel que petit qu'il soit doit être entretenu par le malade.

25 avril. — Très grande amélioration. Résorption très rapide de l'épanchement sanguin. Le bras est laissé libre; mais il doit être mis en écharpe, en dehors de la maison. Les mouvements provoqués sont augmentés et gagnent de plus en plus.

30 avril, 1er mai. — Pas de séance.

2 mai. — Reprise du massage. L'amélioration s'est continuée.

Jusqu'au 5 mai le jeune malade revient, les mouvements s'améliorent de plus en plus. A ce moment l'extension est complète. La flexion reste plus en retard, bien qu'en forçant on puisse l'obtenir complète et presque sans douleur. Les mouvements spontanés sont très satisfaisants, mais n'ont pas encore acquis leur plénitude définitive. La présence du jeune homme étant nécessaire au lycée, le traitement est interrompu; bien que devant être considéré comme suffisant, quelques séances de plus auraient eu raison des dernières résistances. Nous le considérons comme guéri et à l'abri d'un retour offensif.

Nota. — Nous avons eu depuis des nouvelles du jeune V..., par notre ami le Dr Le Guellant, qui nous a informé que la guérison s'était très bien maintenue.

OBSERVATION XCVI

Luxation du coude droit, en arrière. — Réduction immédiate. — Massage précoce. — Reprise du travail après huit séances. — Guérison.

Le nommé Eugène M..., 15 ans 1/2, menuisier, est entré le 18 février 1892 à l'hôpital Necker, service de M. le professeur Le Dentu. En jouant avec ses camarades, ce malade est tombé sur le coude, douleur vive en se relevant et impossibilité de mouvoir son bras comme il le veut. On constate une luxation en arrière immédiatement réduite, bandage.

20 février. — Nous voyons le malade, deux jours après la réduction, gonflement, Œdème de tout le coude droit. Tension de la peau, vaste ecchymose et bosse sanguine de la face interne. A ce niveau très vive douleur à la hauteur de la gaîne du nerf cubital, qui est rompue. On sent très bien le cordon nerveux flotter, n'étant plus maintenu dans son conduit ostéo-fibreux. La réduction est parfaite. Dès la première séance, très notable soulagement et dégonflement. Le bras est maintenu dans une écharpe et au lit, il repose sur un coussin élevé. Résorption rapide de l'épanchement dans les séances suivantes. La douleur cubitale s'atténue à mesure que la résorption de l'hématome se fait.

A partir du 22 jusqu'au 28 pas d'interruption dans le massage. Les mouvements reviennent rapidement et à la limite extrême du traitement sont tout à fait complets. Il part à Vincennes guéri, le bras libre et pouvant travailler.

OBSERVATION XCVII

Luxation du coude droit en arrière. — Réduction le lendemain de l'accident. — Massage immédiat. — Dix séances de massage. — Guérison[1].

La petite Louise B..., âgée de 8 ans 1/2, est tombée en courant sur le coude le 27 septembre 1890; relevée elle accusa une vive douleur au coude droit et fut immédiatement dans l'impossibilité de s'en servir.

1. *Revue d'hygiène thérapeutique*, décembre 90. *Du massage précoce dans les luxations après réduction*, par J. Fège.

Elle est amenée le 28 à la consultation de Beaujon où l'on constata une luxation du coude en arrière qui fut réduite. C'est seulement deux jours après cette réduction que nous vîmes la petite malade, service du Dr Bazy, suppléant le professeur Le Dentu. Tuméfaction avec tension et chaleur considérable de la région du coude. Douleur généralisée assez vive : plus grande intensité au niveau de l'épicondyle. Ecchymose, limitée à la région externe, au 1/3 supérieur de l'avant-bras. L'olécrâne et la tête radiale sont bien en place. Les mouvements sont possibles, ceux de pronation et de supination sont les moins difficiles, ceux d'extension et de flexion très limités provoquent une vive douleur. Le coude malade fléchi à angle droit mesure en circonférence de la saillie de l'olécrâne à la partie moyenne du pli du coude, deux centimètres de plus qu'à gauche. Dès la première séance,grand soulagement éprouvé par la petite malade.

26 septembre. — Dégonflement très appréciable, un centimètre de moins sur la dimension prise hier. L'enfant a moins souffert, plus d'irradiation de la douleur, les mouvements gagnent surtout dans l'extension, presque complète aujourd'hui. La flexion est presque aussitôt arrêtée par la douleur, mais au delà de l'angle droit.

28, 29, 30 septembre. — Amélioration plus accentuée.

2 octobre, septième séance. — Les mouvements spontanés sont très satisfaisants, la résorption est presque achevée, la flexion atteint maintenant son maximum comme l'extension.

3, 4, 5 octobre. — Séances continuées jusqu'au 5 octobre.

Le 3. — L'écharpe est enlevée, l'enfant se sent plus libre, exécute spontanément tous les mouvements, en les rendant passifs ; nous constatons qu'ils arrivent à leur limite extrême sans provoquer de douleur.

A partir du 6 octobre, la petite malade rentre à l'école, n'a jamais eu de suites, dont elle se soit ressentie depuis son traitement.

OBSERVATION XCVIII

Luxation du coude en arrière, datant du 23 décembre 1894, réduite. — Immobilisation dans appareil plâtré jusqu'au 10 janvier 1895. Massage le 18 janvier. — Trente séances environ.

Le jeune Louis P..., 16 ans, employé, a eu le coude démis le 23 décembre 1894 ; réduction après un jour et immobilisation dans appareil plâtré.

Le 10 janvier enlèvement de l'appareil, on constate des mouvements d'extension et de flexion, mais très limités. Le massage n'est commencé que le 18 janvier 1895, la mobilisation simple depuis l'enlèvement de l'appareil n'a pu obtenir autre chose que la flexion à angle droit, impossible de la dépasser, l'extension est toujours peu augmentée. Il a fallu plus d'un mois de traitement pour atteindre les mouvements à peu près complets.

OBSERVATION XCIX

Luxation en arrière du coude gauche. — Réduction immédiate. — Massage immédiat. — Reprise du travail après six séances.

Ce malade revu quelques mois après n'a rien ressenti, bien que son traitement ait été incomplet [1].

Le 24 octobre 1890, B..., 36 ans, charretier, en faisant un faux pas, est projeté violemment en avant et tombe sur les mains ; en se relevant, il ressent une vive douleur au coude gauche et s'aperçoit qu'il lui est impossible de remuer l'avant-bras, il constate également que le coude est considérablement enflé. Il se présente à Necker où il est admis, salle Malgaigne, n° 4, dans le service de M. le professeur Le Dentu. M. Faure interne du service, l'examine et reconnaît une luxation du coude en arrière ; il en fait la réduction, non sans quelque difficulté à cause de la résistance musculaire. On applique un appareil en grillage de fer ouaté, maintenu à l'aide de bandes. L'avant-bras est à angle droit sur le bras.

25 octobre. — Une heure après la réduction, le massage est commencé, l'appareil est desserré en partie et le bras maintenu dans la position, pendant la séance. Le malade se plaint de souffrir plus particulièrement au pli du coude : douleur également au côté externe de l'articulation. Œdème, gonflement considérable, soulagement très notable dès la première séance, lève mieux le bras, fait très bien aller les doigts et le poignet. L'appareil est solidement appliqué. Voyant ce résultat, le malade demande à sortir de l'hôpital le jour même ; il doit revenir tous les matins, à la consultation externe, pour suivre le traitement.

26-27-28 octobre. — Très rapidement l'œdème et l'épanchement intra et péri-articulaire sont résorbés, ce qui permet au malade de commencer quelques mouvements qu'il fait de lui-même une fois

1. Voy. *in Revue d'Hygiène thérapeutique,* décembre 1890, *loco citato.*

rentré chez lui. Nous lui recommandons la plus grande prudence. D'ailleurs ces mouvements sont peu accentués, étant entravés par l'appareil.

29 octobre. — L'état de la région malade est tellement satisfaisant que la gouttière en fil de fer est supprimée. Le bras restera maintenu dans une simple écharpe : les mouvements provoqués d'extension et de flexion, d'abord peu étendus, puis un peu plus forcés, sont bien supportés. Le malade les exécute ensuite de lui-même sans paraître trop gêné.

A partir de ce jour nous ne revoyons plus le malade qui avait déjà manifesté l'intention de reprendre son travail (il a à sa charge une famille nombreuse). Nous citons cette dernière observation en faisant les réserves suivantes : assurément le traitement de six jours est bien insuffisant et il serait bien étonnant que le bénéfice des premières séances se fût maintenu ; car quinze à vingt séances dans ces cas sont nécessaires pour être à l'abri de tout inconvénient ; il est vrai qu'il ne reste pas inactif, mais la raideur articulaire et l'atrophie ne peuvent, en aussi peu de temps, être conjurées. Quant au pronostic, il est plus favorable que dans le cas où ce malade, perdu de vue, aurait été abandonné à lui-même avec un appareil d'immobilisation prolongée.

Nous sommes allé chez le malade quelque temps après la publication de cette observation. Nous l'avons vu ; il nous a dit qu'il avait repris son travail et qu'il ne se sentait plus gêné.

OBSERVATION C

Luxation du coude droit en arrière, réduite sous l'éther, trois jours après l'accident. — Massage avant la réduction du 27 au 29 mars. — Massage immédiat après la réduction. — Reprise du travail après la septième séance. — Dix-huit séances en tout. — Guérison partielle.

La nommée Julia L..., 23 ans, blanchisseuse, est entrée le 26 mars 1899 à l'hôpital Laënnec, service du Dr P. Reclus. Cette malade est tombée chez elle, la veille, sur le bras droit. Elle sentit une très vive douleur au coude qui enfla aussitôt. Le médecin qu'elle fit appeler constata sur le champ une luxation du coude en arrière. La réduction fut immédiatement tentée. La malade, n'étant nullement soulagée après, cette malade entre à l'hôpital le lendemain, gonflement énorme de la région du coude droit remontant jusqu'au tiers inférieur du bras et s'étendant également à l'avant-bras. Face dorsale de la main œdématiée. Teinte ecchymotique à la face antérieure de l'avant-bras. Impotence. La déformation caractéristique que l'on rencontre dans les luxations n'existe pas ici. A l'exploration de la position du sommet de l'olécrâne, on constate que l'épicondyle et l'épitrochlée n'ont pas changé de rapports. La tuméfaction, la douleur, rendent cette recherche très difficile. La flexion de l'avant-bras ne va pas jusqu'à l'angle droit ; à ce point, il y a arrêt : on se rend compte que les désordres récents occasionnés par ce grave trauma peuvent très bien être la seule cause de cet obstacle au mouvement. On pense tout d'abord à une entorse grave, car rien ne peut faire admettre le diagnostic primitif. S'il y a luxation, c'est qu'alors elle est incomplète ; c'est que la tentative de réduction faite en ville aura échoué, ne réussissant qu'à transformer l'accident primitif. Le massage immédiat est ordonné.

L'interne de service, M. Desjardins, penche pour le diagnostic de luxation en s'appuyant sur la mensuration de la distance entre la pointe de l'olécrâne et l'acromion. A l'état normal cette ligne joignant les deux pointes doit être oblique ou se confondre avec l'axe de l'humérus, quand le bras est accolé au corps et l'avant-bras, fléchi à angle droit. On comprend que si l'olécrâne fait une saillie en arrière, d'un ou deux travers de doigts, cette ligne acromio-olécrânienne ne sera plus oblique mais tendra à se rapprocher de la verticale ; elle sera plus courte, la distance à atteindre étant moindre : c'est ce que constata M. Desjardins, cette ligne était plus courte de 2 centimètres que celle du côté gauche non lésé par le traumatisme.

Le dégonflement, l'atténuation de la douleur obtenus au moyen du massage permirent de mieux se rendre compte et nous pûmes après deux séances constater l'exactitude du diagnostic porté par l'interne distingué du service. On a bien affaire ici à une luxation incomplète, mais secondairement, rendue telle par la tentative infructueuse faite au dehors. M. Reclus prie M. Billon-Daguerre, l'habile radiographe du service de faire une épreuve de cette malade qui confirme en tous points cette manière de voir. Cette constatation est faite le 28 mars. Les mouvements ne pouvant atteindre l'angle droit, la flexion était arrêtée par un obstacle infranchissable, provenant de l'apophyse coronoïde dont le bec butait contre la trochlée humérale. La réduction a lieu, sous l'éther, le 29 mars. Immédiatement après, le massage est repris. La malade a recouvré toute sa puissance fonctionnelle ; le mouvement à angle droit est possible et même exécuté spontanément. Echarpe.

Le 31 mars, le bras a dégonflé très rapidement, le coude commence à être dégagé de ce qui l'encombre. Il y a toujours une certaine sensibilité que la malade, sujette à des crises de nerfs, redoute si on l'exaspère par un mouvement, même à peine forcé. Le bras est retiré de l'écharpe. Les mouvements gagnent dans les deux sens. On voit apparaître l'ecchymose à la face antérieure du bras, puis peu à peu à la face interne, elle est refoulée par le massage le long de l'humérus, en dehors également l'extravasation sanguine apparaît.

1er avril. — La malade, dont l'état est très satisfaisant, demande sa sortie ; elle reviendra se faire masser tous les matins: la malade doit essayer de repasser, de travailler à son métier de blanchisseuse.

2 avril, dimanche. — Va mieux, un peu de fatigue et dégonflement à cause de ce premier essai, elle est très bien à la fin du massage.

3 avril. — Elle se remet à ses occupations professionnelles, la fatigue est mieux supportée. Les mouvements augmentent, la flexion est plus pénible ; en forçant, une douleur vive se fait sentir, provenant sans doute de la distension forcée du cubital, qui a dû subir quelque atteinte.

Nous sommes obligé de ne pas insister sur ce mouvement pour le moment. Le trajet de ce nerf est particulièrement massé. L'énorme épanchement sanguin se résorbe graduellement ; sous cette impulsion plus active, un certain travail s'opère, la douleur diminue peu à peu et à partir du 8 avril, nous tentons avec succès le mouvement passif de flexion. L'angle droit est bientôt dépassé.

10 avril, treizième séance. La tuméfaction de toute la région disparaît peu à peu, la partie antérieure de l'articulation est dégagée presque entièrement. On perçoit le plan osseux que les manipulations nous permettent d'atteindre, l'extension est moins pénible, mais c'est surtout la flexion qui nous préoccupe, la malade ne pouvant supporter la moindre douleur vive. Jusqu'au 15 avril, la malade vient se faire masser. A ce moment, la flexion atteint au-delà de l'angle droit, 45° environ. Elle se livre à ses travaux ordinaires, lavage, repassage, raccommodage sans ressentir quoi que ce soit. Nous lui permettons de ne plus venir, en lui recommandant que si elle ressent la moindre des choses elle vienne nous trouver.

OBSERVATION CI

Luxation du coude gauche en arrière, réduite sous le chloroforme, vingt-quatre heures après l'accident. — Massage précoce, après quatre jours. — Reprise du travail après onze séances. — Guérison.

Le nommé Victor L..., tourneur, âgé de 43 ans, est entré à l'hôpital Necker, le 15 février 1897, dans le service du professeur Le Dentu. Ce malade est tombé le matin même sur le coude, et l'on constate une luxation complète en arrière. Le professeur Le Dentu ne voit ce malade que le 16 février et reconnaît la nécessité de réduire la luxation sous le chloroforme. La réduction est opérée, on applique un appareil plâtré qui est gardé jusqu'au 20 février. Début du massage. Nous constatons, gonflement considérable de la région, hématôme volumineux de la région interne du coude, ecchymose remontant le long de la face interne du bras. Douleur généralisée très vive à la gouttière épitrochléo-olécrânienne. Mouvements actifs très limités. Après le massage, grand bien-être, diminution de la tuméfaction ; le malade, en appuyant le bras sur le plan du lit, exécute quelques mouvements spontanés, de flexion de l'avant-bras. L'appareil plâtré est replacé de manière à laisser une certaine liberté.

21. — Mieux très sensible depuis hier, l'ecchymose s'étale, mouvements actifs de flexion et d'extension. Mouvements passifs très peu poussés.

22. — Rien de spécial.

23. — Le malade demande sa sortie ; il reviendra se faire masser.

Le 24. — Enlèvement définitif de l'appareil plâtré, les mouvements spontanés sont très satisfaisants, le gonflement a disparu à l'avant-bras. L'hématôme est en partie résorbé, moins de douleur en arrière.

Du 25 mars au 28, les progrès vont toujours en augmentant ; l'exercice du bras, bien exécuté, amène de plus en plus du soulagement, de la souplesse et de la force. Le malade essaye de manœuvrer son tour et peu à peu il reprend son ancienne habileté.

Le 1er, après quelques essais, il nous déclare être capable de reprendre son travail.

Le 2, revient pour la dernière fois ayant très bien supporté la fatigue du travail.

OBSERVATION CII

Luxation sous-coracoïdienne réduite. — Massage immédiat. — Restitution ad integrum en seize séances.

Nota. — C'est la première observation d'intervention immédiate par le massage dans le traitement des luxations de l'épaule qui ait été publiée, dans la science [1].

Le 6 juillet 1890, M. B..., de l'Institut, âgé de 60 ans, professeur au Collège de France, se démit l'épaule droite en faisant une chute. Deux heures après, M. J. L. Faure, interne des plus distingués des hôpitaux, fut appelé auprès de lui, et constata une luxation, variété sous-coracoïdienne. Réduction immédiate, puis écharpe de Mayor, maintenant solidement le bras : en même temps l'emploi immédiat du massage était recommandé. Nous avions été chargé de ce traitement. Le lendemain de la réduction, le massage est commencé. L'épaule droite est très tuméfiée ; la peau est tendue, douloureuse surtout en avant de l'articulation, à la palpation on constate une douleur généralisée au moignon. Pas d'engourdissement des doigts, la sensibilité est conservée partout. La douleur se prolonge également à la face antérieure du bras, ne dépassant pas le pli du coude. Inutile d'ajouter que la tête humérale est bien en place. Dès la première séance du massage, le malade éprouve un grand soulagement. Moins de douleur, moins de gonflement.

8 juillet. — La journée précédente a été très bonne, un peu de douleur la nuit, pas de sommeil.

9 juillet. — Tension moindre de la peau, douleur très atténuée.

10-11-12. — A la fin de cette séance, la sixième, nous commençons à imprimer des mouvements de va et vient, légère douleur au début, mais elle cesse dès que les mouvements augmentent.

13 juillet. — Très grande amélioration ressentie par le malade, on continue. Le malade exécute ensuite les mêmes mouvements de lui-même. L'appareil est rendu plus lâche pour l'exécution des mouvements.

14 juillet. — L'état s'améliore toujours et nous proposons d'enlever l'appareil le lendemain en présence du chirurgien. Il convient d'ajouter qu'à chaque fois l'appareil était enlevé et remis ensuite à la fin du massage.

1. *Revue d'Hygiène Thérapeutique*, décembre 1890. *Du massage précoce dans les luxations après réduction*, par J. Fège, ancien aide de clinique de la Faculté.

15 juillet. — 2 séances. — Celle de l'après-midi est notée par l'enlèvement de l'appareil, en présence de M. Faure. Le bras sera maintenu en écharpe dans le jour et pour la nuit on maintiendra l'épaule plus solidement.

16 juillet. — 11e séance. — A l'issue de cette séance, quelques mouvements provoqués d'élévation et de circumduction. Les premiers sont arrêtés à moitié de leur course. Les mouvements de rotation en dehors, très restreints à l'état normal, sont esquissés ; ils déterminent d'abord de la douleur, qui cesse bientôt quand le mouvement persiste. Le va et vient se fait avec facilité. Ces mouvements devront être exécutés par le malade comme exercice entre deux massages.

17-18-19 juillet. — Progrès, les mouvements actifs s'améliorent rapidement, il porte sa main sur la tête ; il écrit, prend des livres sur les rayons de sa bibliothèque.

22 juillet. — 15e séance. — Tous les mouvements s'exécutent.

23 juillet. — 16e et dernière séance. — Le malade, que ses fonctions au Conseil Supérieur de l'Instruction publique forcent à interrompre plus tôt le traitement, est dans l'état le plus satisfaisant. Tous les mouvements de l'épaule sont exécutés parfaitement. Pas d'arthrite ni de péri-arthrite, pas d'atrophie musculaire. Nous avons vu ce malade à maintes reprises, notamment en 1897, jamais il n'a rien ressenti du côté de son épaule.

OBSERVATION CIII

Luxation sous-coracoïdienne de l'épaule gauche, réduite le 6 novembre, immédiatement après l'accident. — Massage immédiat. — Sept séances. — Reprise du travail. — Guérison.

Le nommé Eugène B..., 56 ans, imprimeur, s'est présenté à la consultation de l'hôpital Necker, le 6 novembre 1895. Cet homme venait de faire une chute sur l'épaule, qui avait paralysé son bras. M. le Dr J.-L. Faure, chirurgien assistant, reconnaît une luxation sous-coracoïdienne qu'il réduit séance tenante. Ce malade nous est adressé et aussitôt une première séance de massage est pratiquée une demi-heure à peine après la réduction. C'est la meilleure des conditions d'une intervention par le massage. Les progrès sont rapides. Dès la troisième séance l'écharpe est enlevée et le bras est libre, dégagé de tout gonflement ou empâtement dû toujours au retard apporté à l'intervention. Les mouvements spontanés s'exécutent bien ; aucune complication n'est à redouter ; les tissus ont repris leur souplesse ; c'est ce qui est à remarquer ici, étant donné l'âge du malade.

Le 14 novembre le malade désire reprendre tout à fait son travail. Nous ne nous y opposons pas ; il ne s'est jamais ressenti de rien depuis.

OBSERVATION CIV

Luxation de l'épaule droite extra-coracoïdienne, réduite le treizième jour après l'accident. — Massage immédiat. — Quinze séances. — Reprise du travail. — Guérison.

La nommée Rosalie L..., 58 ans, ménagère, est entrée le 18 janvier 1898 à l'hôpital Laënnec, dans le service du Dr P. Reclus.

Le 7 janvier dernier, cette malade est tombée sur l'épaule droite, et malgré la douleur et l'impossibilité de se servir du bras, elle est restée chez elle sans se soigner. Ne pouvant attendre une guérison qui ne venait pas, elle vint à l'hôpital. On constate que l'épaule est luxée et qu'on a affaire à une variété intra-coracoïdienne. M. Reclus, le diagnostic bien posé, tente la réduction par traction et contre-extension. La luxation est parfaitement réduite. La malade est massée immédiatement et maintenue le bras dans une écharpe de Mayor.

A partir du 26 janvier le bras est laissé libre, les progrès vont vite : la malade recouvre ses mouvements et se sert bien de son membre.

Le 1er février elle est en état de se passer de massage et sort de l'hôpital pour reprendre ses occupations habituelles ; mais elle désire encore quelques séances nécessaires pour rendre le mouvement d'élévation plus parfait. Elle revient donc jusqu'au 6 février.

OBSERVATION CV

Luxation de l'épaule gauche, réduite il y a dix jours. — Massage à partir du dixième jour. — Dix-sept séances. — Reprise du travail.

Le nommé Charles B..., 48 ans, terrassier, s'est présenté à la consultation de l'hôpital Necker, le 11 octobre 1895. Ce malade a été renversé par une voiture le 9 octobre. On constate une luxation de l'épaule qui ne peut être réduite séance tenante. Il entre le 12 pour subir la réduction sous le chloroforme. Immobilisation jusqu'au 20 octobre. Le massage est commencé le 21, sortie. On constate atrophie du deltoïde et du biceps. Raideur articulaire très prononcée, périarthrite avec craquements, douleurs irradiantes, impotence du membre. Dès le début du traitement, comme cela se produit quand la périarthrite s'est déclarée, les douleurs arrivent à un certain état d'exaspération. Néanmoins en trois jours elles disparaissent; l'assouplissement revient rapidement, le membre laissé libre reprend ses mouvements. Il faut néanmoins un peu plus de temps que dans d'autres circonstances.

A partir du 1er novembre, nous recommandons la reprise partielle du travail. Le traitement prend fin le 10 novembre, le malade se sentant apte à remplir ses durs travaux.

OBSERVATION CVI

Luxation de l'épaule gauche, datant de trois semaines, réduite sous chloroforme. — Massage précoce. — Reprise du travail après quatorze séances.

Le nommé Louis N..., 42 ans, marinier, est entré à l'hôpital Necker, le 13 décembre 1895, dans le service du professeur Le Dentu; ce malade est tombé il y a trois semaines sur le bras gauche; à partir de ce moment n'a pu se servir du bras, ne pouvant le rapprocher de son corps. On constate une luxation ancienne remontant à l'époque de l'accident. Il y a nécessité à réduire sous le chloroforme.

Le 14 décembre, l'opération est faite par le professeur Le Dentu.

Echarpe fortement serrée jusqu'au 16 décembre. Puis massage ordonné.

L'épaule est tuméfiée et très douloureuse; impotence du membre. On perçoit des frottements périarticulaires. Dès le premier massage, soulagement immédiat. Mouvements passifs sont exécutés. Le bandage n'est enlevé que le sixième jour après le début du massage.

Dès le 21 décembre les mouvements spontanés se font.

Le 25 décembre, le malade exécute le mouvement d'élévation, il sort de l'hôpital et reviendra se faire masser.

Du 26 au 30 décembre les progrès sont rapides. Les frottements périarticulaires ont disparu, il a déjà repris ses occupations assez pénibles sans en ressentir d'inconvénients. A partir du 1er janvier 1896 ne revient plus.

OBSERVATION CVII

Luxation intra-coracoïdienne gauche, réduite le deuxième jour. — Massage immédiat. — Dix-huit séances. — Reprise du travail.

Le nommé Henri N..., cocher, âgé de 41 ans, est entré salle Malgaigne, n° 4, pour une luxation de l'épaule, dans le service de clinique chirurgicale de Necker, professeur Le Dentu. L'accident est du 8 juin 1896, la réduction est faite le 10, et ce malade nous est confié immédiatement. Il offre de particulier : un épanchement sanguin sous-deltoïdien considérable, et une collection sanguine volumineuse, saillante dans le creux axillaire. Cela augmente l'impotence et les douleurs du début. Les difficultés sont un peu plus grandes que dans bien d'autres cas, auxquels nous ne nous sommes pas arrêtés. Néanmoins, l'appareil maintenant le bras est enlevé le dixième jour. Les mouvements sont progressivement améliorés. D'ailleurs la variété de cette luxation produisant les plus graves désordres demande plus de soins attentifs.

Le 1er juillet, le traitement est terminé après la restitution presque complète des mouvements encore gênés dans l'élévation.

OBSERVATION CVIII

Luxation de l'épaule droite, réduite le 7 mars 1895, immédiatement après l'accident. — Echarpe de Mayor jusqu'au 13 mars 1895. — Intervention précoce. — Reprise du travail après trois séances.

Le nommé Louis F..., âgé de 36 ans, conducteur d'omnibus, est venu à la consultation de Necker, le 7 mars 1895, venant de faire une chute de la plate-forme de sa voiture. On constate une luxation qui est immédiatement réduite par le chirurgien assistant. Echarpe de Mayor gardée jusqu'au 13 mars, le malade nous ayant été adressé. Rien de particulier à signaler dans ce traitement. Le massage donne les mêmes résultats que ceux signalés dans les autres cas, l'écharpe est enlevée après le troisième massage.

Le 15 mars, le malade nous informe qu'il doit reprendre son travail.

A partir du 16 mars, n'est plus revenu.

OBSERVATION CIX

Luxation de l'épaule gauche, réduite facilement quinze jours après l'accident. — Massage précoce. — Mouvements recouvrés après trois séances. — Reprise du travail possible. — Traitement de durée insuffisante.

Le nommé Alexandre R..., 43 ans, garçon de recettes, est venu à la consultation de l'hôpital Necker, le 21 février 1895. Quinze jours avant, étant tombé de tramway sur l'épaule gauche, avait continué malgré la douleur et l'impossibilité de se servir de son bras à faire son travail. On constata que l'épaule gauche était luxée en avant: la traction simple, avec contre extension réduisirent sans trop de difficulté. Ce malade nous est adressé à la salle Malgaigne pour être massé, à partir du 25 février 1895. L'impotence du bras est complète, les mouvements des doigts se font bien, pas d'engourdissement, ni de zone d'insensibilité cutanée. Gonflement. Dès le premier massage le malade ressent un grand soulagement; la contractilité musculaire se réveille, le malade exécute des mouvements de va et vient, Echarpe de Mayor.

26 février. — Depuis sa chute ne s'est jamais trouvé aussi bien et a pu faire son travail qui n'occupe pas beaucoup le bras gauche il est vrai. Mouvements meilleurs.

27 février. — On arrive après le massage à obtenir l'horizontalité de l'élévation du bras. Suppression de l'écharpe une partie de la journée. Nous n'avons plus revu ce malade. Nous lui avons écrit, nous sommes toujours sans nouvelles.

OBSERVATION CX

Luxation sous-coracoïdienne de l'épaule droite, datant du 25 juin 1895, réduite le troisième jour. — Massage précoce. — Reprise du travail douze jours après le début du traitement. — Neuf séances, guérison.

La nommée Marie R..., 30 ans, concierge, se présente à la consultation de l'hôpital Necker, le 28 juin 1895, pour une douleur à l'épaule survenue à la suite d'une chute. M. Mouchet, interne de service, examine la malade ; il constate la déformation du moignon de l'épaule, la déviation de l'axe de l'humérus faisant soupçonner immédiatement une luxation. Le coude, écarté du corps, ne peut être rapproché du tronc; on constate que la cavité glénoïde est vide, la tête humérale est facilement sentie en dedans du défaut de l'épaule, sous l'apophyse coracoïde. L'accident date de trois jours. M. Mouchet tente sans retard la réduction par le procédé de Kocher; la réduction se fait assez facilement. Echarpe.

29 juin 1895. — Le premier massage est fait le lendemain. Gonflement et douleur au moignon. Impotence complète. Après vingt minutes environ la malade sent son mal engourdi; elle essaye de remuer et parvient à faire le va-et-vient.

Séances les 30 juin, 1er et 2 juillet. — L'amélioration est progressive: on peut faire les mouvements passifs sans provoquer de défense musculaire de la part de la malade. L'écharpe est supprimée.

3 juillet. — Séance.

4. — Néant.

5, 6 juillet. — Tout se fait avec facilité; le bras sert maintenant aux occupations usuelles de la malade.

7, 8. — Néant.

9 juillet. — Etat excellent.

10 juillet. — Dernier massage, tous les mouvements sont bons.

OBSERVATION CXI

Luxation intra-coracoïdienne de l'épaule gauche, réduite instantanément. — Massage immédiat. — Reprise du travail après quatorze séances. — Guérison.

Le nommé Armand C..., mécanicien, 43 ans, entré à l'hôpital Necker, le 15 mars 1891, dans le service du professeur Le Dentu pour une luxation qui est aussitôt réduite. Le massage est pratiqué immédiatement.

Le 17 mars, à la troisième séance, l'écharpe maintenant l'avant-bras est supprimée, seule une bande circulaire passant en avant et au-dessous du moignon est maintenue.

18, 19, 20. — Rapides progrès. Mouvements actifs de va et vient, d'élévation du coude sont bien exécutés. Tout appareil de contention est supprimé. Le malade demande sa sortie. Il revient se faire masser tous les matins, jusqu'au 30 mars. A cette époque il reprend son travail, se servant bien du bras.

OBSERVATION CXII

Luxation sous coracoïdienne de l'épaule gauche, réduction le troisième jour, par le procédé de Kocher. — Massage immédiat. — Reprise du travail après douze séances.

Le nommé Charles L..., 38 ans, menuisier, entre le 13 mars 1891, à l'hôpital Necker, dans le service du professeur Le Dentu, pour une luxation de l'épaule, datant de trois jours. Cette luxation est réduite sur-le-champ par le professeur, au moyen du procédé de Kocher. Le massage a lieu immédiatement après, avant même de mettre l'écharpe de Mayor. Le gonflement, la douleur, sont victorieusement combattus par le massage. Un grand soulagement suit la séance. Mouvements spontanés possibles.

14. — A passé une bonne nuit, douleur très diminuée.

15, 16, 17. — A partir de la cinquième séance le bras est laissé libre, le malade s'en sert pour manger, les mouvements d'élévation passive sont tentés, douleur.

Le 18 mars, le malade demande sa sortie de l'hôpital, mais viendra se faire masser.

19. — Les mouvements gagnent. L'élévation commence à être possible.

20. — Séance.

21. — Néant.

Du 22 au 25, les progrès s'accentuent ; peu à peu les mouvements prennent de l'ampleur, plus de douleur spontanée quand le malade les exécute. La reprise du travail a lieu le 25 mars.

OBSERVATION CXIII

Luxation de l'épaule droite, réduite de la veille. — Massage immédiat. — Reprise du travail après neuf séances. — Guérison.

Le nommé Martin Z..., 36 ans, journalier, est entré à l'hôpital Necker, le 4 décembre 1892, au service du professeur Le Dentu. Ce malade est tombé dimanche soir, 4 décembre, en descendant du trottoir. Le coude droit a porté sur le sol ; il sentit un grand fourmillement dans les doigts ; en se relevant il constata que son bras était frappé d'impuissance. L'interne de garde de Necker où il se rendit, constata une luxation sous coracoïdienne, qu'il réduisit par le procédé de Kocher.

5 décembre. — Gonflement considérable du moignon de l'épaule, douleurs vives au sommet acromial, fourmillement dans les deux derniers doigts, contusion de la région interne du coude ayant atteint le cubital.

Grand soulagement dès la première séance, peut faire quelques petits mouvements. Le coude est massé également ; il y a ecchymose de la gouttière épitrochléo-olécrânienne. Le malade demande sa sortie, il viendra se faire masser.

6, 7, 8. — Vient très régulièrement. Progrès sensibles. Résorption s'opère. Ecchymose antéro interne apparaît. Les mouvements commencent à s'exécuter.

Dès le 8, les mouvements d'élévation sont possibles. L'écharpe est enlevée.

Jusqu'au 14, tout se passe bien ; les mouvements ont pris toute leur amplitude. Le malade nous annonce qu'il reprend son travail le lundi suivant.

OBSERVATION CXIV

Luxation de l'épaule droite, réduite il y a huit jours. — Massage précoce. — Dix séances. — Reprise du travail. — Guérison.

Le nommé Henri J..., 46 ans, charretier, s'est présenté le 20 octobre 1897 à la consultation de l'hôpital Laënnec, venant de faire une chute et souffrant beaucoup de l'épaule droite. La luxation diagnostiquée est immédiatement réduite par M. le Dr J.-L. Faure, chirurgien consultant. Le malade est maintenu avec une écharpe de Mayor. Mais il ne vient se faire masser que huit jours plus tard.

Nous l'examinons le 28 octobre ; il se plaint d'avoir souffert. Le moignon de l'épaule est gonflé, endolori, le bras se meut un peu. Après la séance, la tension diminue considérablement, le malade éprouve un grand bien-être, il ne sent plus son bras. L'écharpe est remise jusqu'au 1er novembre, époque à laquelle nous la supprimons : les progrès vont de jour en jour en augmentant.

Dès le 4 novembre, nous conseillons au malade qui est charretier de s'exercer à répéter les mouvements exigés par sa profession. Ce qu'il fait avec succès ; il s'aperçoit qu'il peut reprendre son travail, mais il se fatigue vite.

Le 9 novembre il est en état de travailler. Le traitement cesse à partir de ce jour.

OBSERVATION CXV

Luxation de l'épaule sous-coracoïdienne droite réduite le 10 novembre 1895 sous l'éther. — Massage précoce le lendemain de la réduction. Retour immédiat des mouvements. — Le malade ne revient plus à partir de la quatrième séance.

Le nommé Emile Sch..., télégraphiste, est tombé le 9 novembre, s'est démis l'épaule et est venu le 10 à la consultation de Necker. Tentative de réduction inutile, on a recours à l'anesthésie, à l'éther, la réduction est faite. Le massage est commencé le 11 novembre. Le malade est très fortement musclé, il n'a pas perdu la puissance de ses muscles. Dès la première séance, il peut faire usage de son bras, dont il ne paraît nullement gêné.

Le 12. — 2e séance. Tout s'est bien passé, dit-il, le gonflement qui existait a complètement disparu. Il se plaint de souffrir un peu au défaut de l'épaule. Après le massage, la douleur disparaît.

13 novembre. — 3e séance ; le malade trouve qu'il est guéri, puisque toute la journée d'hier, il a pu travailler comme avant. Nous l'engageons à continuer encore deux ou trois jours.

Le 14 novembre fait tous les mouvements, mais avec un peu de douleur. A partir du 15 il ne reparaît plus.

OBSERVATION CXVI

Luxation intra-coracoïdienne de l'épaule droite. — Réduction immédiate. — Massage précoce au troisième jour. — Retour complet des mouvements en dix séances. Guérison en seize séances.

Le nommé Léon P..., écrivain, 25 ans, se présente à la consultation de l'hôpital Laënnec, le 25 avril 1897. Il vient de faire une chute sur le bras droit. En se relevant, douleur vive et impossibilité de se servir du membre. Examiné par M. J.-L. Faure, chirurgien assistant, le malade présente une luxation intra-coracoïdienne réduite sur-le-champ. Echarpe de Mayor, jusqu'au 28 avril, ce malade nous est confié.

Premier massage, soulagement considérable, mouvements possibles, l'écharpe est remise sans être serrée permettant de petits mouvements. Jusqu'au 30 avril l'écharpe est remise après la séance.

1er mai. — Mieux très sensible. Les douleurs diminuent ; le malade peut dormir. L'écharpe est enlevée, sauf pour aller dehors. Le malade peut écrire. L'amélioration s'accentuant, l'écharpe est complètement supprimée à partir du 4 mai, l'élévation du bras commence à se faire jusqu'à l'horizontale.

5, 6, 7, 8. — Le malade arrive à mettre la main sur la tête et fait des mouvements de rétroduction.

Le 10. — Les mouvements prennent plus d'étendue ; ceux de circumduction commencent à se faire bien.

Jusqu'au 14 mai, jour de son départ pour l'Angleterre, le malade présente les plus rapides progrès et nous quitte avec tous ses mouvements s'exécutant irréprochablement, dix-neuf jours après l'accident primitif.

OBSERVATION CXVII

Luxation ischiatique de la hanche gauche réduite sous le chloroforme, au deuxième jour par le professeur Le Dentu.— Luxation sous-coracoïdienne de l'épaule gauche, réduite immédiatement par M. Genouville, interne du service (procédé de Kocher). — Massage précoce. — Guérison des deux traumatismes après quatorze séances, le traitement n'ayant pu être institué que cinq jours après la réduction des luxations.

Le nommé Louis B..., âgé de 69 ans, couvreur, a été admis salle Malgaigne, n° 19, dans le service du professeur Le Dentu, à la clinique chirurgicale de Necker, le 5 octobre 1892. Il vient de tomber du haut d'un toit. Il présente outre des contusions multiples, une luxation de l'épaule gauche que M. Genouville peut réduire aussitôt ; en outre il a une luxation de la hanche du même côté, dont les symptômes présentés sont les suivants : adduction et rotation en dedans du membre, avec flexion assez considérable ; saillie de la fesse, projection en arrière du grand trochanter. On sent très bien la tête fémorale au niveau de la grande échancrure, en imprimant des mouvements de flexion. Raccourcissement du membre. Enfin les mouvements d'adduction et de rotation en dehors sont impossibles. Douleur très vive au niveau de l'échancrure sciatique. La réduction eut lieu sous le chloroforme le 7 octobre 1892 et fut faite par le professeur Le Dentu. On l'immobilise jusqu'au 12 octobre : il nous est confié cinq jours après la réduction des luxations et au douzième environ de ce grave accident.

Membre inférieur gauche. — Gonflement, ecchymose de la région fessière et de la région postérieure de la cuisse. Douleur à la pression à la région antérieure dans le pli de l'aine, effacé par la tuméfaction. L'impotence n'est absolue que pour un mouvement, celui de flexion de la cuisse. L'adduction, la rotation en dehors ou en dedans sont possibles. L'attitude est la rotation en dehors. Les mouvements provoqués sont douloureux et à peine possibles pour la flexion sur le bassin. Si on fait fléchir la jambe sur la cuisse, une douleur se produit tout le long de la cuisse et à la face interne du genou. La réduction est parfaite et bien maintenue.

Membre supérieur gauche. — L'articulation de l'épaule gonflée présente une teinte ecchymotique diffuse. Impotence complète du membre. Douleurs vives spontanées. Pas de fourmillements le long du bras ni dans les doigts. Réduction parfaite et bien maintenue. La première séance procure aux deux membres lésés un soulagement immédiat: nous suivrons plus spécialement les phases du traitement en ce qui concerne la hanche, le cas que nous présentons ici étant le seul que nous ayons pu recueillir. Les deux régions sont massées chaque jour.

Hanche. — 12 octobre. Dès le premier jour du traitement, grand soulagement. La jambe est mieux ramenée vers l'autre. Le malade l'écarte mieux également ; la rotation en dehors et la demi-flexion diminuent. Du côté fessier, moins de tension.

13, 14 octobre. — Les mouvements spontanés sont plus faciles, les mouvements passifs sont tentés. Nous insistons sur la flexion de la cuisse sur le bassin, l'angle droit ne peut encore être atteint, la flexion du genou est douloureuse.

15 octobre. — La nuit a été meilleure. Grande amélioration sous tous les rapports. Diminution des douleurs. Le malade peut soulever la cuisse, jambe fléchie.

16 octobre. — Pas de séance. Le malade a la consigne de faire ce qu'il peut comme mouvements.

17 octobre. — Nuit un peu moins bonne. Flexion du genou augmente, elle est moins douloureuse. Le gonflement de la région antérieure et postérieure de la hanche est presque entièrement résorbé. Les muscles reprennent de la fermeté, sont plus élastiques. Leur

flaccidité primitive a disparu ainsi que la contracture. Les mouvements provoqués à cette séance sont supportés sans réaction de douleur presque. Nous essayons de le faire lever. Il peut appuyer sur la jambe et fait quelques pas, soutenu par nous. La marche méthodique peut ainsi s'accomplir très bien. La suffisance musculaire est ainsi vérifiée.

18 octobre. — Pas de séance.

19. — Le mieux s'est encore accentué. Il a exécuté les mouvements prescrits. Après cette séance, il se lève et marche. Nous prolongeons cette séance en le massant à nouveau pendant vingt minutes. Nous le faisons relever ; il arrive alors à marcher sans notre appui. Un peu de fatigue. Repos jusqu'au lendemain.

20 octobre. — Après cette séance, la flexion du genou est complète. Nous sommes *au neuvième jour du traitement* et *à la septième séance du massage.* La flexion de la cuisse atteint plus loin que l'angle droit sans qu'on soit obligé de forcer le mouvement. La marche termine la séance. Le malade va jusqu'au bout de la salle, toujours avec notre aide, il s'appuie sur les lits pour exécuter la marche méthodique. Aucune douleur, ni fatigue. Cet exercice est suivi, pour le retour, de la marche ordinaire moins pénible en raison du peu d'amplitude de mouvements exigée pour être faite ; ce que nous prévoyions arrive : à sa grande surprise, le malade revient à son lit, marchant seul, sans appui, ne sentant aucune douleur et ne boitant pas !

21, 22 octobre. — Continuation de ces séances. Deux exercices de marche sont maintenant autorisés, un le matin, en notre présence, et l'autre, le soir sous la surveillance de l'infirmier, dressé à cet effet.

23 octobre. — Pas de séance.

24-25 octobre. — Dixième et onzième séances. A partir du **24**, le malade a sa liberté pour marcher.

Prohibition absolue des béquilles. — Il peut s'aider d'une canne et rester levé, tant qu'il lui plaira. Les mouvements de la cuisse sont revenus *ad integrum* ; la flexion sur le bassin est presque complète ; il ne reste que peu de douleur.

26 octobre. — Amélioration.

27 octobre. — Pas de séance.

28, 29 octobre. — Le malade marche très bien, n'éprouve aucune douleur, ni fatigue, tous les mouvements du genou et de la hanche sont complets.

Pendant tout ce temps l'épaule a été massée et traitée de même. L'évolution de ce côté a été normale. Les mouvements de va-et-vient sont les premiers à faire exécuter ; puis l'élévation du coude, l'avant-bras fléchi ; la rotation dans cette position, etc. — Le bras a été délivré de l'écharpe à partir du cinquième jour, et le malade a pu s'en servir librement peu à peu.

Remis d'un tel accident, le malade part le 29 octobre à Vincennes en possession complète des fonctions intégrales de ses deux membres, rétablies en quatorze séances, vingt-deux jours après la réduction de la luxation de la hanche, et dix-sept jours seulement après le début du traitement par le massage méthodique français.

III

ARTHRITES TRAUMATIQUES

La série d'observations que nous présentons dans ce chapitre se rapporte aux traumatismes de date ancienne traités ou non. Quelques-uns même sont de date récente : néanmoins, par l'absence de soins immédiats ou par une intervention non appropriée, ils ont été suivis très rapidement de processus d'organisations exsudatives et plastiques et ont donné lieu à des symptômes d'arthrite, de périarthrite ou synovite ; mais toujours accompagnés d'*atrophie :* chez certains malades cet état se manifeste du huitième au dixième jour du traumatisme et plus fréquemment quand celui-ci atteint l'articulation du genou.

Déjà, on peut le remarquer, l'intervention pourrait être considérée comme n'étant plus précoce. Dans ces cas, qu'elle soit tardive ou précoce, elle ne diminue en rien l'efficacité de cette intervention, car elle est encore ici de rigueur. En effet, qu'arrive-t-il dans la plupart de traumatismes où le massage est appelé à servir en dernier ressort ? Presque toujours on est obligé de reconnaître que c'est par lui qu'on aurait dû commencer. Nous n'insistons pas davantage, mais nous croyons cependant intéressant de signaler à ce sujet un fait très fréquent et bien facile cependant à éviter. Nous prenons une contusion ou une entorse du genou comme exemple. Encore actuellement une contusion sérieuse de cette articulation est primitivement traitée par l'immobilisation ou la compression. Nous prévoyons tous les inconvénients qui en résultent. En les réduisant à leurs plus simples manifestations, raideur articulaire, hydarthrose très légère, atrophie musculaire, on est exposé cependant à voir le malade enfermé dans un véritable cercle infranchissable et traîner longtemps avant de pouvoir guérir. Si, après quelques jours de repos ou de ce traitement signalé plus haut, on constate que les phénomènes aigus primitifs ont disparu, que l'épanchement intra et périarticulaire s'est résorbé, que la rotule explorée ne produit plus le choc bien connu, que même les mouvements de l'articulation, bien que tout d'abord douloureux, finissent par se faire sans douleur, peut-on en conclure que le malade est guéri? Nous admettons encore que par prudence on ne conseille pas immédiatement la marche, il faut néanmoins qu'on se décide à déclarer la guérison. Le malade reprend ses occupations, va et vient, marche, se fatigue ; cela dure cinq, six, sept, huit jours, puis à ce moment une vive douleur au genou est ressentie, il ne peut plus aller. On l'examine, le genou est gonflé, quelquefois très gros, chaud, douloureux. On se trouve en face d'une poussée aiguë d'hydarthrose ; nous admettons qu'elle ne présente aucun caractère aigu, il n'en est pas moins vrai qu'il y a arthrite. On reprend le traitement primitif, cette fois plus énergique peut-être. Au lieu de compression ouatée ou élastique, on n'hésitera pas à recourir à la gouttière plâtrée, on y joindra les vésicatoires, les pointes de feu ; en désespoir de cause, on aura recours aux ponctions, à l'arthrotomie, etc., mais quand le malade, après un temps plus ou moins long, sera débarrassé des symptômes qui ont réclamé tout cet appareil thérapeutique, il aura son articulation à demi ankylosée, son membre atrophié, affaibli, incapable de remplir les fonctions primitives, en un mot il ne sera pas rendu à l'intégrité d'usage de l'organe lésé. Nous avons vu de ces situations se prolonger pendant des mois, avec alternatives de fausse guérison, durant quelques jours, de nouvelles atteintes, durant plusieurs semaines. Dans ces conditions, le massage est enfin appelé à la rescousse et, il faut bien le dire, c'est cette intervention qui remet tout en état. Est-ce à dire que ce qui a été fait antérieurement n'a pas été de quelque profit jusque-là pour le malade ? Nous n'irons pas jusqu'à nier absolument l'utilité de ces traitements classiques ; mais il faut bien l'avouer la supériorité de l'intervention immédiate est incontestable et il est préférable d'y avoir recours. Nous avons donc, dans l'application du massage à ces cas, un moyen véritablement précieux. C'est dans ces circonstances que le massage est plus communément employé par tous ; il est alors considéré comme un moyen secondaire, jouant un rôle effacé, modeste dans le rétablissement de tous ces désordres. Nous avons à chaque instant l'occasion de vérifier ces faits, de malades atteints de contusions, pris fréquemment d'hydarthrose, de raideur articulaire auxquels bains, douches, pointes de feu, repos au lit de quelques jours sont conseillés et puis, si cela ne réussit pas, quelques massages, mais en dernier lieu, bien à l'écart. C'est contre ces tendances qu'il est de notre devoir de réagir et l'on nous excusera d'avoir voulu y insister.

Ajoutons, en finissant ces remarques, que pour les

entorses des petites articulations et même pour celles du pied ou du poignet une intervention au delà de huit jours est déjà tardive, puisque dans le même laps de temps la guérison peut être obtenue. On ne doit donc pas s'étonner de rencontrer des arthrites constituées à ce moment dans des articulations qui, convenablement traitées, se trouveraient remises dans leur état normal dans un temps aussi court.

Examinons maintenant les phases indispensables à connaître du traitement appliqué à des cas de date ancienne. En face des cas récents de traumatismes, nous avons vu que jamais on n'observe, par l'intervention du massage précoce, de processus aigu ou de poussée inflammatoire. C'est l'atténuation, au contraire, des symptômes aux caractères les plus aigus, chaleur, douleur, œdème, tension, etc. En est-il de même dans ce qu'on pourrait appeler *les cas éteints*, où l'organisation plastique s'est fortifiée ? Tout au contraire, sous l'influence de ces manipulations tout à l'heure si puissantes par leur action antiphlogistique, le réveil de l'activité vitale se manifeste au milieu des tissus hyperplasiés ou atrophiés, offrant une certaine résistance aux apports plus abondants des liquides nutritifs, provoque l'injection de ces milieux mal irrigués, excite la sensibilité troublée depuis un temps plus ou moins long, d'où le retour du gonflement, de la tuméfaction, de la douleur souvent exaspérée.

Quand il y a ruptures d'adhérences, il faut s'attendre à l'empâtement, à l'épanchement sanguin, à l'œdème quelquefois très étendu persistant une journée et se produisant soit instantanément, soit une, deux, trois heures après la séance. Ces phénomènes de réaction bienfaisante peuvent durer quatre, cinq, six jours au plus, et aussi tant qu'il y a des adhérences à rompre soit dans les gaînes tendineuses, soit au niveau des articulations. Ils disparaissent quelquefois avant que tout soit terminé pour reparaître lorsqu'après des efforts successifs et répétés on rompt une adhérence plus profonde, ce qui marque un nouveau progrès dans les mouvements. Tous ces phénomènes peu rassurants pour celui qui n'a pas l'expérience des faits, sont cependant nécessaires et inévitables, ils manquent quelquefois ou présentent des phases plus ou moins accentuées. Lorsque sous une action un peu trop brutale du massage, mal pratiqué, ils se manifestent aussitôt avec le souvenir de la douleur produite par les manipulations, cette apparition intempestive, à laquelle on ne s'attend pas, est d'un fâcheux effet ; elle a porté plus d'une fois un coup fatal au massage, dès le début de l'intervention. D'où la plupart des insuccès, mais aussi des méfaits mis sur le compte de ce mode de traitement.

Ces phénomènes qui, pendant la phase des mouvements passifs, c'est-à-dire forcés, se développent dans une certaine mesure, ne tardent pas à s'atténuer, à diminuer progressivement, et c'est alors que le rôle des manipulations est justifié, car ce sont elles qui combattent la douleur, le gonflement et les autres manifestations réactionnelles provoquées dans les tissus. Il ne faudra donc jamais s'arrêter, soit de faire le massage, soit de faire les mouvements, car, abandonnées à elles-mêmes, ces adhérences rompues se cicatrisent et se ressoudent très rapidement. Rappelons ce qui se passe lorsqu'on est amené à rompre des adhérences sous le chloroforme. La rupture s'effectue très bien, l'articulation délivrée des liens qui l'enserraient fonctionne admirablement, pendant que le malade est sous l'influence de l'agent anesthésique. Ces désordres violents, considérables aussi, apportés par ce traitement énergique, amènent des réactions de douleur, de chaleur, de tuméfaction, qui suivent l'opération. Le malade réveillé souffre ; il est incapable de se servir de son membre et ici, assurément, l'immobilisation, cas de force majeure, s'impose absolument. Cela dure trois, quatre, six, huit jours même et quand tout cet ensemble de phénomènes aigus a disparu, l'ankylose est sinon plus complète, du moins tout aussi solide qu'avant. Il faut alors employer d'autres moyens qui sont ceux dont nous parlions plus haut. Mais ceux-ci n'ont pas la brusquerie précédente ; ils sont progressifs ; car le massage ne peut pas procéder comme cette méthode violente des ruptures sous le chloroforme. Il est certain qu'on ne peut pas cependant arriver à mobiliser des organes raides ou ankylosés, sans déterminer chez les malades quelque souffrance ; il faut toujours arriver à forcer le mouvement, à passer sur l'obstacle qui arrête momentanément, mais il faut le faire avec précaution, en prévenant son malade afin de ne pas éprouver de résistance de sa part ; de plus, se conformer au précepte donné par Malgaigne, et que nous avons énoncé dans une autre partie de ce travail, s'arrêter à la manifestation de la douleur qui paraît être la limite extrême de ce qui est supportable. Cette règle doit toujours être respectée : de cette façon, par la modération de cette manœuvre, vous ne créez pas d'impotence dont le massage brutal est toujours suivi ; mettant le malade dans l'impossibilité d'exécuter les mouvements actifs, si restreints pour commencer, mais absolument nécessaires dans l'intervalle des séances. On voit bientôt les progrès s'accomplir, en même temps que le malade encouragé, et pénétré de l'importance de ces manœuvres, deviendra docile et se soumettra aux légers inconvénients du traitement si largement compensés par le résultat obtenu.

ARTHRITES TRAUMATIQUES

OBSERVATION CXVIII

Arthrite tibio-tarsienne, péri-arthrite du cou-de-pied. — Hydarthrose de l'articulation. — Varices profondes (consécutives au surmenage) survenues après une fracture du péroné gauche dâtant de quatorze mois. — Vingt-cinq séances de massage. — Guérison.

Miss D..., institutrice, 38 ans, nous est adressée à l'hôpital Necker, le 2 mai 1893. Depuis plusieurs mois, Mlle D..., se plaint de douleurs du pied surtout le soir: forcée de rester debout ou de marcher beaucoup, mal rétablie d'un accident qui d'après son dire aurait été une fracture du péroné, difficile actuellement à vérifier, elle a vu dans ces derniers jours s'accentuer davantage les phénomènes qui ne faisaient que la gêner de temps à autre et à intervalles assez éloignés.

La fatigue se produisait rapidement, et le soir elle sentait une chaleur très vive dans le pied qui était raide et douloureux: en se couchant elle constatait de la rougeur et du gonflement. Les saillies des veines superficielles étaient très apparentes ; cette gêne circulatoire ne se localisait pas seulement aux pieds mais s'étendait à toute la jambe, sous le tégument apparaissent les veines superficielles. Il y a eu dans ces jours derniers de la raideur douloureuse de toute la jambe, véritable contraction due à cette mauvaise circulation résultant d'un surmenage exagéré.

Nous constatons au niveau de l'interligne tibio-tarsien en avant et aux deux pôles latéraux une douleur à la pression.

Empâtement et gonflement du cou-de-pied.

Région malléolaire interne et externe gonflées, transmission de fluctuation d'une malléole à l'autre (Le Fort) pour constater hydarthrose de cette articulation.

Région rétro-malléolaire. Saillie de la synoviale en avant et aux côtés externes du tendon d'Achille.

Muscles de la jambe antéro-externes atrophiés.

Massage. Marche dosée et méthodique. Adjonction de bains de pieds chauds.

Du 2 mai au 5 juin, massage, ne boîte plus, marche très bien, guérison complète.

OBSERVATION CXIX

Péri-arthrite du pied gauche, consécutive à une chute datant de quinze jours. — Massage. — Reprise du travail après sept séances.

Le nommé Baptiste T..., 16 ans, mécanicien, se présente à la consultation de l'hôpital Necker, le 25 novembre 1889, et nous est aussitôt adressé.

Le 11 novembre dernier (1889) est tombé, le pied droit tourné en dedans, puis a rebondi sur le côté externe; a ressenti une vive douleur sur le moment, siégeant au côté externe et inférieur de la jambe gauche. A pu se lever, mais n'a pu faire que quelques pas, est resté tranquille chez lui, jusqu'à aujourd'hui.

25 novembre. — On constate gonflement du pied gauche, cou-de-pied et région péri-malléolaire externe surtout présentant tuméfaction. Gaînes du cou-de-pied empâtés. Bourrelet péri-malléolaire externe.

Traces d'ecchymose margino-plantaire et rétro-malléolaire, non encore entièrement résorbée. Muscles de la jambe atrophiés et durs. Au palper on trouve une sensibilité diffuse de la région, pression aux espaces intra-métatarsiens, principalement premier et deuxième, réveille douleur ; ligaments antérieurs, internes et externes, également sensibles. En explorant le péroné on réveille à la base de la malléolaire à trois ou quatre centimètres de la pointe une douleur plus accentuée que partout ailleurs et se limitant nettement à un trait vertical à ce niveau, probablement le péroné a été fracturé à cet endroit.

La crête du tibia présente sensibilité due à la contusion de l'os.

Raideur dans les mouvements du pied que cependant l'on fait mouvoir assez bien, tout en provoquant certaine douleur.

Le malade a pris l'habitude de marcher raide sans articuler, a continué chez lui à se lever et à marcher tout en traînant la jambe :

quand il était fatigué la douleur plus vive se faisait sentir au niveau de la malléolaire externe.

1er massage après lequel il marche bien mieux et sent un grand changement.

Jusqu'au 1er décembre séances non interrompues. Il reprend son travail et ne revient plus.

OBSERVATION CXX

Arthrite traumatique légère, consécutive à une entorse du pied droit n'ayant pas interrompu le travail et datant de trois semaines. — Guérison en dix séances de massage.

Mlle X..., 20 ans, couturière, est venue à la consultation de l'hôpital Necker, le 25 septembre 1889 ; elle est tombée, il y a trois semaines, le pied droit pris sous elle, vive douleur, enflure immédiate, ecchymose. Elle a continué à marcher et a pu se rendre à son travail, cinq jours encore après. La gêne de la marche alla en augmentant; malgré des douleurs assez vives elle n'arrête pas de marcher ; elle ne peut plus durer et se décide à venir à l'hôpital. Le pied droit est tuméfié sur toute la face dorsale. Gonflement plus marqué au niveau de la région antéro-externe du cou-de-pied. Traces d'ecchymose ayant gagné le dos du pied. Douleur à la pression au niveau du ligament péronéo-tibial inférieur. Ligament antérieur de l'articulation également sensible.

Le massage est commencé aussitôt ; il est continué pendant dix séances qui suffisent pour la remettre en état de travailler.

Elle n'est plus revenue à partir du 6 octobre 1889.

OBSERVATION CXXI

Arthrite traumatique du genou droit, datant de six mois, consécutive à une contusion du genou non traitée. — Poussée aiguë par surmenage excessif. — Massage. — Guérison en quatorze séances.

Le nommé Henri C..., 19 ans, garçon de marché, est venu nous trouver le 24 avril 1899, dans le service du Dr P. Reclus, à l'hôpital Laënnec.

Il nous raconte qu'il est tombé sur le genou droit au mois de juillet 1898. Le genou a gonflé sur-le-champ. Il n'en a pas moins continué son travail jusqu'à maintenant, ne se ressentant que de temps à autre de son accident. Il lui est arrivé d'être forcé à quatre reprises différentes de s'arrêter deux ou trois jours pour se reposer. Il y a une huitaine de jours, à la suite de presse dans le travail, le genou est devenu gros, douloureux, surtout chaque soir.

Nous voyons ce malade le 24 avril. Le genou droit est globuleux, chaud, douloureux. La flexion fait naître de la douleur, l'extension est meilleure, la marche est raide. La cuisse gauche est atrophiée.

Dès la première séance la chaleur disparaît, le genou est assoupli, le malade marche sans boiter, la recommandation d'un exercice modéré et méthodique lui est faite. Dans l'intervalle il doit se reposer étendu sur un lit.

Du 24 au 30 avril, séances tous les jours avec amélioration rapide, le malade se proclame guéri, tel n'est pas notre avis. Il fait un peu plus de marche que d'habitude, ne venant plus que tous les deux jours.

Le 5 mai un peu de recrudescence, le genou regonfle légèrement et est sensible.

6 mai. — Séance, le danger est conjuré et a rendu le malade plus docile à nos recommandations.

Du 8 au 15. — L'état va en s'améliorant de plus en plus. L'entraînement à la fatigue se fait, le muscle a repris sa vigueur. Le malade pressé de rattraper le temps perdu reprend son travail.

Nous avons eu l'occasion de le revoir depuis, travaillant chez un boucher de notre voisinage ; il va très bien, supporte parfaitement la fatigue, plus de douleur, les mouvements sont très souples, il ne se ressent plus de rien.

OBSERVATION CXXII

Arthrite du genou gauche, consécutive à une entorse datant de treize jours, immobilisation et compression ouatée. — Raideur articulaire. Hydarthrose. — Amélioration très rapide. — Reprise du travail. — Sept séances de massage, très notable amélioration.

Le nommé Joseph M..., 56 ans, journalier, est entré à l'hôpital Necker, le 4 octobre 1893, dans le service du professeur Le Dentu. Ce malade s'est tordu la jambe gauche en faisant une chute le 1er octobre dernier.

13 octobre. — Depuis son entrée à l'hôpital a été immobilisé simplement au lit pendant cinq jours ; ensuite on lui fit de la compression ouatée, jusqu'au 13 octobre, jour de début du massage. Genou gonflé, globuleux. Epanchement constaté assez appréciable, il y a une différence dans la circonférence à la partie moyenne des deux genoux, un demi-centimètre en plus du côté malade, atrophie musculaire, cuisse saine au point le plus développé, 45 centimètres à la même distance, la cuisse malade ne mesure que 44 centimètres.

Douleur à l'interligne et au ligament latéral interne surtout. Raideur articulaire. La flexion est difficile et douloureuse. L'extension forcée également douloureuse. Les mouvements actifs ne se font que très difficilement. Parésie du quadriceps.

Dès la première séance, grand soulagement, la jambe se soulève.

Jusqu'au 16, amélioration très rapide. Les points douloureux ont bien diminué. Le malade se lève et essaie de marcher méthodiquement.

17 octobre. — Encore meilleur état, la douleur a beaucoup diminué malgré l'exercice de la veille, le genou n'a pas gonflé. On obtient la flexion presque complète. Augmentation de l'exercice méthodique.

18. — Amélioration très notable, plus de douleur, pas de liquide, extension complète presque plus douloureuse.

Le 19 sort de l'hôpital, ne boitant pas ; doit revenir se faire encore masser, quoique en très bon état. N'est plus revenu.

OBSERVATION CXXIII

Arthrite traumatique du genou droit, consécutive à une contusion datant de sept semaines. — Hydarthrose. — Dix-neuf séances de massage. — Guérison.

La nommée Victoria L..., 44 ans, ménagère, est entrée le 3 octobre 1896, à l'hôpital Necker, service du professeur Le Dentu.

Cette malade est tombée de son lit, il y a sept semaines. Elle n'a pu se relever ; le genou droit gonfla immédiatement, en même temps qu'une plaie avait été produite en avant du genou, au niveau du sommet de la rotule. La malade est restée couchée une journée. Le lendemain elle voulut se lever quand même pour vaquer à ses occupations, elle pouvait marcher chez elle, mais impossible de descendre l'escalier. A partir du neuvième jour, elle ne put continuer à s'appuyer sur la jambe et dut appeler un médecin. Repos et compresses humides pour la plaie.

Après deux ou trois jours, le genou enfle davantage, la plaie paraît s'envenimer. Compresses de lysol arrêtant ces phénomènes, continuées pendant trois semaines sans que la plaie se refermât. A ce moment, la cuisse enfla et le médecin fut rappelé. Infection de la plaie constatée et menaces de phlegmon.

Entrée à l'hôpital, il y a quinze jours. Pansements antiseptiques, humides d'abord, puis secs et compression élastique. Plaie guérie à partir du 17 octobre.

Massage le 18 octobre 1896.

Genou droit encore augmenté de volume, saillie du cul-de-sac inférieur, au-dessous de la rotule, culs-de-sacs latéraux, empâtement périarticulaire. Atrophie de la cuisse trés marquée. Les saillies normales latérales des adducteurs et des muscles de la patte d'oie n'existent pas de ce côté.

Mouvements limités, extension incomplète, douloureuse si on essaie de l'augmenter. Flexion n'atteint pas angle droit. Epanchement très notable dans l'article, choc rotulien, tension appréciable.

Dimensions :

	Genou droit malade.	Genou sain.	
Au-dessus de la saillie du cul-de-sac.	BR 41 1/2.	BR 42 1/2.	Saillie très accentuée des adducteurs et des tendons de la patte d'oie.
	M 38	M 37 1/2.	
	PR 36 1/2.	PR 34.	

Le massage est interrompu jusqu'au 5 novembre 1896, jour de la sortie. Mouvements complètement revenus. L'épanchement est résorbé. Plus de douleur.

OBSERVATION CXXIV

Périarthrite du genou droit. — Contusion datant d'un mois et demi, ayant porté sur la région postérieure de la cuisse, au niveau du creux poplité. — Hématôme. — Impotence du membre. — Massage. — Dix séances. — Guérison.

Le nommé Antoine B..., 50 ans, peintre, entre à l'hôpital Necker, le 10 octobre 1892, dans le service du professeur Le Dentu. Ce malade a fait, le 25 août dernier, une chute dans son escalier, sur la face postérieure de la cuisse droite, sur toute sa longueur. Impossibilité de marcher. Enveloppement du membre dans compression ouatée, chez lui. Hématôme du creux poplité constaté à ce moment accompagné de phénomènes de compression du sciatique au niveau du creux poplité.

10 octobre 1892. — On constate membre inférieur généralement atrophié ; le genou présente un certain gonflement, surtout péri-articulaire, point de liquide, sorte d'aï crépitant au niveau de la patte d'oie.

La région postérieure de la cuisse est plus atteinte, l'atrophie musculaire est plus marquée, notamment sur les masses du biceps.

Le creux poplité présente dans sa partie moyenne supérieure une masse dure, tendue, allongée, faisant saillie au-dessus des bords externe et interne formés par le biceps et le demi-membraneux, se prolongeant jusqu'au sommet de ce triangle supérieur. La pression est douloureuse et l'on perçoit dans l'angle supérieur une véritable crépitation de caillots écrasés et très divisés.

Il y a des points douloureux à l'émergence du sciatique, poplité externe et sur le prolongement du creux poplité. Dans le triangle inférieur rien de spécial, sinon un empâtement diffus et une teinte ecchymotique.

Points douloureux à la jambe et à la région externe du pied.

Le malade lève le membre difficilement, mais l'extension de la jambe sur la cuisse est presque impossible et douloureuse, impossible également d'appuyer sur la jambe.

Les mouvements provoqués n'arrivent pas à la flexion ni à l'extension complète.

Le massage est commencé, d'abord région antérieure du membre ; mais j'insiste surtout sur la région postérieure.

12 octobre. — Très rapidement la saillie s'assouplit et s'affaisse, le creux se dessine, la saillie des muscles reprend son aspect ordinaire, la douleur primitive s'atténue ; les points douloureux disparaissent, mouvements passifs ici sont faits et on y insiste.

Dans ces deux jours, depuis le massage, on a pu obtenir l'extension complète, bien qu'encore douloureuse. Le malade, après cette séance, peut appuyer sur la jambe ; se lève et marche en faisant l'exercice de la marche méthodique.

15 octobre. — L'amélioration s'accentue d'une façon remarquable, le malade peut rester levé toute la journée. Rien du côté de l'articulation du genou qui ne présente plus les frottements signalés au début, le malade sent sa jambe plus forte, il ne paraît pas se ressen-

tir de la compression partielle dont il se plaignait. Les points douloureux signalés n'ont pas reparu.

La flexion est à peu près complète, quant à l'extension elle est sans douleur.

La tumeur du creux poplité est complètement affaissée, ses limites présentent encore un rebord épaissi ; mais l'assouplissement du jarret est bien revenu et le triangle supérieur bicipito-demi-membraneux a repris sa forme normale. Plus de douleur, sinon à forte pression.

Le 20 octobre, dernière séance, le malade marche bien. A tous ses mouvements, plus de douleur et résiste fort bien à la fatigue. Il sort guéri.

OBSERVATION CXXV

Arthrite du genou gauche, d'origine traumatique, datant de dix-sept mois. — Réformé du service militaire en avril 1892. — Raies de feu. — Immobilisation. — Compression ouatée. — Pas d'amélioration. — Massage. — Vingt-deux séances. — Cessation de tous les accidents. — Reprise du travail.

Le nommé Joseph P..., électricien, 20 ans, entré à l'hôpital Necker, le 16 mai 1892, dans le service de M. le professeur Le Dentu.

Ce malade a reçu une contusion au genou (chute sur la rotule) il y a 17 mois, en décembre 1890. A ressenti des douleurs et de la gêne dans l'articulation, a cependant continué son travail pendant un mois; à ce moment a dû cesser, impossible de continuer, à cause de la douleur ; il paraîtrait que le genou n'était pas enflé à cette époque.

Le traitement consiste en badigeonnages iodés et le repos. Cela parut aller très bien.

Le malade reprit son travail, mais après quelques jours de fatigue, il y eut rechute. Cela alternait ainsi : repos quand les accidents réapparaissaient, travail quand ils paraissaient terminés. C'est ainsi que les choses allèrent jusqu'à son arrivée au régiment en janvier 1892. Il fit à ce moment une nouvelle chute sur le genou, peu après son arrivée. Il n'y eut pas de gonflement, mais la douleur fut assez forte pour l'empêcher de marcher. Il traîna vingt-cinq jours environ à l'infirmerie régimentaire, mais il dut interrompre tout service et fut admis à l'hôpital militaire de Verdun. Vésicatoires, pointes de feu, immobilisation, compression élastique. N'eut aucune amélioration et sortit le 7 avril 1892 avec un congé de réforme.

A cette époque il marchait toujours en boitant. Est resté au repos chez lui jusqu'au 16 mai où il fut admis à Necker. Traité par des raies de feu sous chloroforme, immobilisation, compression ouatée et en dernier lieu par le massage.

17 juin. — Atrophie complète de la cuisse. Genou présente la déformation caractéristique des arthrites anciennes. Absence des méplats latéraux, gonflement et saillie des culs-de-sacs, la rotule ne pointe pas, le bourrelet sous quadricipital est très appréciable sous le doigt. Frottements périarticulaires, surtout au niveau de la face interne du genou.

Douleur à l'interligne fémoro-tibial. Le ligament latéral interne accuse douleur à la pression au niveau de ses rapports avec l'articulation, cette douleur est plus accentuée ; il y a comme une petite plaque épaissie sur laquelle la pression du doigt détermine de la douleur. Dans l'extension mouvement anormal de latéralité, déterminant douleur.

Les mouvements sont très limités. La flexion très douloureuse n'atteint pas l'angle droit. En forçant l'extension complète on provoque forte douleur.

Le massage est pratiqué dès le 17 juin. Les premiers effets sont de ramener la souplesse. Le muscle quadriceps reprend plus d'énergie.

Douleurs et sensibilité diminuent, les mouvements gagnent rapidement. Marche dès le 21 juin suivant la méthode indiquée, le malade se trouve très bien, ne s'est jamais trouvé aussi bien depuis qu'on le traite

Le 24 juin sort de l'hôpital, son lit étant nécessaire à cause de l'encombrement.

Revient se faire masser pendant quinze jours encore, puis se trouvant bien, marchant, ayant recouvré ses mouvements en grande partie, ne revient plus à partir du 10 juillet, ayant repris son travail.

OBSERVATION CXXVI

Arthrite traumatique du genou droit, consécutive à une contusion, datant de dix jours. — Massage immédiatement. — Reprise du travail après 13 séances. — Guérison.

Le nommé P..., 33 ans, cantonnier, est entré le 17 décembre 1898 à l'hôpital Laënnec, dans le service de M. le Dr P. Reclus. Il y a dix jours ce malade est tombé sur l'angle du trottoir. Il a pu se relever et marcher jusqu'au soir, s'est couché ; mais le lendemain en voulant se lever, a senti sa jambe engourdie, a constaté que son genou était très enflé et qu'il ne pouvait s'appuyer dessus. Le médecin de son administration fait appliquer des sangsues, puis ordonne le repos au lit. Quand il voulait se lever le malade ne pouvait toujours pas appuyer sur la jambe. Son transport à l'hôpital est décidé. Nous le voyons le 18 décembre 1898. Le genou droit est légèrement gonflé, empâté, porte les traces des sangsues à l'angle externe du cul-de-sac supérieur. Douleur périrotulienne plus marquée au côté externe, reste de l'ecchymose à ce niveau. Interligne douloureux surtout au côté interne. Hydarthrose légère. Les mouvements d'extension sont presque complets, légère douleur en forçant. La flexion ne peut aller au-delà de l'angle droit. Atrophie très appréciable du quadriceps, il y a un centimètre en moins du côté droit. Cuisse flasque, molle.

Les dimensions du genou droit et du genou gauche accusent pour le premier une augmentation, dans la circonférence, d'un centimètre et demi en moyenne.

Massage le 18 décembre. Dès le premier massage la résorption du liquide est constatée. Les points douloureux disparaissent. Le muscle bien massé reprend de la vigueur. Le malade éprouve un changement considérable, il peut effectuer des mouvements plus facilement, l'élévation de la jambe, la flexion dépasse facilement l'angle droit, il marche en faisant l'exercice méthodique qui lui est recommandé. Tous les jours séances jusqu'au 1er janvier 1899, jour de sa sortie et de la reprise de son travail qu'il peut recommencer, ayant ses mouvements d'extension et de flexion complets et non douloureux, plus de liquide dans l'articulation, l'atrophie en voie de réparation. Le membre a recouvré toute sa force antérieure. N'est pas revenu.

OBSERVATION CXXVII

Périarthrite de la hanche droite, consécutive à une contusion datant de trois mois. — Mobilisation sans massage. — Raideur de l'article. — Atrophie musculaire. — Immobilisation. — Massage commencé quinze jours après. — Dix-huit séances amènent la guérison complète.

La nommée Amélie L..., âgée de 22 ans, corsetière, entre à l'hôpital Necker, le 19 juin 1889, dans le service du professeur Le Fort.

Il y a trois mois, la malade a roulé dans un escalier de la hauteur de plusieurs marches et s'est fortement contussionné la hanche droite, qui gonfla rapidement et présenta une ecchymose considérable, quand le gonflement se fut atténué. La marche n'a cependant pas été interrompue, mais elle restait extrêmement gênée. Le traitement consista en repos plus ou moins complet. Actuellement, il y a encore un léger gonflement de la région fessière et une partie de l'ecchymose est encore visible. Cette ecchymose s'étend sur toute la région de la hanche, et sur toute la partie antéro-externe supérieure de la cuisse droite.

Les symptômes fonctionnels sont peu marqués. Les mouvements sont libres, mais limités dans une certaine mesure ; ils s'accompagnent d'une légère douleur, réveillée et exagérée par la pression. En plusieurs points, la peau semble épaissie, et on suit des indurations sous-cutanées, restes probables de l'ancien épanchement sanguin.

Cette partie de l'observation a été recueillie par M. J.-L. Faure, interne du service. On traite la malade par immobilisation, pointes de feu. Aucune amélioration au point de vue de la marche et des douleurs.

Sur notre instance, le massage est autorisé à partir du 5 juillet.

La malade se plaint toujours de douleurs, qui n'ont jamais cessé d'exister, qu'elle marchât ou non. Les mouvements de la hanche les provoquent, elles se manifestent sur le trajet du crural et de ses filets cutanés, et à la hanche elles rayonnent dans la direction des filets cutanés du nerf fessier inférieur : au niveau du grand trochanter, existe un point très douloureux. Empâtement de la région fessière. Atrophie des muscles de la cuisse et de la hanche.

Quand on palpe la région on sent à la face externe du trochanter un petit frottement amidonné au niveau de l'insertion du moyen fessier : un point très douloureux à la pression existe lorsqu'on palpe l'extrémité supérieure du grand trochanter. La flexion de la cuisse permettant d'explorer la face postérieure de l'articulation est très douloureuse ; le mouvement fait percevoir également des frottements à ce niveau.

Le massage produit dès la première séance un grand soulagement ; les mouvements provoqués de l'articulation sont moins douloureux et plus faciles. Marche méthodique ordonnée.

6 juillet. — La malade a souffert dans la journée. Le bien-être du massage a duré une heure. A exécuté ses exercices un peu péniblement. Douleurs assez vives aux mouvements provoqués.

7 juillet. — Même état, moins de douleur cependant. La malade se sent soulagée. L'empâtement diminue ; un peu de souplesse revient.

8, 9, 10 juillet. — Rien de particulier. Toujours le même bien-être après le massage. Les mouvements communiqués n'accusent à ce moment aucune douleur.

11 juillet. — La malade se trouve assez bien ; néanmoins quand elle fait un mouvement brusque, la sensibilité est encore réveillée fortement.

12, 13, 14, 15. — Le mieux devient de plus en plus appréciable. La malade exécute la marche plus longtemps. Le mouvement de flexion de la cuisse n'est plus douloureux. Plus d'empâtement à la région fessière. Les muscles reprennent, se détachent très bien et présentent plus de saillie.

Le massage est, malgré cet état très satisfaisant, continué tous les jours à peu près jusqu'au 27 juillet où la malade quitte l'hôpital ne présentant plus aucune douleur, ayant recouvré tous ses mouvements, entraînée à la fatigue, en un mot, complètement guérie, après un traitement de dix-huit séances de massage.

OBSERVATION CXXVIII

Arthrite traumatique de l'articulation métacarpo-phalangienne du pouce gauche, consécutive à un traumatisme datant de trois semaines. Reprise du travail après quatre séances de massage.

La nommée Augustine S..., 43 ans, ménagère, nous est adressée le 11 novembre 1895, par M. le Dr Faure, de la consultation de l'hôpital Necker.

Cette malade s'est fait une entorse, il y a trois semaines au pouce gauche, n'a rien fait. Actuellement, gonflement, tuméfaction au niveau de l'articulation métacarpo-phalangienne du pouce gauche, surtout à la face dorsale, pression douloureuse en avant et en arrière de l'articulation. Atrophie des muscles de l'éminence thénar. Impossibilité de faire un travail manuel de ce côté, le pouce ne peut plus faire le mouvement d'opposition si nécessaire. Le soir, la douleur, la tension et le gonflement augmentent.

11 novembre. — Dès le premier massage, grand soulagement et possibilité de remuer le pouce. Nous lui conseillons de faire ce qu'elle peut comme travail.

12 novembre. — S'est trouvé très bien ; le soir rien du côté de son pouce, malgré le travail fourni dans la journée. Séance, va très bien.

13 novembre, a constaté nouvelle amélioration.

14 novembre, se trouve très bien, peut tout faire comme auparavant. Ne revient plus à partir de ce jour.

OBSERVATION CXXIX

Arthrite traumatique du pouce droit, consécutive à une entorse datant de sept jours. — Massage. — Reprise du travail après cinq séances. — Neuf massages. — Guérison.

Le nommé Jean R..., 39 ans, poseur de rails, s'est présenté à la consultation de l'hôpital Necker, le 30 décembre 1889.

L'avant-veille de Noël, en chargeant une voiture de bois s'est tourné le pouce contre une bûche. Il a ressenti une vive douleur, le pouce enfla aussitôt, près du poignet. Il cessa son travail immédiatement. Pendant sept jours il est resté immobile, on lui fit des frictions à l'alcool. Il a essayé depuis de se servir de la main, cela lui fut impossible à cause de son pouce qui ne pouvait se mouvoir qu'en lui causant de vives douleurs. Impossibilité pour le malade de travailler.

Le 30 décembre, nous voyons le malade qui nous est confié par M. le Dr Beurnier, chef de clinique du professeur Le Fort. Gonflement, tension de la région de l'éminence thénar. Douleur. L'articulation trapézo-métacarpienne du pouce est douloureuse à la pression en avant ; en pressant le fond de la tabatière anatomique, douleur également. Tout le premier espace interosseux est douloureux. Les mouvements communiqués provoquent de la douleur. On perçoit des craquements articulaires. Laxité considérable de l'article. Crépitation périarticulaire au niveau des gaînes tendineuses du pouce. Atrophie des muscles de l'éminence ; l'adducteur est notamment très diminué. Les mouvements spontanés sont difficiles. Les mouvements d'opposition, de flexion et d'extension ne peuvent s'effectuer. Massage est fait immédiatement. Dès la première séance, soulagement immédiat. Dégonflement rapide. Douleur très diminuée. Quelques mouvements sont possibles.

4 janvier 1890. — Cinquième séance. — La douleur et le gonflement ont disparu en partie. Les craquements ne sont plus perçus ; le malade se sert de la main. Il demande à reprendre son travail.

5 au 8 janvier. — Va de mieux en mieux, tout en travaillant.

Le 8 janvier ne ressent plus de fatigue, a repris sa force, cesse de venir.

OBSERVATION CXXX

Périarthrite du poignet droit, consécutive à une entorse datant de trois mois, légère en apparence et non soignée. — Quatorze séances. — Guérison.

La nommée Eugénie S..., 56 ans, ménagère, vient à la consultation externe de l'hôpital Necker le 19 janvier 1897.

Cette malade est tombée sur le poignet droit il y a trois mois, a ressenti légère douleur, puis a continué à se servir de la main comme s'il ne lui était rien arrivé. Peu à peu elle sentit des douleurs principalement sur le dos de la main qui gênaient ses mouvements et qui à un moment donné l'empêchèrent de s'en servir. En même temps le poignet devenait gros, se tuméfiait, si bien qu'au bout de dix jours elle ne pouvait s'en servir. Un médecin consulté lui ordonna la compression ouatée et l'immobilité et lui fit prendre du salicylate de soude. Rien n'y fit et lorsqu'elle voulut après trois semaines reprendre l'usage de sa main elle s'aperçut qu'elle était plus raide qu'au début. Cela alla tant bien que mal jusqu'à présent où elle vient à l'hôpital consulter.

Empâtement du poignet, véritable synovite plastique de toutes les gaînes, notamment les tendons du pouce sont empâtés ; leurs gaînes sont épaissies. Les mouvements sont très limités et douloureux. Les doigts peuvent fléchir assez bien : frottements périarticulaires, nous ne percevons pas de véritables craquements articulaires, les muscles sont légèrement atrophiés.

Massage commencé. Dès le premier massage, soulagement et sensation de souplesse. Nous prévenons la malade qu'ainsi que cela s'observe en pareil cas, son poignet va gonfler, être plus douloureux peut-être, mais qu'elle n'y attache aucune importance, qu'elle ne s'inquiète pas.

20 janvier. — Gonflement, un peu de rougeur, la malade a peu souffert. Néanmoins, elle s'est senti plus dégagée qu'avant le massage.

Deuxième séance, mêmes effets, mêmes observations.

21-22-23-24 janvier. — Jusqu'au 24 janvier le gonflement sans augmenter, persiste néanmoins. Il faut dire que les pressions digitales et le pétrissage activent beaucoup la dissolution des produits plastiques organisés ; néanmoins la résorption commence à s'opérer à partir du 25. Les mouvements qui, depuis le début, ont gagné de plus en plus, commencent à être satisfaisants. Les muscles extenseurs s'assouplissent. La malade se sert bien de sa main.

Le 1er février, le massage cesse, la malade est guérie. Nous ne la revoyons plus.

OBSERVATION CXXXI

Arthrite du coude gauche consécutive à une luxation en arrière datant de dix-huit jours et réduite immédiatement. — Immobilisation jusqu'au 12 octobre 1893. — Raideur. — Massage. — Intégrité complète des mouvements après trente-et-une séances.

La nommée D..., 59 ans, concierge, nous est adressée de la consultation de l'hôpital Necker le 12 octobre 1893.

Cette malade a eu le coude démis le 25 septembre dernier. Réduction immédiate. Coude immobilisé jusqu'à aujourd'hui. Le membre supérieur gauche est très empâté à l'avant-bras et au coude. Cette dernière région surtout. Elle présente un gonflement assez considérable ; de l'œdème dur, plus appréciable à la région interne où se distinguent les traces d'une vaste ecchymose. Atrophie du triceps et des muscles du bras. Douleur de toute cette région surtout en arrière au niveau de la gouttière du nerf cubital. Peu de mouvements spontanés. Les mouvements provoqués sont douloureux et ont peu d'étendue. Le massage est commencé le 12 octobre. La plus grande difficulté est rencontrée dans ce traitement à cause de la douleur vive ayant persisté longtemps au niveau du cubital autour duquel s'est probablement organisé de la périnévrite.

Le traitement est continué jusqu'à ce que la malade ait acquis l'intégrité des mouvements, ce qui a lieu jusqu'à fin de novembre 1893. Guérison.

OBSERVATION CXXXII

Arthrite consécutive à une contusion du coude gauche. — Immobilisation pendant neuf jours. — Massage. — Guérison.

Le nommé Auguste B..., 16 ans, menuisier, est tombé le 15 mars 1892 sur le coude gauche. Gonflement, douleur vive à l'olécrâne, œdème, ecchymose à la face interne du coude. Appareil plâtré tout d'abord, on croit à une fracture. Le malade revient le 22 mars, on enlève l'appareil, puis massage.

22 mars. — Le coude gauche est tuméfié, œdème très étendu, douleur à la pression bilatérale des ligaments, même constatation à la région postérieure. Pas de mobilité anormale, pas de crépitation au niveau de l'olécrâne. Atrophie du triceps brachial. Contracture du biceps, dont le tendon fait saillie au pli du coude, extension très difficile. La flexion peut aller au-delà de l'angle droit, mais est alors très douloureuse à la première tentative.

Dès le premier massage, notable soulagement. Le traitement est poursuivi jusqu'au 14 avril où a lieu la dernière séance. Les mouvements ont atteint leur totalité. Les muscles du bras sont revenus. Dès la sixième séance le malade a repris sa profession de menuisier; est venu se faire masser le matin, entraîné depuis plusieurs jours à son travail, il ne revient plus, se trouvant à peu près comme avant l'accident.

OBSERVATION CXXXIII

Arthrite subaiguë du coude droit, consécutive à une entorse non soignée, datant de deux mois. — Immobilisation. — Rapide amélioration. — Quatre séances de massage.

Le nommé Victor P..., 20 ans, employé à Chatou, nous est adressé le 2 juillet 1890 à Beaujon, service de M. Le Dentu. Le malade a eu une entorse du coude le 10 avril dernier, il ressentit à ce moment vive douleur. Continuation du travail. Le coude fit de plus en plus mal et enfla au point de faire suspendre le travail.

Le 25 mai suivant vient consulter à Beaujon, immobilisation dix jours, pointes de feu, appareil plâtré jusqu'au 30 juin. On enlève l'appareil le 1er juillet. Nous voyons ce malade le 2 juillet 1890. Le coude droit est tuméfié, les culs-de-sac antérieur et postérieur sont tendus, les rainures latérales de l'olécrâne sont gonflées. Hydarthrose, tension intra-articulaire appréciable. Douleur en tous les points accessibles de l'articulation. Mouvements de flexion se font assez bien, mais sont incomplets à 45° au-delà de l'angle droit. L'extension est douloureuse. Contracture du biceps. Atrophie très prononcée du triceps brachial. Légère chaleur. Le massage est commencé ; dès la première séance, grand soulagement et détente très marquée.

3 juillet. — Le malade a passé une bonne journée, a fait l'exercice prescrit; ne s'est pas fatigué. Massage procure encore plus de bien-être.

4 juillet. — Mieux constaté. Le malade se sert du bras.

5 juillet. — P. n'est plus revenu à partir de cette époque.

OBSERVATION CXXXIV

Arthrite scapulo-humérale droite, consécutive à une contusion de l'épaule datant d'environ quinze jours. — Immobilisation prolongée. — Impotence presque absolue. — Massage. — Reprise du travail après la dixième séance. — Traitement en vingt séances.

18 décembre 1892. — Le nommé Julien C..., 42 ans, cocher, est tombé, il y a quinze jours, sur l'épaule droite, n'a pu remuer le bras, très douloureux sur le moment. Il a été immobilisé dans une écharpe. Ne pouvant se servir du bras et souffrant toujours, il vient à l'hôpital Necker et nous est adressé. Nous constatons impotence presque absolue du membre, élévation et abduction impossibles. On aperçoit encore les traces de l'ecchymose en avant de l'insertion du deltoïde. Ce muscle est atrophié. Le malade a des douleurs très vives la nuit, qui l'empêchent de dormir. Le bras entraîne l'omoplate dans l'abduction forcée.

Du 18 au 27 décembre, les progrès sont constants au point qu'il reprend ses guides le dixième jour du traitement. Il revient très régulièrement se faire masser tous les jours.

28 décembre. — Le mouvement produit par les guides ne l'a pas trop fatigué, il souffre bien moins la nuit.

29, 30 décembre. — Séances avec constatation de mieux sensible.

2 janvier 1893. — Progrès sensibles ; est bien accoutumé à la fati-

gue : les douleurs de la nuit ont disparu. Les mouvements s'étendent davantage en avant, en arrière, mais l'élévation est bien en retard ; la nouvelle articulation omoplato-costale n'est pas encore complètement assouplie. Le massage prend fin le 8 janvier. Le malade arrive à mettre sa main sur la tête, l'assouplissement de la nouvelle articulation le permettant.

OBSERVATION CXXXV

Arthrite et périarthrite scapulo-humérale gauche, consécutive à une luxation réduite le lendemain de l'accident. — Immobilisation pendant quinze jours. — Massage. — Reprise du travail avec mouvements satisfaisants après dix séances.

Le nommé L..., 55 ans, enduiseur, nous est adressé de la consultation de l'hôpital Necker le 10 novembre 1891.

Ce malade a eu une luxation de l'épaule quinze jours auparavant. Il est resté à l'hôpital jusqu'à maintenant, le bras immobilisé, la réduction ayant été opérée le lendemain de l'accident.

10 novembre. — Atrophie des muscles du moignon. Mouvements de va et-vient sont seuls possibles. Abduction et élévation du bras ne peuvent être exécutées. Douleurs le long du bras s'irradiant jusque dans la main et les doigts qui ont de la difficulté à se mouvoir.

Massage. Les séances sont continuées sans interruption jusqu'au 30 novembre. Les douleurs disparaissent assez vite et les mouvements des doigts reviennent rapidement. Les mouvements de l'épaule, pénibles au début, s'améliorent ; dès la sixième séance, l'élévation est presque complète. Le malade est en état de reprendre son travail à partir du 30 novembre ; il en a fait l'expérience depuis deux jours et il résiste assez bien à la fatigue.

OBSERVATION CXXXVI

Péri-arthrite légère scapulo-humérale droite, consécutive à une entorse datant d'un mois environ. — Massage. — Reprise du travail après quatre séances.

Le nommé Eugène M..., 63 ans, maçon, s'est présenté à la consultation de l'hôpital Necker. Il y a un mois à peu près, en tirant une voiture à bras a fait un effort violent : il sentit craquer dans son épaule et ressentit sur le moment une vive douleur, il put continuer à travailler. Depuis ce temps il s'aperçut que la force diminuait de plus en plus et que le travail était plus difficile. En même temps l'usage de son bras devenait presque impossible, pas moyen de s'habiller. Le traitement fut douches sulfureuses, mais il n'en ressentit aucune amélioration.

13 janvier. — Aujourd'hui l'aspect du bras est le suivant : diminution très notable du moignon de l'épaule et du bras qui est flasque et mou.

Les mouvements spontanés d'avant en arrière, d'abduction, d'élévation sont très limités, peut mettre le bras en arrière.

La nuit souffre au point de ne pouvoir dormir.

Massage est immédiatement commencé.

17 janvier. — Le malade peut se servir de son bras et rependre son travail.

18 janvier. — Ne revient plus. Guéri.

OBSERVATION CXXXVII

Péri-arthrite scapulo-humérale gauche. — Névralgie cervico-brachiale, consécutive à une contusion de l'épaule gauche datant de cinq semaines, traitée au début par le massage, mais insuffisant à la consultation.

La nommée Julia A..., 22 ans, journalière, nous est adressée dans le service de M. Le Dentu, à l'hôpital Beaujon, par le service de la consultation. Cette malade a subi la chute d'un poids assez lourd (10 kilos) sur l'épaule gauche il y a cinq semaines, ayant porté au niveau de l'articulation acromio-claviculaire.

Ressentit douleur très vive à cette époque. Vint à la consultation où on lui fit quelques massages, puis douches.

Néanmoins les douleurs ne disparurent pas, devinrent même de plus en plus vives, ne revint pas pendant quelque temps.

Le 17 juillet nous est adressée, nous constatons atrophie assez prononcée du moignon de l'épaule et même du bras (biceps et triceps).

Ce qui domine chez cette malade, c'est la douleur. Très vive dans l'épaule et descendant dans le bras jusqu'au pli du coude ; se plaint aussi d'en ressentir dans les doigts de temps en temps. Nuits sans sommeil.

La douleur à l'épaule siège en arrière et en avant et remonte jusque dans le cou et à la nuque. La pression l'exaspère en certains points à la pointe et à l'angle de l'acromion, au bras face interne et au bord interne de l'avant-bras.

Mouvements du bras très limités à cause de la douleur. Frottements péri-articulaires.

Massage. La première séance amène un soulagement immédiat, le mouvement du membre s'effectue en tous sens sans douleur, mais non dans toute leur étendue. La douleur a disparu sur le moment.

18, 19, 20. — Séances sont continuées avec succès. Amélioration continue. Nuits meilleures.

21. — A dormi complètement la nuit précédente, se livre à ses occupations habituelles, ne souffre plus qu'au niveau du sommet de l'épaule. Mouvements très bons.

22. — Ne vient pas.

23. — Séance. Mieux continue.

24. — Ne vient pas.

25. — A très bien dormi et a travaillé depuis deux jours sans ressentir de fatigue, étant donné l'éloignement de son domicile, Déclare que pouvant se livrer à son travail, elle ne reviendra pas à moins d'être reprise. Guérison maintenue.

OBSERVATION CXXXVIII

Ankylose fibreuse de l'épaule gauche, consécutive à une immobilisation pendant dix-huit jours, après réduction d'une luxation. — Massage. — Reprise du travail après trente séances.

La nommée W... 57 ans, confectionneuse, nous est adressée le 21 juin 1892, de la consultation de l'hopital Necker.

Cette malade a eu une luxation de l'épaule gauche datant du 3 juin. Réduction. Immobilisation avec écharpe de Mayor, prolongée jusqu'à ce jour.

21 juin. — Nous trouvons raideur de l'épaule. Le coude reste collé au corps dont il ne peut se détacher. Impotence du membre. Atrophie très marquée du deltoïde qui est aplati. Les autres muscles scapulaires sont atrophiés également. Les fosses sus et sous-épineuses sont creusées ; flaccidité des muscles qui se remplissent, rien de pareil du côté droit. Aucun des mouvements étendus de l'articulation ne s'exécute. Va-et-vient seulement encore très limité. L'omoplate suit

le bras en abduction. Douleur au niveau de l'article, en avant et en arrière de la région scapulo-humérale. Le massage est fait tous les jours pendant un mois, mouvements reviennent progressivement. Après une dizaine de séances, les mouvements utiles commencent à revenir, le bras se rend déjà utile. Ce n'est pas avant la quinzième séance, que la malade peut se peigner et s'habiller sans le recours de quelqu'un.

A partir de ce moment progrès très rapides, l'éducation de la nouvelle articulation se fait de mieux en mieux ; l'articulation scapulo-humérale n'est libre que pour les mouvements de va-et-vient et en arrière et jusqu'à une certaine limite pour l'élévation du bras n'atteignant même pas l'horizontalité. A partir de ce mouvement, l'omoplate costale intervient et c'est en bousculant fortement en dehors l'omoplate que le bras atteint le sommet de la tête.

A partir du 25 juillet ne revient pas, faisant usage complet de son bras.

OBSERVATION CXXXIX

Arthrite scapulo-humérale droite, consécutive à une contusion de l'épaule datant de vingt jours. — Impotence. — Massage. — Reprise du travail au septième jour. — Douze séances. — Guérison.

Le nommé Alexandre N..., 62 ans, journalier, s'est présenté à la consultation de l'hôpital Necker, le 21 décembre 1889.

Ce malade est tombé le premier décembre dernier sur l'épaule droite. Après cette chute le bras est resté comme mort. Impossible de le remuer. Repos chez lui et frictions d'alcool camphré. Aujourd'hui nous constatons : Atrophie du moignon de l'épaule droite et des muscles du bras. Impotence du membre. Douleurs la nuit. Mouvements communiqués sensibles font percevoir des frottements péri-articulaires. Douleur très nette à la pression de l'interligne scapulo-huméral. Le choc de la tête humérale sur le fond de la cavité glénoïde, ou contre la voûte sous-acromiale, détermine de la douleur, pas de tension de la capsule articulaire.

Dès le premier massage, le membre reprend ses mouvements ; effet assez rapide. L'accident date seulement de vingt jours. Douleur ressentie.

Jusqu'au 28 décembre, séances non interrompues, reprend son travail, s'est très bien trouvé de cet essai.

2 janvier 1890. — Va très bien.

5 janvier. — dernière séance. Tous les mouvements sont parfaitement exécutés.

OBSERVATION CXL

Ankylose de l'épaule droite, consécutive à une luxation de l'épaule réduite le 19 janvier dernier. — Immobilisation pendant quinze jours. — Massage. — Reprise du travail après vingt-deux séances.

Le nommé G..., 58 ans, cocher, s'est présenté à la consultation le 18 janvier 1892 venant de faire une chute sur l'épaule. Luxation a été reconnue et réduite le 19 janvier dans la salle Malgaigne. Depuis ce temps le malade est resté chez lui, le bras immobilisé dans une écharpe, fortement maintenu.

Il revient à l'hôpital le 3 février 1892. On enlève l'appareil. Nous constatons raideur et ankylose du bras et de l'épaule. L'omoplate est entraînée avec le bras. Les mouvements des doigts sont bien conservés. Pas de phénomènes de compression nerveuse. Atrophie du deltoïde et du biceps. Impotence du membre. Douleur en avant du moignon, s'irradiant le long du bras. Massage fait immédiatement. Phases ordinaires du traitement.

26 février. — Dernière séance.

OBSERVATION CXLI

Arthrite scapulo-humérale consécutive à une contusion de l'épaule droite. — Périarthrite. — Massage. — Quinze séances. — Guérison.

La nommée Louise G..., 42 ans, ménagère, s'est présentée à la consultation de l'hôpital Necker, le 12 septembre 1889.

Cette malade raconte qu'il y a trois semaines elle est tombée de son lit sur l'épaule droite. Depuis ce temps n'a pu se servir de son bras. Immobilisation.

Il y a quinze jours, ont commencé des douleurs qui n'ont fait qu'augmenter, au point de l'empêcher de dormir.

12 septembre 1889. — Epaule droite atrophiée. Impotence du bras. Etat fibreux du deltoïde, le long de son bord interne on sent comme un long cordon fibreux allant jusqu'à l'empreinte deltoïdienne, nodosités, traces d'ecchymose.

Frottements péri-articulaires, on perçoit quelques craquements. Dès que le massage est commencé, mieux se fait sentir, continué régulièrement jusqu'au 28 septembre 1889 où les mouvements complets sont revenus, plus de douleur, reprise de l'usage intégral du membre.

OBSERVATION CXLII

Péri-arthrite scapulo-humérale, et arthrite du côté droit, consécutives à une entorse datant d'un mois. — Massage. — Reprise du travail après le dixième jour. — Guérison en douze séances, du 7 novembre au 23 novembre 1889.

Le nommé D..., cordonnier, âgé de 63 ans, est venu à la consultation de l'hôpital Necker, le 7 novembre 1889.

Il y a un mois, jour pour jour, en chargeant une petite caisse qu'il portait sur l'épaule, a senti un petit craquement au sommet de l'épaule droite, suivi d'une légère douleur. Il a pu continuer son travail. Le lendemain impossible de remuer le bras, par la douleur ressentie. Le bras fut peu mobilisé, puis teinture d'iode et en dernier lieu vésicatoire.

7 novembre. — Actuellement, épaule droite gonflée, douloureuse en avant. Impotence. Les mouvements provoqués sont assez faciles cependant, mais provoquent de la douleur.

Atrophie du deltoïde, qui est dur, fibreux, les autres muscles du moignon présentent le même état. Douleurs s'irradiant le long du bras et à la nuque. Nuits sans sommeil.

Dans ses antécédents a eu, il y a six ans, une douleur de l'épaule qu'il attribue à l'humidité de son habitation et qui a duré quatre jours seulement.

Première séance. — Soulagement marqué. Sensation de chaleur vive, développée dans l'épaule, mouvements passifs exécutés assez bien non poussés jusqu'à la douleur. Limiet.

8 novembre. — La nuit a été encore mauvaise, la douleur a peu diminué, les mouvements spontanés ont été possibles et ont même gagné pas mal.

9 novembre. — Deuxième séance. — A encore bien souffert la nuit. Remue mieux le bras néanmoins.

10 novembre. — Pas de séance.

11 novembre. — Quatrième séance. — Nuit mauvaise. Les mouve-

ments s'améliorent toujours, la force revient dans le bras. Le malade éprouve grand bien-être après la séance. Bain ordonné.

12 novembre. — Nuit un peu meilleure, n'a souffert qu'environ deux heures.

13 au 16 novembre. — Interruption, le malade ayant eu sa femme malade.

La sixième séance a lieu. Amélioration encore depuis deux jours, le mouvement d'élévation au-dessus de la tête est possible. A partir de ce moment tout va en progressant, la douleur disparaît de plus en plus, le réveille de temps en temps ; il faut dire que depuis la sixième séance, le malade essaie de travailler. Il y arrive de mieux en mieux.

Le 20 novembre, a dormi presque toute la nuit. Mouvements s'étendent de plus en plus.

22 novembre. — Mieux très accentué, n'a plus éprouvé de douleur et a pour la première fois dormi la nuit complète. Les mouvements s'accomplissent dans tous les sens ; l'humérus est bien indépendant de l'omoplate.

23 novembre. — Le malade se sent tout à fait bien, plus fort même qu'avant son accident. Dernière séance. Reviendra s'il ressentait quelque chose. Nous ne l'avons jamais revu.

OBSERVATION CXLIII

Arthrite scapulo-humérale droite d'origine traumatique. — Massage. — Quinze séances. — Reprise du travail. — Guérison.

Le nommé B..., 56 ans, mécanicien, vient à la consultation de l'hôpital Necker, le 22 mai 1889.

Ce malade est tombé il y a quinze jours sur l'épaule droite. A ce moment, léger engourdissement de l'épaule ; n'a pas cessé son travail, mais peu à peu a senti de la douleur qui alla en augmentant jusqu'à ce jour où il lui a été impossible d'aller plus loin.

22 mai 1889. — Le moignon de l'épaule du côté droit présente une différence avec le gauche, diminution du volume due à l'atrophie des muscles qui frappe tout d'abord, bien qu'à la partie antérieure il semble que la partie accessible de l'articulation paraisse plus saillante. A ce niveau chaleur et légère tension, choc de la tête humérale produit une douleur répondant également en arrière, à la dépression sous-acromiale.

Ce qui préoccupe le plus le malade, ce sont les douleurs qui l'empêchent de dormir. Dès qu'il est couché, la chaleur du lit les exaspère,ces douleurs remontent jusqu'au cou et descendent dans le coude.

Les mouvements spontanés sont très limités, et provoquent explosion de la douleur, élévation du bras très difficile, impossible de mettre la main sur la tête. Rétropulsion pas de difficulté. Bras en avant le mouvement de propulsion est presque impossible et douloureux.

Les mouvements communiqués sont douloureux mais peuvent s'exécuter. Quelques frottements périarticulaires. On ne perçoit pas de craquements articulaires. En avant de l'épaule, dans le sillon huméro-coracoïdien, correspondant à l'interligne scapulo-huméral, on détermine douleur à pression, tension à ce niveau. Muscles deltoïde et rotateurs du moignon atrophiés.

Massage immédiat. — Dès la première séance, très grand soulagement ; douleur diminue, les mouvements sont plus libres, s'habille avec une certaine facilité ce qu'il ne faisait pas auparavant.

23 mai. — 2e séance. — Va beaucoup mieux, nuit meilleure, son travail consistant à limer ou à faire manœuvrer le vilebrequin, il veut tenter la reprise du travail.

24. — A travaillé toute la journée d'hier. Mouvements moins difficiles, surtout ceux en avant et en arrière. Élévation du bras est meilleure, douleurs la nuit, mais moins vives.

25. — Pas de séance.

26. — Le travail de la journée du 24 a du être interrompu par la réapparition de douleurs très vives, s'irradiant à tout le bras ; à n'en pas douter, la reprise du travail a été trop brusquée, ainsi que nous le lui avions fait remarquer dès le premier jour. Après cette séance (4e) le malade est de nouveau très soulagé, les mouvements sont exécutés sans douleur. Le travail partiel sera repris.

Du 27 au 31. — Séances tous les jours. — A cette date tous les mouvements sauf l'élévation sont sans douleur et complets. Le travail est repris graduellement et à partir du 2 juin est complet. La douleur à l'interligne scapulo-huméral n'existe plus, ni la tension observée au début.

Du 2 au 6 juin. — Amélioration va en augmentant, fatigue est ressentie le soir, tous les mouvements sont devenus indolores et complets.

7 juin. — Dernière séance après constatation de la persistance des résultats précédents, plus de douleurs la nuit. Doit néanmoins éviter fatigues excessives, sans entraînement préalable.

OBSERVATION CXLIV

Ankylose de l'articulation scapulo-humérale gauche, consécutive à une contusion de l'épaule datant de deux mois. Névralgie cervico-brachiale. — Treize séances. Reprise de l'usage du bras.

La nommée Eugénie D..., 62 ans, sans profession, nous est adressée de la consultation de l'hôpital Necker, le 18 novembre 1890.

Il y a deux mois et demi est tombée sur l'épaule gauche. A partir de ce moment le bras fut complètement immobilisé. On fit d'abord badigeonnages de teinture d'iode, puis pointes de feu, douches chaudes. Dès les premiers jours de l'accident quelques douleurs se firent sentir, la contusion ayant été très violente et suivie d'ecchymose très étendue, ayant apparu en avant du moignon de l'épaule et à la partie inférieure du deltoïde. Le bras fut comme paralysé, dit-elle. Depuis un mois les douleurs s'exaspèrent. Impossible de dormir la nuit.

18 novembre. — Actuellement, l'épaule gauche est très atrophiée, ainsi que les muscles du bras. Mouvements de l'omoplate solidaires avec le bras. Impossible de l'élever, ne peut rien soulever. Frottements péri-articulaires et craquements. Douleur siège en avant de l'épaule et s'irradie au cou, à l'épaule en arrière et le long du bras jusqu'au pli du coude.

Massage, vient très régulièrement jusqu'au 30 novembre. Dans cet intervalle, cessation complète des douleurs ; à partir de la dixième séance de massage, retour progressif des mouvements, mais la solidarité de l'omoplate persiste. La malade parvient à s'habiller seule, à se coiffer. Elle ne revient plus après la trezième séance.

OBSERVATION CXLV

Arthrite scapulo-humérale droite, consécutive à un traumatisme datant d'un an. — Ankylose. — Impotence. — Reprise du travail après trente séances de massage.

Le nommé Victor Ch..., 68 ans, boucher, nous est adressé à l'hôpital Necker, le 21 novembre 1896, par M. Escat, interne des hôpitaux. Ce malade a fait, il y a un an, une chute sur l'épaule droite, à la suite de laquelle le membre fut immobilisé pendant un mois.

Ne pouvant se servir du bras, est allé à la Salpêtrière, où il a suivi un traitement d'électricité depuis plusieurs mois. Applications répétées de pointes de feu.

21 novembre 1896. — Atrophie de tous les muscles de l'épaule et du bras. Impotence du membre. — Craquements articulaires et péri-articulaires. Frottements sous-deltoïdiens. — Ankylose très prononcée, impossible d'écarter le coude du thorax ; le malade a littéralement le bras collé au corps. Il va sans dire que les mouvements provoqués du bras entraînent l'omoplate. Mais l'abduction est très limitée. Douleurs la nuit. Le massage est commencé. Soulagement très rapide est obtenu en même temps qu'une amélioration appréciable s'opère dans la fonction du bras. Le coude se détache après quelques séances. L'articulation omoplato-costale se mobilise. L'élévation et l'abduction se font en une quinzaine de séances.

Le 7 décembre 1896, il y a un changement très notable. Ce malade est renvoyé à la Salpêtrière pour faire juger de son état. Les progrès sont constatés.

Ce n'est que vers le 21 décembre, c'est-à-dire un mois après le début, que le malade peut réellement faire usage complet de sa main. Il s'habille facilement, peut manger et peut mettre et enlever son chapeau.

Les quatre dernières séances ont lieu les 23, 26, 28 et 30 décembre. — Le malade annonce qu'il va reprendre son travail. Il ne revient pas après le 1er janvier 1897.

OBSERVATION CXLVI

Ankylose fibreuse, scapulo humérale du bras droit, consécutive à une luxation, réduite il y a un mois, suivie d'immobilisation prolongée jusqu'au 4 janvier 1895. — Reprise du travail après vingt séances de massage faites du 4 au 25 janvier 1895.

La nommée Anna G..., 38 ans, lingère, a fait une chute, au commencement de décembre 1894, sur le bras droit, et a eu l'épaule démise. La réduction a été faite facilement le jour même ; écharpe de Mayor, gardée jusqu'à maintenant.

4 janvier 1895. — Impotence du bras. Atrophie des muscles du moignon. Omoplate solidaire de l'humérus. Mouvements forcés très

douloureux, l'abduction du bras est très limitée. Craquements et frottements périarticulaires. Douleurs s'irradiant au bras et au cou.

Le massage est fait jusqu'au 25 janvier, époque de la reprise du travail. Les douleurs ont presque entièrement disparu : les mouvements de l'épaule, élévation, circumduction, se passent dans l'articulation que nous avons désignée sous le nom d'omoplato-costale. Les mouvements de va et vient et en arrière sont libres.

GOUTTIÈRE A VALVES MOBILES

Nous présentons ici, la gouttière à valves mobiles dont nous avons parlé à propos du massage du genou. Il n'est pas besoin de faire ressortir tout l'avantage qu'il y a, dans les graves traumatismes du membre inférieur, à faire le massage immédiatement sans être tenu à déplacer le membre. L'intervention, dans ces conjonctures, exige les plus grandes précautions pour y parvenir. Avec cette gouttière on évite les inconvénients de dérangements répétés du membre lésé, ce qui occasionne toujours de la douleur se surajoutant à celle du trauma lui-même ; l'on peut aussi déterminer une aggravation de l'état local en augmentant les désordres primitifs. Dans ces conditions, avec l'extension que le massage prend de plus en plus dans ces applications immédiates, il fallait obvier à ces inconvénients entraînant le retard

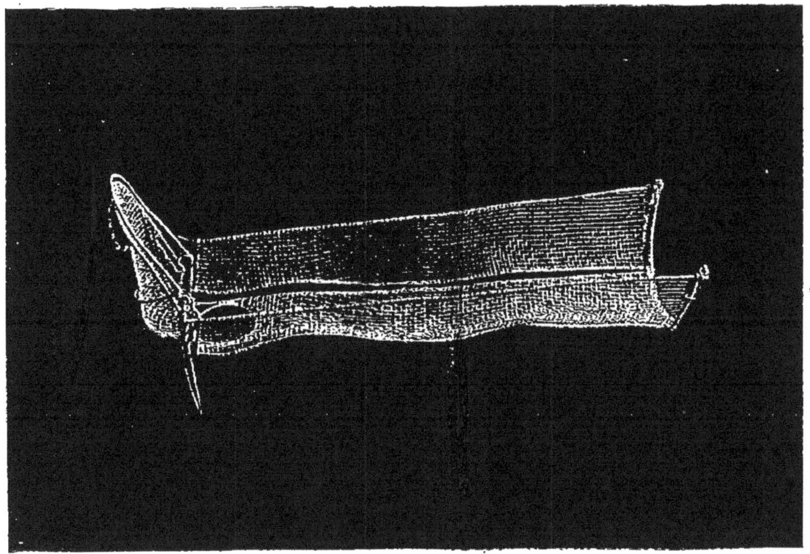

N° 1. — Gouttière en place.

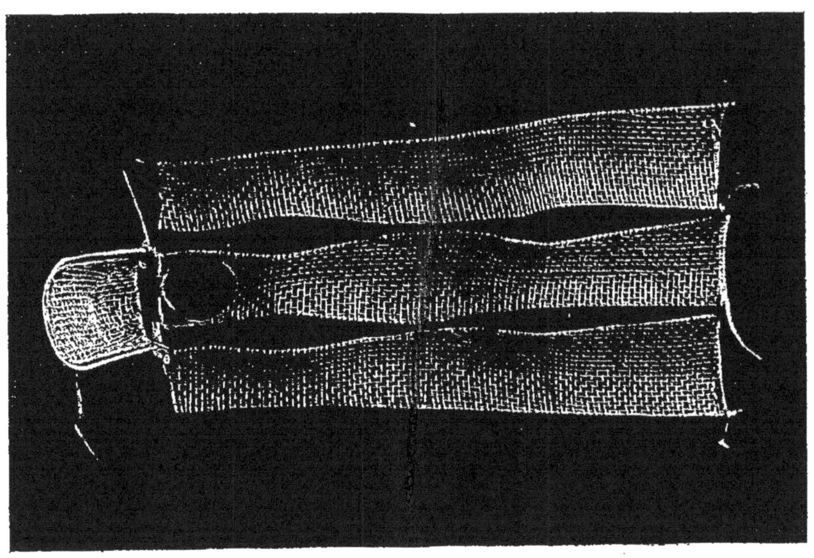

N° 2 — Tout ouverte.

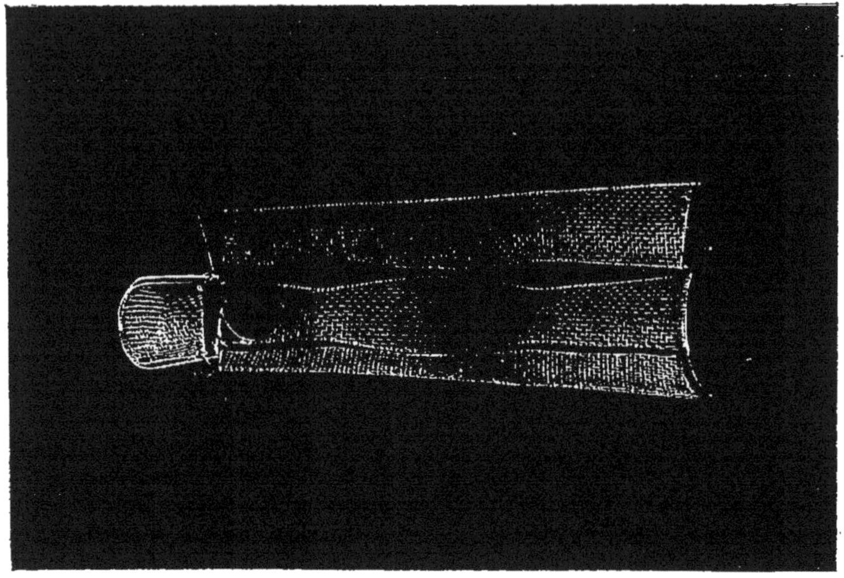

N° 3. — Valve jambière gauche levée et droite baissée, valve pédieuse en place.

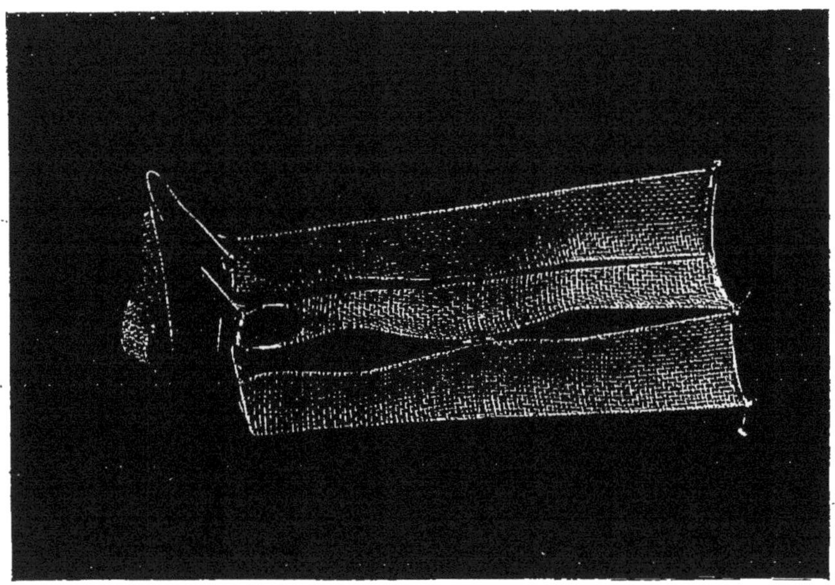

N° 4. — Valve jambière droite levée et gauche baissée, valve pédieuse relevée.

de soins si précieux, et supprimant un bénéfice réel pour les malades, tout en réalisant cette intervention. Nous nous sommes adressé à M. le Dr H. Colin qui voulut bien rechercher dans sa riche collection d'appareils; il n'en trouva pas qui correspondît à celui que nous désirions. Il construisit cette gouttière sur nos indications. Son usage s'applique donc au membre inférieur atteint de grave traumatisme, ou de toute autre affection articulaire aiguë-gonococcique par exemple, étant forcément immobilisé et ne pouvant cependant être privé d'une intervention précoce et rapide. Les quatre positions représentent la gouttière articulée sous ses différents modes.

On voit que c'est une gouttière, semblable à celles de l'hôpital. Un mode simple d'articulation permet d'enlever et de remettre à volonté les différentes parties qui la composent. On peut dégager facilement le membre des deux valves latérales qui l'emprisonnent ; celui-ci reposant sur l'attelle du fond, complètement indépendante, est accessible et facilement massé. S'il y a un pansement à appliquer sur une des faces du membre, cela est très facile en abaissant la valve jambière externe ou interne ; veut-on s'occuper du pied sans bouger le reste de la jambe, il suffit d'enlever la valve pédieuse qui met cette région du membre à la portée de celui qui masse. Cette gouttière permet encore de surveiller un membre atteint de fracture compliquée dans les premiers jours sans s'exposer à le déranger, de même elle serait utile pour le traitement des fractures de la rotule. Une gouttière analogue est en construction pour l'avant-bras, dans le but de servir au traitement des arthrites blennorrhagiques du poignet pour lesquelles l'immobilisation primitive est encore de force majeure, mais pour lesquelles aussi une intervention précoce et rapide, sinon immédiate, est si souveraine.

IV

CONCLUSIONS

En résumé, nous avons présenté après les considérations générales sur le massage précoce une série d'observations, dont l'importance clinique ne peut que nous convaincre. Il suffit de jeter un coup d'œil d'ensemble pour se rendre compte qu'aucun agent thérapeutique ne peut donner, en si peu de temps, des effets analogues à ceux du massage immédiat ou précoce. Cette efficacité est surtout à retenir pour les traumatismes qui viennent d'être produits, rendant le pronostic tout différent par la transformation du caractère de gravité, par la modification de la marche des symptômes, par l'établissement des conditions d'une rapide guérison. Nous voyons, en effet, que ces accidents réputés aussi graves, tels que les entorses du genou avec hémarthroses, les luxations des grandes articulations, hanche, épaule ou d'autres facilement ankylosables, sont réduites, grâce à ce moyen thérapeutique, à peu de chose relativement! La sécurité offerte par cette méthode, employée à bon escient, doit la faire préférer à toute autre et il serait erroné de la réaliser dans un but de curiosité thérapeutique, qui fait dire aux sceptiques, souriants et aimables, en parlant des traitements nouveaux préconisés « usons-en pendant qu'ils guérissent ». Il ne peut en advenir ainsi du massage dont la place en thérapeutique scientifique est désormais bien assise. N'est-ce pas aussi un grand progrès accompli, si en généralisant l'emploi de ce mode de traitement on parvient à faire disparaître cette série encore trop nombreuse des accidents consécutifs dont nous avons rapporté en dernier lieu les quelques observations ?

Que peut-il rester encore à redouter des séquelles de traumatismes, en ce qui concerne le pouvoir qu'on leur attribue de réveiller certaines diathèses ?

Serait-il permis d'espérer qu'en éloignant ou en faisant disparaître primitivement les conséquences des troubles apportés de l'extérieur dans la vie intime des organes, toujours occupés à se défendre, on évitera dans l'avenir les processus résultant de l'inhibition ou de la déchéance trophique ? Ce serait encore une fois de plus enlever aux agents cellulaires de cette défense une chance d'infériorité et d'incapacité ! Nous n'avons pas besoin de spécifier davantage notre allusion aux deux grandes dispositions générales de l'économie, l'arthritisme et la tuberculose ! Et nous avons vu combien, surajoutée à ce retard dans l'intervention, une autre cause, celle de l'âge, prenait un caractère bien remarquable d'aggravation, même précoce ! Aussi de telles constatations ne peuvent-elles que nous mener à formuler d'une façon très ferme les conclusions par lesquelles nous terminons ce travail.

CONCLUSIONS

1° *De l'historique.* — Le massage thérapeutique est une science française, dont les règles méthodiques ont été nettement établies par Estradère, en 1863.

2° *De la physiologie expérimentale.* — La magistrale étude de Castex sur l'action thérapeutique du massage a mis en lumière son efficacité absolue qui en légitime l'emploi immédiat ou précoce dans les traumatismes, dont il a été question ici.

3° *De la méthode.* — Le massage précoce pour avoir son plein effet doit être pratiqué suivant des règles déterminées, dont notamment la violence est exclue.

Les indications sont précises dans les traumatismes non sanglants des membres et des articulations, de la région postérieure du tronc, des lombes.

Il n'y a pas d'indications à formuler pour les traumatismes de la tête, du thorax *partie antérieure.*

Une contre-indicatian formelle se rattache aux traumatismes non sanglants quelconques de l'abdomen.

Le massage précoce ne peut être pratiqué que par le médecin. Nous rappelons le précepte d'Hippocrate, qu'il ne doit pas oublier et qu'il pourrait suivre avec grand avantage : « Le médecin doit posséder l'expérience de » beaucoup de choses et entre autres celle du massage. »

Le massage précoce ne doit pas être confondu avec la gymnastique raisonnée, appelée improprement massage, et connue sous le nom de son auteur, méthode de Ling, hygiéniste suédois qui en a établi les principes, d'après les anciens, ainsi qu'Estradère l'a bien démontré. Composée surtout d'exercices actifs et passifs, d'appareils mécaniques, elle n'a pour ainsi dire pas recours aux manipulations qui constituent le fond de la méthode française.

Le massage précoce, seul, est véritablement thérapeutique dans les traumatismes.

La gymnastique raisonnée ne peut être utile qu'au point de vue hygiénique.

On ne doit donc pas conserver la confusion existante du mot « massage » employé pour « gymnastique ».

Le massage thérapeutique implique l'idée du mouvement, mais il faut le régler dès le début, suivant les circonstances.

4° *De la valeur comparée.* — L'immobilisation simple ne peut être que transitoire, et nécessitée par la force majeure : elle est de cause intrinsèque, inhérente à la gravité du moment, bientôt transformée et écartée par l'intervention immédiate du massage.

L'immobilisation systématique et la compression élastique passive doivent être rejetées comme moyens exclusifs de traitement, ne produisant aucun bon effet, si on les emploie ainsi.

L'action du massage refoulant mécaniquement les liquides épanchés au milieu des tissus lésés vers la périphérie indemne, activant en même temps la circulation qui doit en hâter la résorption, constitue une compression active, différente de la bande de caoutchouc, comprimant passivement. Elle diffère de la compression par l'intermittence.

Le bandage ouaté ou de caoutchouc ne peuvent être employés qu'à titre provisoire, seulement *appliqués* comme moyens de protection, dans les cas où l'immobilisation est de force majeure.

5° *De la Clinique.* — Le massage immédiat ou précoce trouve *sa spécificité thérapeutique* dans le traitement des entorses quelles qu'elles soient, au point de vue du siège et de l'intensité des lésions, des contusions des membres et des articulations n'atteignant pas le 3e degré.

6° *Dans le traitement des luxations*, la condition absolue de l'application est la réduction préalable.

7° *Dans le traitement des fractures*, le massage sera le traitement de choix avec le repos relatif : *des fractures du péroné, à son extrémité inférieure, des arrachements malléolaires, des fractures de l'extrémité inférieure du radius et de l'avant-bras, des fractures de l'extrémité supérieure de l'humérus*, maintenues à l'aide de l'écharpe de Mayor, *des fractures de la clavicule* si la contention est irréalisable, pour toutes ces fractures on combinera la mobilisation précoce.

Les fractures de jambe ont *l'appareil de marche* bien étudié et perfectionné, dans ces deux dernières années grâce à l'ingéniosité de notre excellent ami, M. Cestan, professeur agrégé à la Faculté de Toulouse, qui en fit de nombreuses applications dans le service de son maître P. Reclus. Les fractures de cuisse, de l'humérus, munies de l'appareil d'Hennequin, seront massées et mobilisées aussi précocement que possible. Il en est de même pour les fractures du coude les plus défavorables de toutes, suivant la remarque de Lucas-Championnière, auquel revient tout le mérite de l'extension du massage précoce à ces sortes de traumatismes.

8° *Dans les affections consécutives aux traumatismes*, le massage constitue un traitement efficace, devant être institué dès le premier moment où le malade se présente. Tout autre moyen tenté ne réussit que grâce au massage.

9° *Le massage ici ne peut être efficace qu'à la condition d'être accompagné de mouvements méthodiques.*

Les mouvements seuls ne peuvent suffire sans les manipulations préalables du massage.

La guérison est d'autant plus rapide que l'intervention par le massage précoce a été plus prompte, dans tous les cas traités.

Les effets curatifs du massage sont durables.

V

INDEX BIBLIOGRAPHIQUE

ANDRY. — 2 volumes sur l'Orthopédie où le traitement de l'entorse du pied est mentionné, t. I, f. 178 (*in Estradère*) 1741.

TISSOT. — Gymnastique médicale et chirurgicale. Paris, 1780.

TISSIER. — Influence funeste d'une immobilisation trop longue des articulations (*Gazette médicale de Paris*, 1841, p. 609).

GEORGII. — Kinésithérapie, 1847.

MALGAIGNE. — Traité des fractures et des luxations. Paris, 1847.

BAUDENS. — De l'entorse et de son traitement curatif (*Gazette médicale de Paris*, p. 384 et 403, 1850).

BONNET (de Lyon). — Thérapeutique des maladies articulaires. Paris, Lyon, 1853.

GUERSANT. — Leçons cliniques sur le traitement de l'entorse et des contusions articulaires chez les enfants (*Gazette des hôpitaux*, 1856).

LE BATARD. — (*in Gazette des hôpitaux*, 1856).

DALLY (N.). — Cinésiologie ou science du mouvement. Paris, 1857.

GIRAUD. — Des frictions et du massage des entorses de l'homme (*Moniteur des hôpitaux de Paris*, VI, 1116, 1118, 1858).

TERRIER (L.). — De l'entorse du pied traitée par le massage (*Revue de thérapeutique médicale et chirurgicale*. Paris, 1858, VI, 230, 232.

ELLEAUME. — Du massage dans l'entorse (*Gazette des hôpitaux de Paris*, XXXII, 603, 1859).

RAZIN (L.-E). — De l'entorse et de son traitement par le massage (Paris, in-4, 1860.

QUESNAY. — Entorses récentes traitées par le massage (*Recueil des mémoires de médecine militaire de Paris*, 3e s., VII, 144, 156, 2e s., IV, 235, 238, 1862)

SERVIER. — Entorses guéries par le massage (*Recueil des mémoires de médecine militaire de Paris*, 3e s., VII, 156, 162, 1862).

COSTES. — Des entorses traitées par le massage (*Journal de médecine de Bordeaux*, 2e s., VII, 193, 211, 1862).

Emoul. — Observations d'entorses récentes guéries par le massage (*Gazette des hôpitaux*. Paris, XXXV, 563, 1862).

Rizet (F.). — Du traitement de l'entorse par le massage (*Bulletin social médical d'Amiens*, 1862, 1863, II, 62, 81, 1862).

— Quelques réflexions sur trois cas nouveaux d'entorses guéries par le massage (*in Gazette médicale*. Paris, 3e s., XXXIV, 108, 1862).

Estradère (J.). — Du massage, son historique, ses manipulations, ses effets physiologiques et thérapeutiques. Thèse de Paris, 1863.

Laisné. — Du massage, des frictions et manipulations. Paris, 1863.

Bianchi (A.). — Delle manipolazioni nelle rotture muscolari, distorsioni, lussazioni recenti, antiche, nelle contusioni e nel reumatismo (*Imparziale-Firenze*, 1863-III, 108-III.

Millet. — Du massage comme traitement de l'entorse (*Bulletin général de thérapeutique*, 30 janvier 1863).

Deville (E.). — Sur le massage et son application dans l'entorse. Strasbourg, 1864, in-4.

Rizet. — De la manière de pratiquer le massage dans l'entorse. Arras, 1864.

— Du massage dans les ecchymoses et les contusions (Paris, *Gazette médicale*, n° 50, 1864.

Bérenger-Féraud. — Du traitement de l'entorse par le massage, à bord des navires de l'Etat (*Archives de médecine navale*. Paris, 1865-IV, p. 28-35.

Hamon. — Essai sur la méthode amovo-inamovible ou plutôt valvaire appliquée à la thérapeutique des fractures au moyen d'un nouvel appareil, bandage gélatino-lacé (*Gazette médicale*. Paris, 1865).

Perrimond (F.). — Considération générale sur l'entorse et en particulier de son traitement par le massage. Montpellier, 1865, in-4.

Rizet (A.). — Emploi du massage pour le diagnostic de certaines fractures. Paris, 1866.

Debout (A. J.). — De l'entorse, de son traitement et en particulier du massage. Paris, 1867, in-4.

Bérenger-Féraud. — Du massage dans l'entorse (*Bulletin général de thérapeutique*, Paris, 1867, LXXII, 69, 80.

Metzger. — De Behandeling van distersio pedis met Frichies. Thèse Amsterdam, 1868.

Donaud. — Quelques réflexions à propos d'une quatrième entorse datant de 22 mois guérie rapidement par le massage (Bordeaux. *Union médicale de la Gironde*, XIII, 443, 449, *et in Abeille médicale*, 17 août 1868.

Laisné. — Du massage. Paris, 1868.

Rossander. — Massage dans le traitement des fractures de la rotule et de l'olécrâne. Hygiène X, p. 66 et p. 85 (*in Nord. méd. Ark.* XI, n° 33, 1870).

Bérenger-Féraud. — Nouveaux faits de succès du massage dans l'entorse (*Bulletin général de thérapeutique*. Paris, LXXIX, 152-206, 1870).

Phélippeaux. — Etude pratique sur les frictions et le massage. Paris. Ad. Delahaye, 1870.

Cabasse. — Du traitement de l'entorse grave par le massage et l'appareil ouaté et solide de Baudens (Observation). (Paris, *Revue des mémoires de médecine militaire*, 1870-XXIV, 225-252. Paris, *Gazette des hôpitaux*, 1871, XLIV, 65-69).

Duplay (Simon). — De la péri-arthrite scapulo-humérale (*Archives générales de médecine*, nov. 1872).

Bourguet (d'Aix). — Traitement des fractures de l'extrémité inférieure du radius (*Bulletin thérapeutique*, 1873).

Gosselin (prof.). — De la périarthrite du genou (*Archives générales de médecine*, octobre 1873, tome II, p. 385.

Fontaine. — Du massage dans le traitement de l'entorse (*Archives médicales belges*. Bruxelles 1874, XXVII, 146, 160).

Fisher (W.) et Cutter (G.). — The treatment of joint affections by massage (*Med. Record. New-York*, 1874, IX, 2, 5).

Hennart. — De l'entorse du genou. Thèse Paris.

Gauthier (L.). — Périarthrite scapulo-humérale. Thèse Paris, 1875.

Gassner. — Erfolge der massage bei gelenk-contusionen und Distorsionen (*Aerztl. Intelligenz Blatt*, 1875, XXII, 353-356).

Grasser. — Du massage dans les rétractions articulaires et les entorses (*Med. Centralzeitung*, 1875, n° 71).

Mullier. — Quelques remarques sur le traitement de certaines affections chirurgicales par le massage local (*Archives médicales belges*, 7. 1875).

Billroth. — Discussions sur quelques questions chirurgicales à l'ordre du jour — III — Du massage (*Wien. méd. Wochenschr.*, n° 45, 1875).

Berghmann (C.). — Traitement des affections articulaires traumatiques aiguës par le massage (*Centralblatt für chirurgie*, n° 52, 1875).

Mosengeil. — Du massage, recherches expérimentales (*Langenbeck's Arch. für Klin. Chirurgie*, XIX, 1876).

Wagner. — Du massage et de son importance pour le médecin praticien (*Berliner Klin. Wochenschr.*, 45, 46, 1876).

Noulis. — De l'entorse du genou (Thèse de Paris, 1876).

Hueber. — Clinique des maladies articulaires. Leipzig, 1876.

Guedeney. — Etiologie et symptômes des épanchements sanguins traumatiques (Thèse de Paris, 1876).

Nycander. — Du massage, son application dans le traitement de l'entorse (Bruxelles, *Journal médical, chirugical et pharmaceutique*, 1877, LXV, 231, 439, 516).

Valtat. — De l'atrophie musculaire consécutive aux maladies des articulations. Paris, 1877.

Graham (D.). — The treatment of sprains by massage, with a resume of its results in 308 cases of joint contusions and distorsions or their sequelo (*Méd. Rec. N.-Y*, XII, 499, 505, 1877).

Bruberger. — Du massage et de son emploi à l'hôpital militaire (*Deutsch milit. Zeitsch.*, 1877, VI, ch. 7, p. 217).

Starke. — Massage dans les fractures (*Deusch milit. Zeitsch.*, p. 229, 1877).

Mullier. — Du massage, son action physiologique, sa valeur thérapeutique spécialement au point de vue de l'entorse (Bruxelles, 1877, in-8).

Schede. — Zur Behandlung der querbruche der Patella und der Olecranen (*Langenbeck's arch. für Klin. chir.*, 1877, n° 42, p. 657).

Menzel. — *Centralblatt für chir.*, 1877, n° 2.

Dunand. — De l'entorse en général (Thèse de Paris, 1878).

Desplats (H.). — Atrophie musculaire dans la périarthrite scapulo-humérale (*Gazette hebdomadaire méd. et chirurg.*, 1878, n° 24).

Marsh Howard. — Le massage et les mouvements méthodiques en chirurgie (*St-Bartholomew hosp. Report*, XIV, p. 208).

Berglind. — Nouveau traitement des fractures de la rotule (*Annales médicales de St-Pétersbourg*, n° 50, p. 452).

Segond (Paul). — De l'entorse du genou. *Progrès médical*, 1879.

Starke. — Action physique du massage. *Charité annalen*, III, 1879.

Rossander. — Massage dans les fractures du bras. (*Virchow's Jahresber.*, II, 2, 1879).

Metzger. — Fracture de la rotule guérie par le massage (*Berghmann's Mitheilungen Schmid's Jahrbe*, LXXXIV, n° 10, 1879).

Bertheraud (A.) — Du massage dans l'entorse (*Gazette médicale de l'Algérie*, XXIV, 6, 1879).

Davis. — Massage et mouvement dans le traitement des fractures (*Annals of Surgery*, déc. 1879).

Bérenger-Féraud. — Du massage dans l'entorse (Paris. *Bulletin général de thérapeutique*, XCVI, p. 113 et 164).

Bela Weis. — Le massage, son histoire, son emploi et son action (*Wiener Klinik*, nov.-déc., 1879).

Bouilly. — Conséquences de la contusion du nerf sciatique (*Archives générales de médecine*, déc. 1880).

Verneuil (prof.). — Quelques propositions sur l'immobilisation et la mobilisation des articulations malades (*Bulletin et Mémoires. Société de Chirurgie*. (Paris, N.-S., VI, 82, 100).

Eustache. — De la mobilisation et de l'immobilisation dans le traitement des articulations malades (*Journal des sciences médicales de Lille*, 1880).

Roustan. — Des périarthrites (*Montpellier médical*, XLV, 31, 39, 1880).

Bolin. — Fracture de la rotule traitée par le massage (*Nord. méd. Ark.*, XII, 3, n°21, p. 9, 1880).

Dereine. — Entorses du pied. Massage. Considérations (*Archives médicales belges*. Bruxelles, 3e s. XVII, 285, 293, 1880).

Gautier (J.). — Du massage ou manipulation appliquée à la thérapeutique et à l'hygiène. Le Mans. 1880.

Hitzigrath (Ad.). — Le massage. Ems, 1880.

Guyon et Féré. — Atrophie musculaire consécutive à quelques traumatismes de la hanche (*Progrès médical*, 2 avril 1881).

Haufe (P.). — Le massage, sa nature et sa valeur thérapeutique. Francfort, 1881.

Steelberg. — Fracture de l'olécrâne chez un enfant, traitée par le massage (Ecra, 24 fév. 1881, n° 4, p. 107, 1881).

Rossbach. — Traité des méthodes thérapeutiques et physiques. Berlin, chez Hirschwald, 1882).

Busch (F.). — Allgemeine orthopädie gymnastik und massage (*Handb. d. allg. Therapie* (Ziemssen) in-8, Leipzig, 1882).

Reibmayr (A.). — Die massage und ihre Verwendung in den verschiedenen Disciplinen der praktischen medicin (*Wien, Topliz und Denticke*, 1883).

— Traitement des synovites chroniques par le massage (*Pester medico-chir. Presse*, 1883).

Bouilly. — Périodes tardives des arthrites, leur traitement (*Gazette médicale de Paris*, n° 37, 1883).

Zabladowsky. — Importance du massage en chirurgie. Berlin, chez Hirschwald, 1883.

— Action physiologique du massage (*Centralblatt für die Medicinische Wissensch.*, 1883).

— Massage chez l'homme sain (*Wojenno-medicinsky journal*. Saint-Pétersbourg, 1883).

Vaguié. — De l'entorse (Thèse de Lyon, 1884).

Reibmayr (A.) Die Technik der massage (Vien, 1884. bei Toplitz et Denticke).

Berger (P.). — Luxations de l'épaule, compliquées de fracture de l'extrémité supérieure de l'humérus (*France médicale*, 1884).

Norstrom. — Traité théorique et pratique du massage, 1884.

Speckhahn. — De la guérison rapide ou immédiate de l'entorse du pied par le massage (Thèse de Paris, 1884).

Estradère (J.). — Du massage (Paris, 2e édition, Ad. Delahaye, 1884).

Schreiber (J.). — Traité pratique de massage et de gymnastique médicale. Paris, O. Doin, éditeur, 1884.

Bosset. — De l'entorse du genou (Thèse de Paris, 1884).

Sée (Marc). — De l'entorse et de son traitement (*Revue de chirurgie*, p. 401, 425, 1884).

Castex. — Monoplégies traumatiques du membre supérieur (*France médicale*, juillet 1885).

Berne. — Recherches sur les modifications de la température locale sous l'influence du massage (*Société de médecine pratique*, nov. 1885.

Petit (Léon). — Le massage par le médecin d'après les travaux de Reibmayr (Paris, Alex. Coccoz, 1885).

Pardo de Tavera. — Contribution à l'étude de la périarthrite du genou (Paris, Thèse, 3 avril 1886).

Lucas-Championnière. — Massage des fractures (communication à la Société de chirurgie sur le) (*Journal de médecine et de chirurgie pratiques*, p. 415 et suiv., 1886).

Tilanus. — Traitement des fractures de la rotule (*Congrès français de Chir.*, 1886).

Maison (Et.). — Massage dans les fractures para-articulaires (Thèse de Paris, 1887).

Le Roy. — De la fracture marginale antérieure de la malléole externe (de Le Fort) (Thèse de Paris, 1887).

Berne. — (*Revue générale de clinique et de thérapeutique*, 30 juin 1887).

Wagner. — Traitement des fractures de la rotule par le massage (*Wien. med. Presse*, n° 35. 1887).

Norstrom. — Traitement des raideurs articulaires. Paris, 1887.

Quint. — Massage dans les fractures (Thèse, Lille, 1887).

Lapervenche (Léonardon). — Fractures juxta-articulaires, leur traitement par le massage (Thèse de Paris, 1888).

Jennings (Oscar). — La pratique du massage, traduit de l'anglais du Dr W. Munelle (Paris, J.-B. Baillière, 1888).

Poirier (Paul). — De l'entorse du coude (*Progrès médical*, 1888).

Bertrand (M.). — Contribution à l'étude de l'entorse, de son traitement par le massage. Paris, 1888, in-4.

Rufin. — Etude clinique sur le massage appliqué au traitement des fractures juxta-articulaires. (Thèse de Lyon, 1888).

Cottigny. — Fracture du péroné traitée par le massage (*Journal de médecine et chirurgie pratique*, 1889).

Fège (J.). — Le massage dans l'entorse (*Revue d'hygiène thérapeutique*. Paris. février 1889).

— Du massage dans l'arthrite et la péri-arthrite scapulo-humérale, ibidem, mai 1889).

Austric. — Les fractures expérimentales de l'épicondyle, étudiées chez l'enfant et chez l'adulte (Thèse de Paris, 1889).

Fège (J.). — Le massage dans les fractures du péroné (*Revue d'hygiène thérapeutique*, octobre-novembre 1889).

Weber (A.-S.). — Traitement par l'électricité et le massage (Paris, Al. Coccoz, 1889).

Delannois (G.). — Exposé du traitement de l'entorse au moyen du massage (Bruxelles, in-8, 1889).

Deroche. — Amyotrophies réflexes d'origine articulaire (Thèse, Paris, 1890).

Hennequin. — Luxations de l'épaule en dedans (*Revue de chirurgie*, t. X, 1890).

Reclus (P.). — Traitement des fractures par le massage (*Gazette hebdomadaire de médecine*, 2e s., XXVII, 26, 29, 1890).

Hirot (H.). — Etude sur le traitement des fractures de la rotule par le massage sans immobilisation (Lyon, n° 578, 77, 1890).

Maggiora. — Contributio allo studio dell' avione fisiologica del' imassaggio (*Giorn d. r, soc. ital. d'Igiene*, novembre 1890).

Huot. — Traitement des fraclions de la rotule par le massage (Thèse de Lyon, décembre 1890).

Fège (J.). — Du massage précoce dans les luxations après réduction (Paris, *Revue d'hygiène thérapeutique*, décembre 1890, janvier 1891).

Castex. — Etude clinique et expérimentale sur le massage (*Archives générales de médecine*, 1891).

Buonomo. — Fracture de la rotule. Compression élastique et massage (*Riformo med.*, août 1891).

Rosenblith. — Traitement de quelques fractures par le massage et la mobilisation précoce (*Bulletin de la Société de médecine pratique*. Paris, p. 163 à 167, 1891.

Franks (K.). — On massage in the treatment of fractures, dislocations and sprains (Dublin, J. M. Sc., XCII, 340, 347, 1891).

Weber. — Traité de massothérapie. Paris, Masson, éditeur, 1891.

Norstrom. — Traité du massage. Paris, 1891.

Kirmisson. — Effet de la mobilisation (*Revue d'orthopédie*, p. 381, 1892).

Forgue et Reclus. — Traité de thérapeutique chirurgicale. Paris, Masson, 2 vol., 1892).

Solorjef (K. G.). — Results of treatment of fractures by massage (*Med. Obozr. Mosk.*, XXXVII, 887, 892, 1892).

Villeneuve. — Luxation ancienne du coude en arrière, ankylose rectiligne du coude. Réduction sous chloroforme, massage. Guérison (*Annales de l'Ecole de médecine et pharmacie de Marseille*, 1892).

Archambault. — Entorse de l'épaule (Thèse de Paris, 1893).

Condamin (P.). — Du massage dans les fractures du péroné (Thèse de Paris, 1893).

GILIS (F.). — Traitement des fractures de la rotule par la suture (Thèse de Paris, 1893).

WANSCHER (O.). — Du massage des fractures récentes des os (*Gazette des hôpitaux*. Paris, XVI, 259, 261, 1893).

LANDOIS. — Traité de physiologie humaine, traduction, par Moquin-Tandon. Paris, Reinwald et Cie, éditeurs, 1893).

SERENIN (V.). — Treatment of fractures by massage (*Chirurgie. Laitop-Mork*. III, 539, 561, 1893).

SOUTTER (L.). — Un cas de fracture de rotule traité par le massage (*Revue médicale de la Suisse romande*. Genève, XIII, 56, 58, 1893).

BROUSSES. — Manuel technique de massage (Paris, in-8, 1893).

BERNE (L.). — Du massage. Paris, 1894.

DELBET (P.). — Hémarthroses (*Bulletin médical*, février 1894).

MAUCLAIRE (Pl.). — Hémarthrose (*Tribune médicale*, mai 1894).

LAPEYRE. — Traitement des fractures de jambe, sans immobilisation au lit (Thèse de Paris, mars 1894).

WEBER. — Traité de massothérapie (Paris, 1895, 2e édition).

GAUCHET. — Contribution à l'étude du traitement des fractures du col du fémur ; application du massage et de la mobilisation (Thèse de Paris, 1895).

PUCCI. — Cura della fracture colla mobilizazzione e col massagio (*Gior. med. de r. exercito* (Rome XLIII, p. 823, 881, 993, 1895).

QUENU. — Fracture de la rotule, traitée par le massage sans suture (*Bulletin et mémoires de la Société chir. de Paris*, N.-S., XXI, p. 299, 1895).

TIBERGHIEN (L.). — Le massage et la mobilisation dans les fractures (*Clinique Bruxelles*, IX, 273, 276, 1895).

BUSCH (J. P.). — Zur ambulatorischen massagebehandlung der Kniescheibenbrücke (*Centralbl. für. chirurg*.. Leipzig, XXII, p. 449, 452, 1895).

LUCAS-CHAMPIONNIÈRE. — Traitement des fractures par le massage et la mobilisation (Paris, Rueff et Cie, 1895).

CRICKA (A.). — Le massage et la suture osseuse dans les fractures de la rotule (Bruxelles, H. Lamertin, 1 vol. in-8, de 105 pages, 1896).

GUINARD. — Les fractures par action musculaire de la portion sous-épineuse de l'omoplate, fractures de l'angle inférieur de l'omoplate (*Archives générales de médecine*, avril 1896).

CACCIA (F.). — Massaggio e mobilizazzione nelle fratture (*Gazz. med. di Roma*, XXII, 617, 1896).

THÉSÉE. — Fracture de l'olécrâne, traitement par le massage (*Journal des sciences médicales de Lille*, I. 426, 429, 1896).

ESQUERDO (A.). — Fracturas moleolares de tibia y perone contorcedura articular tratados con masaje e deambulacion (*Rev. de med. cirurj. y farm.* Barcelone, X, 225, 232, 1896).

Février (H.). — Traitement des fractures par le massage (*Revue médicale de l'Est.* Nancy, XXVIII, 385, 417, 1896).

Vieira de Carvalho (A.). — Contribuçao paro o estudo do tratamiento das fracturas pela massagem e mobilisaçao (*Bol. da Soc. de med. e cir.de Saô-Paulo* (Brésil), janvier 1896).

Lobit (J.). — Fractura bi-maleolas grave : tratamiento por el empleo combinado del massage y del aparato de zing de Raoult-Deslongchamps (*Rev. de med. y ciurj. prac.* Madrid, XXXVIII, 281,2 87, 1896).

Dagron. — Vingt cas de fractures de clavicule traitées par le massage (*Journal de médecine et chirurgie pratique.* Paris, LXVII, 609, 622, 1896).

Krafft (Ch.). — Le massage des contusions et entorses fraîches. Lausanne. Bridel et Cie, 1896).

Davis (G.-G.). — Massage and movements in the treatment of fractures (*Ann. surg. Philadelphie,* XXIV, 691, 698, 1896).

A. Le Dentu et Pierre Delbet. — Traité de chirurgie clinique et opératoire. Tomes IIe et IIIe. Paris, J.-B. Baillière et fils, 1896.

Cahier (L.). — Lésions traumatiques des articulations, 1896.

Simon Duplay et Paul Reclus. — Traité de chirurgie, 2e édition, tomes II, III. Paris, Masson et Cie, éditeurs, 1897.

Kapsamer (de Vienne). — Expériences sur la formation du cal osseux (*In médecine moderne,* 3 avril 1897, p. 214, 1897).

Cestan. — Traitement des fractures par l'appareil de marche (*Gazette des hôpitaux,* n° 47, 1897).

Vidaud de Pomerait. — Traitement des fractures simples de jambe par la méthode ambulatoire (Thèse de Paris, 1897).

Miller (A. G.). — On the employment of massage and passive congestion in the treatment of fractures. (*Practitionner,* London, LVIII, 264 à 269, 1897).

Lucas-Championnière. — Traitement des fractures sans immobilisation complète et avec massage immédiat. Résultats immédiats et éloignés (*Congrès international de médecine de Moscou,* août 1897).

Annequin. — Traitement des fractures par le massage combiné avec la mobilisation des articulations et des muscles (*Dauphiné médical.* Grenoble, XXI, 17, 19, 1897).

Bonvarlet. — Du massage et de la mobilisation dans le traitement des fractures des malléoles et du tarse (Thèse de Lille, 1897).

Angelesco. — Traitement des fractures non compliquées par le massage ; avantages du massage sur l'immobilisation (*Archives des sciences médicales de Bucarest,* II, 207, 213, 1897).

Massy (A.). — Considérations cliniques sur l'emploi du massage dans les luxations récentes de l'épaule (*Journal de médecine de Bordeaux*, XXVII, 169, 172, 1897).

Lucas-Championnière. — Fracture de la rotule; traitement par l'ouverture large de l'articulation et la suture ; traitement par le massage (*Journal de médecine. Archives pratiques*. Paris, LXVIII, 449, 464, 1897).

— Fracture de l'extrémité inférieure de l'humérus gauche avec grande mobilité ; aucun appareil immobilisateur : massage et mobilisation immédiate, restitution des mouvements et consolidation rapide en bonne position (*Bulletin académie de médecine*. Paris, 3e s., XXXVIII, 678, 685, 1897).

Labbé (L.). — Sur le traitement des fractures par le massage et la mobilisation méthodique (*Bulletin académique de médecine de Paris*, 3e s., XXXVIII, 695, 698, 1897).

Gorevitch. — On the treatment of simples fractures by massage (Vrach. St-Pétersbourg, XVIII, 1439, 1897).

Carbonnell y Soles (F.). — El masaje en un caso de fractura de los huesos del antebrazo (Barcelone. *Arch. de Ginecol.*, 0, 867, 870, 1897).

Woolsey. — Massage in the treatment of fractures (*Med. News*. New-York, XX, 353, 359, 1897).

Buscarlet. — Du massage dans le traitement des fractures (Genève. *Revue médicale de la Suisse rom.*, XVII, 752, 755, 1897).

Berne (G.). — Traitement massothérapique des fractures du péroné (Paris, *Revue de thérapeutique médicale chir.*, XIV, 33, 38, 1897).

Vidal Solares (F.). — Un caso de fractura de la rotule tratado y curado por el masaje (Barcelone. *Arch. de Ginecop.*, X, 105, 180, 1897).

Bégouin. — Fréquence de la rupture du col dans le traitement des fractures de la rotule par le massage (*Gazette médicale de Paris*, 10e s., I, 585, 507, 1897).

Forgue et Reclus. — *Traité de thérapeutique chirurgicale*, IIe édition. Paris, 1898).

Tillaux (prof.). — Hydarthrose traumatique (*Clinique de la Charité, in Médecine moderne*, 5 janvier 1898).

Folet. — Appareil ambulatoire pour fractures de jambe (*Echo médical du Nord*, janvier-juin 1898).

Veau. — Application de la radiographie au diagnostic et au traitement des fractures sus-condyliennes de l'humérus (*Archives de médecine des enfants*, n° 4, avril 1898).

Ellison (M. A.). — A manual for students of massage (London, Baillière, Tindall et Cox, in-8, 1898).

Page (H.-W.). — The use of massage in the treatment of recent fractures (*in Lancet*. London, 1898, I, 645).

BENNETT (W.). — On the use of massage in the treatment of recent fractures (*Lancet*. London, I, 359, 361, 1898).

GUILLOUX. — Traitement des fractures du poignet par le massage et la mobilisation (Thèse de Paris, 1898).

HAMEL (G.). — Ueber massage und Bewegungsbehandlung bei Knochenbrüchen (Wien, *Bl. f. Hydrothérapie*, VIII, 98, 100, 1898).

MARY. — Du massage et de son emploi dans certains traitements (*Archives médicales belges*. Bruxelles, H.-S. XII, 5, 26, 1898).

LILIENTHAL (H.). — Fracture of patella treated by massage (*Med. rec.*, New-York, LIII, 203, 1898).

TIBERGHIEN (L.). — Traitement des traumatismes articulaires par le massage (*Clinique*. Bruxelles, XII, 193, 198, 1898).

SALLÉ. — Du massage dans les fractures communes de l'olécrâne (Paris, Thèse, 1898).

DUPLAY (prof.). — Symptomatologie et pathogénie de l'hémarthrose traumatique du genou (*Clinique Hôtel-Dieu de Paris, in Médecine moderne*, 15 juin 1898).

GUILLEMARD. — Du traitement des fractures de la clavicule par le massage (Thèse de Paris, 1898).

PICARD. — Contribution à l'étude des fractures de l'extrémité inférieure du radius par les rayons X (Thèse de Paris, 1898).

ACHARD (Ch.) — Atrophie musculaire et osseuse consécutive à un traumatisme (*Société médicale des hôpitaux*, 22 juillet 1898).

APERT. — Paralysie radiculaire inférieure du plexus brachial, consécutive à un traumatisme (*Société médicale des hôpitaux*, 22 juillet 1898).

LANIQUE. — Des contusions du genou et de leur traitement par le massage (*Revue médicale de l'Est*. Nancy, 15 septembre 1898).

DAGRON. — Mobilisation sans massage dans certaines variétés de fractures et plus particulièrement chez l'enfant (*Société médico-chirurg*. Paris, 28 novembre 1898).

BOUCHET (C.-J.-M.). — Contribution à l'étude du traitement des fractures non consolidées (Thèse de Paris, nov. 1898).

DOUVRIN (C.). — Sur le traitement des fractures par le massage et la mobilisation (Thèse de Paris, 1898).

MOUCHET (A.). — Fractures de l'extrémité inférieure de l'humérus avec radiographies (Thèse de Paris, 1898).

CHARRIN (A.). — Les défenses naturelles de l'organisme (Masson et Cie, éditeurs. Paris, 1898).

MORNAC. — De l'hygroma sous-deltoïdien (Thèse de Paris, 9 février 1899).

REYNIER (Paul). — Fracture intra-articulaire (extrémité supérieure) de

www.ingramcontent.com/pod-product-compliance
Ingram Content Group UK Ltd.
Pitfield, Milton Keynes, MK11 3LW, UK
UKHW020130220726
13923UKWH00001B/93